中医求实系列

中医入门课（一）

验方活学活用

周忠海　郭妍君　主编

中国科学技术出版社
·北　京·

图书在版编目（CIP）数据

中医入门课．一，验方活学活用 / 周忠海，郭妍君主编．-- 北京：中国科学技术出版社，2025. 6（2025.11 重印）.（中医求实系列丛书）. -- ISBN 978-7-5236-1222-4

Ⅰ. R2

中国国家版本馆 CIP 数据核字第 2024E8Y125 号

策划编辑 韩 翔 于 雷
责任编辑 韩 翔
文字编辑 靳 羽 卢兴苗
装帧设计 佳木水轩
责任印制 徐 飞

出　　版 中国科学技术出版社
发　　行 中国科学技术出版社有限公司
地　　址 北京市海淀区中关村南大街 16 号
邮　　编 100081
发行电话 010-62173865
传　　真 010-62179148
网　　址 http://www.cspbooks.com.cn

开　　本 710mm × 1000mm 1/16
字　　数 260 千字
印　　张 17.5
版　　次 2025 年 6 月第 1 版
印　　次 2025 年 11 月第 2 次印刷
印　　刷 北京博海升彩色印刷有限公司
书　　号 ISBN 978-7-5236-1222-4/R · 3415
定　　价 58.00 元

编著者名单

主　编　周忠海　郭妍君

副主编　聂　甜

编　者（以姓氏笔画为序）

王　燕　王建中　王晨霖　艾丽霞　卢映强

朱　帅　刘宗强　杜子方　杜亚鸿　李　刚

李　香　李　霞　李建红　杨晓辉　吴平亮

吴家辉　何莲英　张　凯　张洪梅　张洪强

陈　嫦　陈启鹏　林自萍　罗育新　周克兵

周忠林　祝俊波　胥轲瑋　袁海洸　贾兴友

凌泽萱　唐彬媛　黄书芳　谭艳薇　潘西秋

主编简介

周忠海　1976年出生于黑龙江省。少年时拜师学医，19岁开始行医，擅治心血管疾病、顽固性哮喘、急慢性支气管炎、风湿病、胃病、痛经等。创研了大量效验方剂造福大众，开展了“大毒大偏药治疗大病大疾”的相关研究，提出了“先看后闻再尝最后喝”的体验式教学法，开创了“四虚四实六外感”教学体系。在重视疾病治疗的同时，更重视疾病的预防和调理，并将中医的辨证思维应用于食疗，对药食同源的食物进行合理配伍，结合现代工艺，制作具有调理体质功效的新型营养食品。

郭妍君　心理咨询师，“四虚四实六外感”全新中医培训班第十四届学员。

内容提要

本书为笔者继《临证传奇·肆：中医求实》之后的又一力作，书中收录了周忠海医师多年来创研的实用临床验方，以及专注“三因五证”用药法的“无方之方”。书中所录验方规范简洁，量大超群，效果显著，更因笔者最擅“重剂分服法”，从而令其方效独具特色，真正实现了“一方多用、一方多病”的诊疗效果。书中所述医案200余则，不仅有详细的诊治过程、用方用药、药效反馈，还以笔者最擅长的“446辨证”法对医案进行了剖析详解。

笔者秉承一贯的求实、速效风格，立足于临床，以实效为核心，还原了笔者在中医临床实践过程中的真实风貌。本书语言质朴，笔法细腻，医案丰富，论述详明，说理透彻，可供广大中医执业医师在临床实践中借鉴参考，也有助于中医爱好者及中医初学者快速入门，达到“一看就会，一用就灵”的学习效果。

袁序

自古以来，凡医学有成者，皆本着薪火传承之夙愿，而著书立说，唯愿能启迪读者，利于学者，从而让更多人获益。

然古往今来医学著作之多，令读者无所适从。名家著作常常为读者首选，但真正具备“易理解、易复制”特质的少之又少。

今闻周忠海老师继《临证传奇·肆：中医求实》之后，又一新作即将付梓，实乃可喜可贺！

周忠海老师临床造诣高深，德术兼备，实乃我辈学习之楷模！其“四虚四实六外感”学术体系易理解、易复制，让许多中医初学者、中医爱好者及中医临床医师受益匪浅，其众多学员的医案反馈即是明证。

我亦是受益者之一。例如，在新型冠状病毒病出现之初，我运用周忠海老师的新冠退热方原方原量，5 剂汤药就解决患者感染新型冠状病毒后发热多日的问题。后在我爱人感染发热多日后，再次运用该方，5 剂汤药即愈。

我还运用周忠海老师的青龙虎啸汤原方原量，治疗 2 例小儿感染新型冠状病毒后久咳不止，均是 5 剂汤药减轻多半症状，10 剂药后痊愈。

周忠海老师新作仍是以“易理解、易复制”为学术核心的求实之作。纵观周忠海老师诸多验方，皆从医圣张仲景《伤寒杂病论》中的经方化裁而来，其简便的辨证方法及稳定的确切疗效，经众多患者的实际验证，效果卓然。

试问当今之医，患者所求为何？

于我而言，无非“疗效”二字。

试问当今之医学读者，在汗牛充栋的医学著作中，该如何选择医学著作？

于我而言，无非“易理解、易复制”六字。

在周忠海老师新作付梓之际，应邀作序，实感荣幸，愿每一位读者都能读有所获。突然想起周忠海老师曾发宏愿，“愿每一个家庭都能有一位中医”。在此，我愿每一位读者都能学习到周忠海老师“四虚四实六外感”的学术思想，从而成为一个能守护家人健康的中医！

中医世家传人　袁海洸
于北京

刘 序

有幸拜读周师新作，感触颇深。之所以这么说，是因为书中所载的验方，都有学员们大量的临床案例验证。我既是在微信群里分享真实案例的参与者，也是周师悉心指导学员的见证者。

自 2019 年与周师相识，我便被其扎实的中医基础理论及丰富的临床实战经验所折服。周师将各家中医理论融会贯通于一体，首创“四虚四实六外感”全新中医教学体系。

“跳出经典用经典，跳出伤寒用伤寒，跳出经方用经方”，自创新冠退热方、青龙虎啸汤、回阳救命汤、培元提气止血汤等十几首经典验方。临床上只要与病机相符，皆可拿来就用，一用就灵！

无论是西医医师还是中医初学者，都可按周师所传授的“周氏病机分析法”（即“446 辨证”法）确认，病机相同，即可使用与之相对应的验方，从而实现异病同治，百人一方！

何为验方？顾名思义，验方是医者通过大量的临床验证后，总结而来的行之有效、屡用屡效的经验之方。

有人说中医的特点是“辨证论治，一人一方，百人百方”。然而，很多老中医积累了大量的临床经验，总结后可做到“执一方而成一医”，且是享誉一方的名医！比如，有人一辈子喜欢用小柴胡汤加减治病，久而久之被人称为“某柴胡”；有人一辈子喜欢用桂枝汤加减，久而久之就被人称为“某桂枝”等。虽然中医的特点是“辨证论治，一人一方”，但如果能做到“只要辨证病机相同，则百人一方”者，更为高手中的高手，周师便是其中之一。

清代著名医家徐灵胎所说“一病必有一主方”足以证明，验方及专病专方的重要性。很多所谓的“秘方”与“家传秘方”不过是某些医家不愿将自己所掌握的验方或专病专方示于民众而已。

周师深知“法布施”之意，将自己毕生所学，广泛传播，不为名利。只愿借助天下医生之手，普惠大众。我辈之楷模，当学之典范。

刘宗强

于漯河一贴堂

周 序

中医的精髓是辨证论治和整体观念。中医的发展需要传承，更需要优化创新。检验中医价值的标准是临床疗效，只有疗效才是硬道理，否则都是空谈。

其实，治病和打仗一样！我的老师周忠海是一位名副其实的临床高手，不仅思维敏捷，而且悟性极高。许多经方，在他的继承和发展下，又成了一首首新的经验方，疗效更确切!

小青龙汤是医圣张仲景的方子，只适合“外感风寒，内有痰饮”的风寒表实证。经过周老师20多年的潜心临床研究，将小青龙汤进行了优化，起名为青龙虎啸汤。此汤具有大补元气、温阳化饮、升清提气、降浊化痰的功效，大幅提升和拓展了应用范围。我也亲自验证60余例，疗效确切，得到了患者的充分认可和好评。

周老师善用附子治病，“附子是扶阳第一药，它是冬天里的棉被，雪中的炭火”。每遇疑难杂症，用它总能屡起沉疴。需要注意，附子是有毒的，据2019年11月21日《春城晚报》报道，云南省因煮食或误食乌头碱类中药材中毒事件40多起，共200多人中毒，8人死亡。

那如何解决既要应用附子，又不致中毒的问题呢？这就是周老师倡导“孙其新老师的无硫黑附片炮制成蒸附子”的核心技术。我曾治疗一例疑难杂症，用大剂量蒸附子，每剂药用至400g，不仅安全，还可以与其他中药一起同煎，大大减少了煮药时间。这让我更有底气，临床时又给几例严重患者使用大剂量蒸附子，竟都奇迹般地治愈了。

附子与半夏同用，本属于中药十八反的禁忌配伍，由于周老师坚持实事求是的实践精神，打破了中医墨守成规的弊端。患者服用后，不仅没有中毒，而且效果很好。

事实胜于雄辩。周老师让附子的应用真正实现了大推广。

“等闲识得东风面，万紫千红总是春。”周老师有许多杰出的中医成果，“四虚四实六外感”是周老师独创且简单易学的中医教程，大大降低了学习中医的门槛，实现了他“人人学中医，人人用中医”的夙愿，借以提高国人整体健康素质。

在本书付梓之际，邀我作序。这是周老师对我的抬爱，也是一种振奋人心的鼓励，更是一种强有力的鞭策。我会在学习的道路上，勇往直前、不断奋进！

周克兵

中醫求實

歲在癸卯正月十日有七

前言

我回忆自己近30年的学医、行医、传医历程，发现其中有三层快乐。

学医之快乐：跟师读书时，学有所得，悟有所会，欣喜不已，此乃独乐乐之时，是矣。

行医之快乐：患者受疾病之苦痛时，能解患者之苦痛，患者或喜于言表，或泪眼婆娑，纵无一钱所得，也心乐不已，此乃众乐乐之时，是矣。

传医之快乐：将自己的有效治疗经验，或言语，或文字，告之于人，传之于众，虽未谋面，虽未亲治，却借他人之手，为未谋面之患者，减少病苦，此乃幕后乐乐之时，是矣。

唯此幕后之乐乐，方能成天下之乐乐，才可助后世之乐乐，感应道交“万众本心，同体大悲”。为此，我不断总结临床验方和优化教学方法，以便让学医者少走弯路，让更多人受益。

本书是我对自用之临床验方的总结，书中共收录了我在临床高频率使用的11首内服验方、1首外用验方和1首“无方之方”，即“三因五证”用药法。书中的验方皆从临床中总结而来，非凭空而来的“理论方”。书中更是精选了200多例具有代表性的临床医案，以供读者更好的理解和对照应用。

书中案例既有我个人的应用，也有大量的学员、中医同行，甚至中医小白的临床案例。“非一人，非一言”的临床应用案例，才具有普遍性、可行性和信任性，也规避了“自创方剂，自己应用”，让人难以取信的学术误区。只有众多非创方者的临床案例，才能更好地证明方剂的实用性和可复制性。

书中的大多数医案按独创的【446辨证】【综合辨证】【确定治则】【确定性味】【确定方药】【效果反馈】【知识补充】【医案总结】体系进行了详细逐条分析、阐述原理，从而实现“用最易懂的语言，讲最专业的临床”，让读者达到“一看就会，一用就灵”的学习效果。

“高高山顶立，深深海底行。”让中医小白也能学会执业医师都需要掌握的最专业、最前沿的临床技术，才有普世价值。

本书的出版首先感恩中国科学技术出版社为中医药事业发展和普及做出的贡献，这些资料原是内部培训教材，只在学员和粉丝中流通，此次出版后，可以让更多人受益，这对中医发展传承的贡献也是巨大的。其次，感恩当初给予大力举荐的王幸福老师。最后，感恩在各个阶段给予我帮助与支持的老师。一为领我入门的中医老师，包括让我受益的古今优秀中医典籍。二为每一位找我治疗的患者，每一次诊疗都是在教我如何具体临床治疗。三为每一位学员，每一次教学都在激励我更好地教导学生和提升自己。

周忠海

目录

第 1 章 “四虚四实六外感”概述

“四虚四实六外感”全新中医教学体系[①]，简称“446 中医”，又名“三张表格会中医”，即以三张表格解决传统中医的三大困境。

第一张表格“446 辨证”：解决了传统中医辨证体系混乱、冲突、不清、死板的困境，将常见病“病因简易溯源化”而成十四种基本病机。

第二张表格“446 性味”：解决了“用西医思维开中药”的困境，创立了一套以“四性五味为核心，历代病症为辅助，归经趋向不局限，西药研究为参考”的主次分明、正本清源的“纯中医思维”学习体系。

第三张表格“446 方剂”：解决了学习方剂“理上谈方和死板局限”的困境，开创了学习方剂要讲透方义、扩展应用范围、结合医案训练，让学员犹如置身临床并参与其中的全新学习模式。

本书主要讲解“446 辨证”，现将其简要介绍，并配以精简表格，方便大家学习了解。

一、四虚证

（一）气虚证

气具有推动脏腑运转，输布津液，固摄津液和脏腑，化痰祛湿，防御外邪，将饮食物转化为人体所需的津液、血液和阳气等作用。

气不足，则脏腑功能衰退，出现气短、声低、懒言、神疲、乏力等症状；气虚不能推动营血上荣，则头晕目眩，舌淡嫩；气若虚弱，抗邪能力减弱，故而易患感冒，遇冷即鼻塞的慢性鼻炎；“劳则气耗”，故活

---

① 编者注：“四虚四实六外感”全新中医教学体系，已于 2021 年 3 月 15 日获得国家版权局作品登记，受国家知识产权保护。“四虚四实六外感”课程已先后在西安市、洛阳市、温州市、重庆市、成都市、赤峰市、潍坊市、毕节市、南京市等地举行了 23 届培训。

动劳累后，易致病情加重；气虚鼓动血行之力不足，故脉象虚弱；气虚不化水，易引起小便不利、水肿等症状。

气虚不能让血液运行到脏腑、组织、肌肉、皮肤，甚至骨骼，从而引起慢性溃疡和炎症。

气虚固摄失职，可见自汗、遗精、泄泻、遗尿、崩漏、便血、脱肛、子宫下垂等。

气虚者大多怕风、体凉，极少数也会出现发热，多劳倦复发或加重。

（二）阳虚证

阳是人体的无形之火，犹如天地之间的“太阳”，有温暖全身肢体、筋骨、脑神、脏腑的作用。体内阳气亏虚，人体就会处于一种“寒冷”状态，以畏寒怕冷、四肢不温、面色苍白或青白、小便清长、脉沉微无力等为主要表现的虚寒证候。阳虚大多数伴有气虚，个别阳虚不伴气虚。

阳虚的临床表现：平时怕冷，四肢不温，喜热饮，体温常偏低，腰寒腿冷，阳痿早泄，小腹冷痛，乏力，大便溏薄、完谷不化，小便不利，舌质淡苔薄白，脉沉细等。

阳虚进一步发展，可出现危重症，如亡阳证、阴盛格阳证（真寒假热证）。

1. 亡阳证

阳气消亡，出现四肢厥冷，面色苍白，冷汗淋漓，气息微弱，脉微欲绝。

2. 阴盛格阳证

阳气消亡，飘浮于表，表现为身热、面红、口渴、脉大等假热症状；但同时存在亡阳证，身虽热，反欲盖衣被；口虽渴，反欲热饮或饮水不多；脉虽大，却按之无力；面虽红，却浮如妆，游移不定。更见四肢厥冷，下利清谷，小便清长，舌淡苔白等真寒症状。

（三）血虚证

血虚证指血液亏少，不能濡养脏腑、经络、组织，以面白、舌淡、脉细等为主要表现的虚弱证候。面色淡白或萎黄，口唇、眼睑、爪甲色淡，心悸多梦，手足发麻，头晕眼花，妇女经血量少色淡，月经愆期，甚或闭经，舌淡脉细。

（四）阴虚证

阴虚是在血虚的基础上进一步发展而成，主要表现为低热和干燥。形体消瘦，腰膝酸软，夜间盗汗，午后潮热，五心烦热，或骨蒸劳热，颧红虚烦失眠，手足心热，口鼻干燥，干咳少痰或痰中带血，大便干燥，尿少色黄，舌红绛少苔或无苔，脉细数。

二、四实证

（一）气滞证

脏腑经络气机不畅即成气滞。胀闷疼痛，精神抑郁，胃脘、腹部胀痛，常连两胁，按之痛减，嗳气频繁，疝瘕，大便不爽欲便不得，肠鸣腹泻，泻后痛缓，随后又作，恼怒加重；胸中气滞，攻冲作痛，游走不定，腰痛胀满，连及腹胁，似有气走注，忽聚忽散，不能久立行远；妇女经前或经行时腹部胀甚于痛，或兼胸乳等处胀闷不舒，经行不畅，或经行后期，或经闭。舌脉：舌色正常或稍暗，苔白，脉弦。

（二）血瘀证

离开经脉的血液，未能排出或消散而停留体内，均属瘀血。表现为疼痛如针刺，拒按，固定不移，夜间加重。体表肿块青紫，腹内肿块坚硬而推之不移。出血紫暗或夹有血块，大便色黑如柏油状。面色黧黑，唇甲青紫，眼下紫斑，肌肤甲错，腹部青筋显露，皮肤出现丝状红缕。妇女经闭，或为崩漏。舌质紫暗、紫点，舌下脉络曲张，或舌边有青紫色条状线，脉涩。

（三）痰饮水湿证

痰饮水湿指体内水液停积于经脉或器官而产生的病症。如心下满闷，呕吐清水痰涎，胃肠沥沥有声，胸胁饮满，咳唾引痛，喘促不能平卧，身体疼痛而沉重，甚则肢体浮肿，当汗出而不汗出，咳逆倚息，短气不得平卧，其形如肿，咳痰、喉中痰鸣，胸闷、眩晕，痰饮也会导致机体局部组织溃烂。

（四）内火证

体内火热内盛，以发热，口渴饮冷水，胸腹灼热，面红，便秘，小便短少、尿黄或赤，脉数或洪有力；新病突起，病势较剧，以发热、口渴、便秘（极少数腹泻）、尿黄、舌红或绛、苔黄干、脉数；面红目赤、心烦、发热、口渴喜冷饮、大便秘结或泻下臭秽、神昏谵语、狂躁不安、疮疡红肿、热痛、吐血、衄血、尿血、便血及发斑等为主要表现。

真热假寒证：内热过盛，阳气闭郁不能外达，而外见寒象。寒象见恶寒，四肢厥冷，甚至寒战；内热见壮热口渴，胸腹灼热，烦躁不宁，便秘尿黄。舌红苔黄，脉弦数。

三、六外感

（一）风邪

风邪侵犯人体多从皮毛而入，其性开泄，表现为汗出、恶风，因风邪郁阻在表而化热，故伴有低热。

风性善行数变。风邪具有行无定处、病位游移的特点。善行，是指风邪致病病位游移不定，易导致四肢关节疼痛，即为“行痹”。数变，是指风邪致病具有发病急、变化快的特点。如风疹具有瘙痒时作，疹块发无定处，此起彼伏，时隐时现等特征。

风邪具有善动不居的特点。风邪入侵，常表现为眩晕、震颤、四肢抽搐、角弓反张、两目上视等。

风为百病之长，风邪最易兼其他外邪合而伤人，其袭人致病最多。

（二）寒邪

寒邪具有寒冷、凝滞、收引，易伤阳气而恶寒。

寒邪凝滞使人体气血津液运行迟缓，阻塞不通。“不通则痛”，寒邪易引起“痛痹”。身体“得温则行，得寒则凝”，又因凝则郁，郁化热，故而寒邪也会发热。

寒邪侵犯人体可使气机收敛，腠理闭塞，汗孔闭合，出现发热恶寒、无汗等。经络筋脉收缩而挛急气血不通，见关节挛急疼痛、屈伸不利等。

（三）湿邪

凡具有重着、黏滞等特性的外邪称为湿邪，易阻滞气机，损伤阳气。湿邪具有重着的特点，易使人体产生重着、沉重的感觉。

湿性黏滞指症状黏滞，如湿滞大肠，则大便黏腻不爽，也指病程的缠绵性。

（四）火邪

温热之邪侵犯人体肌肤体表，出现发热，微恶风寒或不恶风寒，头痛头胀，心烦，口渴汗出，头面焮红肿痛，目赤胀痛畏光，咽红肿痛，小便黄赤，舌红，苔薄黄，四肢关节肿痛，脉浮数等。

（五）暑邪

暑为阳邪，其性炎热、升散，易伤津耗气扰神。

暑多挟湿。夏季不仅气候炎热，而且是多雨的季节，因空气中的湿度增加，故暑邪为病常兼夹湿邪同时侵犯人体而发病。

暑邪致病根据轻重分为两种：一为伤暑，二为中暑，中暑病情为重。

伤暑又称“感暑”，指夏季伤于暑邪，出现多汗身热、心烦口渴、气粗、四肢疲乏、小便赤涩等“阳热”证候。

重症中暑中的热射病在现代医学上又称为致死性中暑。如未得到及时妥善救治，死亡率达40%～50%。

（六）燥邪

温燥：属于初秋感受燥邪，往往带有夏暑的余热，表现为发热，微恶风寒，头痛，干咳少痰，咽干口燥，小便量少，大便干结。治宜辛甘凉润，用清燥救肺汤。

凉燥：属于晚秋感受燥邪，往往带有近冬的寒气，表现为恶寒，微有发热，鼻塞流涕，咽痒咳嗽，痰白而稀，头微痛，无汗。治宜辛开温润，用杏苏散。

四、“四虚四实六外感”疾病演变

“四虚四实六外感”疾病演变见图 1-1。

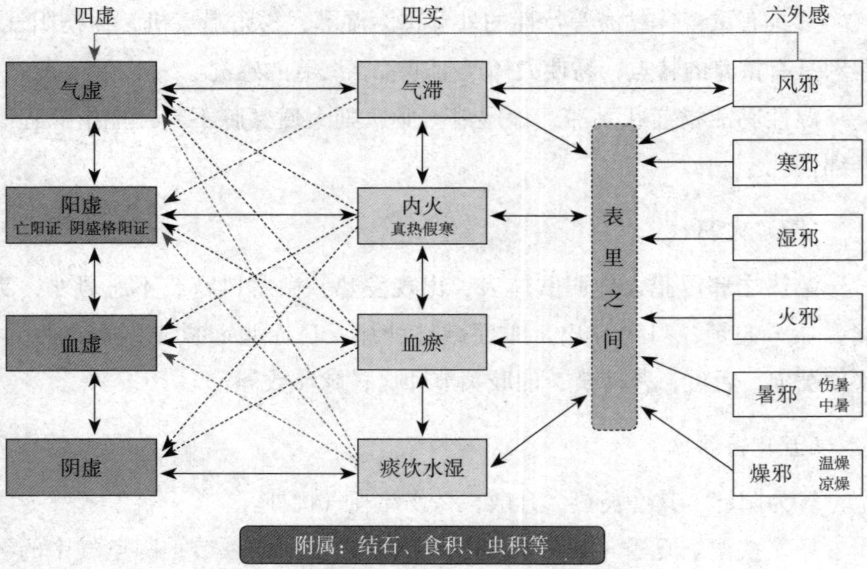

图 1-1 “四虚四实六外感”疾病演变示意

附：食积、结石、虫积等亦是部分病症发生的病因病机。若邪在表里之间，则表现为寒热往来，口苦，咽干，目眩，胸胁苦满，默默不欲饮食，心烦喜呕，苔薄白，脉弦。

第 2 章　常用十二验方

一、黄芪赤豆汤

（一）验方简介

【方剂组成】生黄芪 80g，赤小豆 60g。

【方剂歌诀】甘温补气生黄芪，运化水湿要生用。利水消肿赤小豆，一药一食建奇功。久坐久站腿浮肿，年高产后虚水肿。

【用法用量】水煮服用，每日 1 剂，半空腹服，早晚各 1 次。

【君臣佐使】生黄芪为君主，赤小豆为臣使。

【适用证型】气虚证加水湿证，气虚导致的水湿不运化。

【临床功效】补气运水，利尿消肿。

【常见病症】气虚不运化水湿，水湿瘀积人体：全身、面部、下肢出现水肿、浮肿、虚胖，伴有身体、四肢沉重的现象。用手一按浮肿部位，手指就会凹陷进去，抬起手指后，患者皮肤弹性下降，久久不能复原，甚至出现一个凹陷。久坐、久站、劳累后浮肿及水肿多易加重者皆可以服用。患者容易伴气虚无力、浑身疲惫、面色多易黄白，虚肿，舌淡少红虚胖或有齿痕，苔白而水滑湿润（正常舌苔：淡红舌薄白苔），脉象多虚弱无力。

患病人群：多见于中老年人及产后、手术后、重病后人群。

【要点提示】这类浮肿、水肿主因在气虚上，治疗一定要以补气为主，利水为次。方中的生黄芪用量要大于赤小豆的用量，也就是要“主次分明”。且黄芪一定要用生的，不要用蜜炙的，因为生黄芪补气利水能力强，而蜜炙黄芪，甜腻滞碍水湿的运化。

【加减变化】生黄芪可以根据气虚的程度而加量；浮肿、水肿严重者，舌体胖大润滑严重者，身体比常人怕冷者，阳虚者，均可以加制附子，或与真武汤合方。

【禁忌病症】外寒或外湿侵袭导致的水肿，不适合单用或重用本方。比如，患者一向身体健康，忽然受寒侵袭，全身畏寒严重，发热，无汗，脉浮紧。这类水肿需要用辛温发散祛寒的麻黄、苍术类药物，不适合生黄芪之甘补，免得“助邪为患”，也不适合赤小豆之酸收，免得“敛邪留寇”。

若平素气虚之体，受了外寒、外湿，或外寒、外湿久不去而导致气虚，是可以将生黄芪配伍进散寒祛湿药方的。如果寒湿入里导致小便不利，或郁而发热，也可以配伍赤小豆，掌握好用量和病情相应即可。

【疑点解惑】赤小豆在大多数中药书里记载的性味是甘、酸，其实还应该含有淡味。赤小豆本身味道就很淡，且具有利水消肿的作用。

（二）验方医案精选

医案 1：久坐双脚浮肿 3 剂效

2021 年 5 月，我受温州市鲁明经络馆邀请，为技师培训“四虚四实六外感”全新中医教学体系。课间休息时，一位来自湖北的迎宾员前来求诊。

刘某，女，34 岁，体型略胖。询问得知，已婚并孕育一小孩。她就是一直有一个奇怪现象：坐长途汽车或者火车等会双脚浮肿。以前总出现这种现象，最多两天就能好，就没当回事。这一次来温州，不知道是气候原因，还是其他原因，快 1 周了，这双脚一直没有消肿。

【446 辨证】“刘某，女”，没有任何辨证价值。“34 岁”，人体气血正旺盛的阶段，一般不易患虚证，但不是肯定不会患虚证。“体型略胖”，气虚多虚胖，阳虚多怕冷，阴虚多瘦而内热，血虚多面黄，故体型略胖容易气虚。“已婚并孕育一小孩”，相对于未孕未育时，身体更容易患虚证，至于是气虚、阳虚，还是血虚、阴虚，需根据患者其他病症才能确诊。“一直有一个奇怪现象”，一直有，久病多虚证。“坐长途汽车或者火车等会双脚浮肿”，气虚推动水液运行能力下降，故而壅积浮肿。“以前总出现这种现象，最多两天就能好，就没当回事”，久病多虚证。“快 1 周

了，这双脚一直没有消肿”反复患病多气虚。“没有外感史”，排除六外感导致。

【综合辨证】气虚不运，水湿不化。

【确定治则】补气助运，利水渗湿。

【确定性味】甘温补气为主，淡味利水消肿为辅。

【确定方药】黄芪赤豆汤原方原量。生黄芪 80g，赤小豆 60g。水煮服用，每日 1 剂。

【效果反馈】患者反馈：“连续喝了 3 天药，今天是第 4 天了，虽然肿还未完全消下去，但估计再喝 2 天就好了。”

【医案总结】患者 34 岁，本是人体气血阴阳正旺盛的阶段，但不能说 34 岁肯定无虚证。患者有大量的气虚伴随症状，虽正年轻，却也是虚弱的病症。这就像 20—30 岁的人，90% 是不会虚的，但也有 10% 会患虚证。

医案 2：用药失误致水肿一剂轻两剂消

2021 年 7 月 15 日，徐文娟老师在微信上替其姐姐求诊。

徐某，女，2 个多月未来月经，在当地中医诊所就诊。第一次吃了 10 剂中药，没有什么事，第二次又拿了 10 剂，吃到第 7 剂时，腿脚都肿了（从发来的照片上看，右脚踝骨有一凹陷，目测一颗杏核大小）。病历记录和吃过的药方如下。

主诉：月经延后。

病史：月经周期延后 7 天以上，色量正常，无血块，经前 2 个月乳胀痛，经行小腹坠痛，腰酸痛，末次月经 4 月 14 日来潮。望诊舌暗红瘀点，苔薄黄，面部有黄褐斑。闻诊无异常，切诊脉沉细涩。妇检示子宫肌瘤。

诊断：癥瘕。

辨证：肾虚血瘀。

治法：补肾活血，消癥散结。

处方：熟地黄 24g，山药 15g，山萸肉 12g，牡丹皮 12g，茯苓 12g，泽泻 10g，川附子（先煮）6g，桂枝 10g，桃仁 12g，赤芍 12g，莪术（醋）12g，三棱（醋）12g，浙贝母 15g，鸡内金 15g，鹿角胶 12g，玫瑰花 10g，鬼箭羽 12g。10 剂，水煎服。

【446 辨证】熟地黄性温但甘腻黏滞，易生水湿，用量最大。

山药性味甘平，滋阴养胃，补脾益气，无阴虚证用之易滋阴生湿。

山萸肉味酸涩，性微温，补益肝肾，涩精固脱，酸涩味不利水湿运化。

牡丹皮性味苦寒，清热凉血，活血化瘀，寒凉易伤阳气，滋生水湿。

茯苓性味甘淡而平，利水渗湿，但用量太少。

泽泻性味甘、淡，寒，利水渗湿，泻热，但性寒易伤阳气。

川附子性味较辛、甘，大热，有毒，回阳救逆，补火助阳，散寒止痛，但用量太少。

桂枝性味辛、甘，温，发汗解肌，温通经脉，助阳化气，平冲降气，用量亦少。

桃仁性味辛、苦，平，活血化瘀，润肠通便，辛味易耗散阳气和滋润生湿。

赤芍性味苦，微寒，清热凉血，散瘀止痛，容易伤阳耗气。

莪术性温，味辛、苦，行气破血，消积止痛，虽不伤阳，但耗气。

三棱味辛、苦，性平，破血行气，消积止痛，亦耗气。

浙贝母味苦，性寒，清热化痰，开郁散结，也伤阳耗气。

鸡内金味甘，平，运脾消食，固精止遗，化坚消石，也耗气。

鹿角胶味甘、咸，性温，补肝肾，益精血，止血，但量太少。

玫瑰花味甘微苦，性温，理气解郁，活血散瘀，调经止痛，虽不伤阳却耗气。

鬼箭羽味苦、辛，性寒，破血通经，解毒消肿，杀虫，既伤阳也耗气。

【综合辨证】患者服用的方剂是一派“活血化瘀、辛散耗气、寒凉伤阳、黏滞酸涩”之药，只有极少量的附子和利湿之药。耗气则不运湿，伤阳则不化湿，黏滞酸涩则不利湿，伤了阳气自然无法运化水湿，皮肤虚肿，从而出现按之凹陷。

【确定治则】大补阳气，运化水湿，以纠药误。

【确定性味】甘温热补气生阳为主，淡味利水消肿为辅，但赤小豆的用量不可以超过生黄芪。

【确定方药】黄芪赤豆汤原方原量加附子理中丸，增加温热补阳气的药以化赤小豆的寒性，同时保留赤小豆淡味利水消肿的功效，这叫“化其性，用其味”。

生黄芪 80g，赤小豆 60g。水煮服用，每日 1 剂，同时送服附子理中丸。

【效果反馈】2021 年 7 月 18 日，徐文娟高兴地发来喜讯：周老师，中午好！姐姐说你开的药方太好了，服第 1 剂后就感觉轻了不少，服 2 剂后水肿基本消失。非常感谢您！

【医案总结】古语云：“物无善恶，过则成灾；药无好坏，对证祛病。”该患者是服用了过多损伤阳气、滞碍运化水湿的药而导致的水肿，属于药误。为医者不可不慎，本为祛病，如今反倒添了病，敢不为戒乎？

医案 3：脸腿水肿 7 剂消

2022 年 5 月 9 日，一位名叫大彤妈妈的患者前来求诊。

患者，女，49 岁，患病 1 年多，去年一直服用中药调理，但效果不明显。现呼吸困难，不咳嗽，有时有痰，自觉堵塞不通，颜面及下肢水肿，舌胖而粗老，边略红，苔白。

【446 辨证】“患者，女，49 岁”，正是体虚的年龄。“患病 1 年多”，久病多气虚。“未见外感史”，排除六外感导致。“呼吸困难”，气虚不养肺。“不咳嗽”，肺气虚会咳嗽，但也有肺气虚不咳嗽的情况。“有时有痰，自觉堵塞不通”，痰饮不化。“颜面及下肢水肿”，阳气虚不化水湿。“舌胖而粗老，边略红，苔白”，舌胖多阳虚，舌粗老气血多虚，边略红夹有郁热，苔白排除热证。

【综合辨证】气虚不养肺，阳气亏虚痰湿不化。

【确定治则】补气养肺，温阳补虚，化痰利湿。

【确定性味】甘温热为主，淡以利水消肿。

【确定方药】黄芪赤豆汤加桂枝甘草汤（桂枝补阳，运化饮；炙甘草补气，缓急止痛）。

生黄芪 120g，赤小豆 60g，桂枝 30g，炙甘草 30g。3 剂。水煮服用，每日 1 剂。

【效果反馈】5 月 18 日，患者高兴地发来反馈信息：服药后第 1 天感觉特别好，自从得病后，胸口和胃一直胀得不行，服药 1 天就开始排气，自觉无胀气感，呼吸不太堵了。但第 2 天又不太好了，现在还是胀气，呼吸困难，一直不咳嗽，偶尔有痰。这几天也许是有点上火，身体乏力，水肿有所好转。主要是右胸口痛。

【446 辨证】“自从得病后，胸口和胃一直胀得不行”，气虚不运化，可惜第一次看病未告知。“服药 1 天就开始排气，自觉无胀气感，呼吸不太堵了”，阳气充足开始运化。“第 2 天又不太好了，现在还是胀气，呼吸困难”，久病重病，易反复。“一直不咳嗽，偶尔有痰，这几天也许是有点上火，身体乏力”，这不是火，是气虚。“水肿有所好转”，辨证无误，方向未偏，自然见好，只是久病非一日之功。“主要是右胸口痛”，阳气虚不充养导致，也可能是瘀血和气滞导致。

【确定方药】黄芪赤豆汤合桂枝甘草汤加莪术。生黄芪 240g，赤小豆 60g，莪术 100g，桂枝 30g，炙甘草 30g。水煮服用，每日 1 剂。

【效果反馈】2022 年 6 月 9 日，患者发信息说：您开的药真的特别好，我吃了 7 剂药，每天 2 次，现在脸上一点都不肿了，特别感恩医生！现在感觉和没得病时差不多，偶尔呼吸困难。腿、脸都不水肿了，也不怎么胀气了，感觉排尿也多。我得病 1 年多，之前脸是黑灰色的，吃药后脸色也好看许多。

我特爱激动，容易和孩子生气，这几天又生了点闷气，一下就又犯病了。又回到了刚得病时，呼吸时胸口痛，说话也累，呼吸困难，开始胀气了。医生，我也不知道怎么就控制不住自己的脾气呢？是不是肝脏不好就容易生气呢？您说我现在这种情况吃您开的这个方子可以吗？不过药店还有两味药不给拿。

于是，我给患者又开了黄芪赤豆汤与疏肝理气的四逆散合方：生黄芪 180g，赤小豆 60g，柴胡 30g，炒枳实 30g，炒白芍 30g，炙甘草 30g。水煮服用，每日 1 剂。

【医案总结】患者的呼吸困难属于气虚不养心肺；有痰，就是堵得不行，属于气虚不化痰；脸、腿水肿属于气虚无法运化水湿。归根结底，这些症状都与气虚有关。

医案 4：高龄脚肿的速效治疗

患者为本人母亲，女，80 岁，糖尿病、高血压、心脏病及皮下紫癜病史多年。2022 年 11 月 5 日，母亲去成都大舅家玩，脚肿较重，回资阳后减轻。

我哥是西医外科老师，11 月 16 日带我妈检查。查出心血管堵塞，顺便给分支血管行支架术，后又开了很多西药，叮嘱其他药全部停用。我内心很是无奈和难过！

11 月 21 日回家后脚还是很肿，问了西医老师停用氨氯地平贝那普利片（降压药）。我这几天刚好学到黄芪甘草汤、黄芪赤小豆汤、黄芪糯米汤。

母亲精神差，脚无力，走路稍快就心累、痛，脚又肿。我第一个想到的就是黄芪赤豆汤，小心提出给妈妈炖点黄芪、当归吃。见家人未反对，遂用当归 10g、黄芪 60g 煮水给母亲服用，服后脚肿减轻，也未出现不良反应。第二天，我用生黄芪 80g、赤小豆 50g、炙甘草 20g 煮水继续给母亲服用，服用 2 天后，脚肿消失，感觉脸也小了一圈。

妈妈说："脚也有劲了！"我让她继续吃一段时间黄芪甘草汤。

【446 辨证】"80 岁"，高龄气血阴阳皆虚，即四虚。"糖尿病、高血压、心脏病病史多年"，久病多病，多气虚。"皮下紫癜多年"，气虚无法固摄血液，血液外溢则为紫癜，偏紫也有瘀血，但以虚为主为先，瘀血为次为后，越虚越瘀。"脚肿较重"，气虚运化水湿功能下降。"查出心血管堵塞"，气血虚而又有瘀。"精神差，脚无力"，气虚。"走路稍快就心累、痛"，气虚。"脚又肿"，气虚不化水湿。未见明显怕冷的现象，故阳虚不

重，未见低热，故阴虚不显。

【综合辨证】气虚为主，水湿不化，血虚兼有瘀血。

【确定治则】补气运化水湿，兼以补血活血。

【确定性味】甘温为主，补气用黄芪、炙甘草、糯米；淡味利湿用赤小豆，补血活血用当归。

（艾丽霞）

医案5：脚浮肿，中药三天消

患者为本人爷爷，男，74岁，南方人。从2018年起，因眼睑下垂逐渐加重，先后到多家医院住院检查，未明确病因。无奈，只好住院一段时间以观察，输液治疗也看不出效果。

爷爷生性爱自在，喜素食，治疗没效果，每天花销几千，遂不愿在医院继续治疗。家里人只好把医院开的药带回家，边吃边养。回家吃了几个月的药，也未见明显效果，老人便不愿意吃药，遂停止用药。停药后，浮肿慢慢从脚肿到膝盖了。

因为老人曾经对我的帮助很大，我对他特别地感恩和亲切。老人生病，我也特别操心，经常打电话向老人询问情况，自己也在琢磨这个病究竟是怎么回事？

有一天，我想到爷爷既然不爱吃药，那可以采取药食同源的方法长期调理。于是，我把学习过的黄芪赤豆汤、黄芪糯米粥、黄芪甘草汤列出来，思考怎么用较好。爷爷年龄大又长期食素，饮食单一，易气虚。

我想可以先用黄芪赤豆汤利水肿，再长时间食用黄芪糯米粥，配合黄芪、甘草天天泡水喝，既然是慢性病，就慢慢调理，给老人治疗不能急功心切。

于是，我跟奶奶讲："奶奶，你不用操心，爷爷会好起来的！"奶奶对我的话深信不疑。我邮寄了一些生黄芪给老人，建议奶奶用生黄芪120g、赤小豆80g熬水，先让爷爷喝3天。

爷爷先喝黄芪赤豆汤，觉得好喝，连药渣也都吃了。没想到，3天后腿肿消下去了，眼睑下垂也有好转，能看清东西。连续吃了1周，水肿全消，头晕基本消失，以前指标检查的高血压，通过吃药也降下来了。

直到现在，爷爷身体都很强壮，走路也不沉重，眼睑基本正常，他们仍时常煮黄芪糯米粥吃，也泡黄芪甘草水喝。爷爷身体好了，家人就心安了，也为家庭减轻压力。

【446 辨证】“74 岁”，四虚之体。“从 2018 年起眼睑下垂逐渐加重”，久病多气虚，气不固摄则下垂，与气虚则胃下垂，子宫下垂，脱肛即大肠下垂，是一样的原理。“停药后，浮肿慢慢从脚肿到膝盖了”，气虚无法运化水湿。“我把学习过的黄芪赤豆汤、黄芪糯米粥、黄芪甘草汤列出来，思考怎么用较好”，罗列对比，可见用心至诚。

【综合辨证】气虚无法运化水湿。

（杜亚鸿）

医案 6：胸部很热，左胁下腔常有流水声

按师指导治一女。体瘦弱，3 个多月来，整个胸部很热，左胁下腔常有“哗哗”之声，像放堤坝奔流的水声。舌红苔微黄。

【446 辨证】“体瘦弱”，多气虚。“3 个多月来，整个胸部很热”，有内火。“左胁下腔常有‘哗哗’之声，像放堤坝奔流的水声”，有水饮。“舌红苔微黄”，舌红为热，苔黄也为热。

【综合辨证】气虚不化水饮，胸有郁热。

【确定治则】补气化水饮，散郁清热。

【确定性味】甘温为主，佐以辛凉。

【确定方药】栀子豆豉甘草汤合黄芪赤豆汤。栀子 15g，淡豆豉 30g，甘草 10g，生黄芪 80g，赤小豆 50g。水煮服用，每日 1 剂。

【效果反馈】患者服药 1 次后，胸部不热。服完 1 剂药，胸部热全部消失，口不苦，接连几天胁下未出现水声，仅余左胁下偶有闷胀之感。患者胸部热已解决，未再服药，建议患者注意饮食，少吃辛辣之品。

患者用完药 20 余天，胸部热、胁下水泻声未再出现。栀子豆豉甘草汤清胸部真管用，体虚水饮者用黄芪赤豆汤，效果来得真快！

【医案总结】本患者是胸部实火和左胁下水饮不运化的合病，故用

黄芪赤豆汤来运化水饮；用栀子豆豉甘草汤来清热泻火，合方以对症治疗。

正是“气虚水湿不运化，不拘身体何处患，黄芪赤豆汤可用，若有他证可合方”的明证啊。

（杜亚鸿）

医案7：重用黄芪赤豆汤加蒸附子救危症

曾某，女，63岁，湖南省新化县人。2022年10月28日就诊。

患者经我初中同学介绍，特邀我上门出诊，身高152cm，面色晦暗，目光呆滞，神情冷漠。

其女儿代诉：1998年，患者在福建一家农贸市场打工专卖水产品，整天处在潮湿的环境中。半年后，发现眼睑浮肿，乏力，腰痛，肾区叩击痛。经治疗，病情好转，继续上班。至2022年3月，全身重度浮肿，双腿酸软无力，到医院治疗，诊断为慢性肾盂肾炎，全身浮肿，动则喘不过气，卧床2个月，脉沉迟。患者吃过不少中药，疗效都不佳，靠口服泼尼松等维持生命。现已经卧床2个月，动则气喘。手按双踝关节凹下去很深，像棉花一样松软，皮肤像灌满了水的气球。大便溏，尿少，形寒肢冷，盖三床棉被仍觉睡在冰窖里，舌胖大边有齿痕，苔白厚水滑，脉沉迟无力。

根据证候分析，为气虚、阳虚、水饮，三焦郁闭，符合黄芪赤豆汤加味证。生黄芪800g，赤小豆500g，蒸附子120g。3剂。我每天打3次电话回访患者，心诚则灵，也拉近了医患关系。

追访第一天，病情无变化。追访第二天，患者反映尿量猛增，一次比一次多，肚脐有一点热感。第三天，尿量比第二天更多，感觉全身轻松，有精神了，患者在电话里激动得说不出话来。

药中病机，继续乘胜追击，重捣老巢，再服3剂，追访全身浮肿消失。嘱咐患者坚持吃金匮肾气丸3个月，每个月服黄芪赤豆汤7剂，巩固疗效以求彻底康复。

总结：人要种善因，才能结好果。在茫茫医海里，我只懂了一些皮毛，仍需努力。大海航行靠舵手，万物生长靠太阳，认真听周忠海老师、刘宗强老师的课，做好笔记，让枯燥乏味的《伤寒论》，在老师的指导下，变得生动有吸引力。稳扎基本功，逐渐积累经验，用好、用活经方，为患者解难排忧，尽绵薄之力！

（周克兵）

【点评】救治危症，功德无量，凭此一案，足可称神！周克兵医生为人沉稳，智慧内敛；用药刚猛，大补大泻。

【446 辨证】“63 岁”，年高体虚。“面色晦暗，目光呆滞，神情冷漠”，阳气衰微。“打工专卖水产品，整天处在潮湿的环境中”，湿为寒湿阴邪，长期处于此环境下，易伤阳气。“半年后，发现眼睑浮肿”，气虚不运化水湿。“乏力、动则气喘”，气虚。“腰痛”，阳气虚和寒湿郁阻皆可导致。“肾区叩击痛”，已伤肾脏。“全身重度浮肿”，严重浮肿不仅是气虚，阳也大虚。“双腿酸软无力”，阴血不足可以导致，湿邪侵袭也可以导致，这里结合前症当是湿邪为患。“卧床 2 个月”，久病易气虚。“手按双踝关节凹下去很深，像棉花一样松软，皮肤像灌满了水的气球”，水湿严重，阳气也大虚。“大便溏”，阳气虚，水湿重皆可以导致。“尿少”，阳气虚排尿功能下降，湿邪郁阻皆可以导致。“形寒肢冷，盖三床棉被仍觉睡在冰窖里”，阳气大虚。“舌胖大边有齿痕”，阳气大虚。“苔白厚水滑” 痰饮水湿重。“脉沉迟无力”，为阳虚、气虚。

【综合辨证】阳气大虚，水湿严重。

【确定治则】大补阳气，运化水湿。

【确定性味】大甘大温大热大辛为主，重用淡味利水消肿为辅。

【确定方药】重用黄芪赤豆汤加大补元阳、大热大辛的附子。

附：这是利用此方治疗失败的一个案例。患者也是严重的全身浮肿，面色萎黄，服用此原方。服药时曾告诉患者：“附子有毒需先煮 90 分钟。”患者照做了，没有中毒，但服药时没有遵循“先服用十分之一，身体没有不适，再逐步加量的医嘱”，而是先服用一小碗，没有不适，接着喝了一大碗。患者喝完后，小便没有增多，反而腹泻严重，头颈出冷汗，全身气力和精神减弱，只好停服此方。虽然这与服药过猛有关，但是否和赤小豆药性寒凉也有关系，暂时未知。周克兵医生说他治疗的那个患者也是溏稀便，每天3次。

特附于此，以作借鉴。

医案8：脚肿2剂消

2021年7月，张静老师向我反馈：一位中年妇女脚肿，服2剂黄芪赤豆汤后脚肿消失。张老师还给我录了视频，视频中可见患者面黄，有点虚肿。张老师与其问答如下。

张静老师问："你脚肿，在家喝了几剂？"

患者反问："什么？"

张静老师又问："喝了几剂药？"

患者答："喝了2剂。"

张静老师说："2剂就是喝了2次，脚就不肿了。"

患者说："抓了一大把黄芪，还有赤小豆。"

【医案总结】本医案患者信息很少，唯一知道的是"中年妇女，脚肿，面黄，有点虚肿"，判断为阳气虚不化水湿，用"黄芪赤豆汤"而取效。

医案9：腿肿合方真武汤3剂愈

2022年10月15日，张静老师发来反馈信息：前些天，我父亲腿肿，吃了黄芪赤豆汤，效果不明显，又开了生黄芪180g，赤小豆100g，茯苓30g，芍药（生白芍）30g，生姜30g，白术20g，制附子（有毒，须先煮90分钟）30g。3剂，腿肿消失。

【点评】善学不学死，善教不教限，融会能贯通，加减自变化。

医案10：长期腿浮肿3剂效

2022年10月15日，张静老师发来咨询信息：患者80岁，腿长期浮肿，舌尖发红，舌中苔厚腻，初步判断阳虚。舌尖发红怎么理解呢？

我回答：舌尖发红是郁热，而不是实火证，实火证的舌尖是特别红的。赤小豆是凉性的，正适合清郁热。

张静：前些天我父亲腿肿，服用了黄芪赤豆汤效果不明显，又开了生黄芪 180g，赤小豆 100g，茯苓 30g，芍药（生白芍）30g，生姜 30g，白术 20g，制附子（有毒，须先煮 90 分钟）30g。3 剂后，腿肿好了。这个方子，老人可以用吗？

我回复：可以！

【效果反馈】2022 年 10 月 23 日，张静老师高兴地发来反馈：腿脚浮肿的老人服药后完全治愈。这位老人非常高兴，说他以前得吃五六十剂药才好！

【点评】人虽不同证因同，效不更方搬来用，辨证识得方证合，疗效自然不两样。

医案 11：照搬学员的方子，脚肿痛麻痹 3 剂消

2022 年 10 月 26 日，叶老师替其母亲求诊。患者，女，68 岁，22 日左脚出现疼痛，24 日晚上脚踝开始肿大，痛连膝盖，最后演变为整只脚麻痹，无法走路，上厕所只能推着凳子走。晚上睡不着，一般睡 4 小时就醒了，脚不痛可以睡 5 小时。一喝水就有白痰，不喝水没有。口有点苦，喜饮温水，怕风、怕冷、怕热。用药酒或黑膏药会皮肤过敏，其他药没事。如果躺着，胸部有阵气向上，坐着、站着则无。大便正常，患脚发热和痛都会口渴，有时矢气频作。面色萎黄，舌淡润而嫩略红。注：凉性药老人家喝了不行！

【446 辨证】“68 岁”，气血阴阳都已经虚了。“22 日左脚出现疼痛，24 日晚上脚踝开始肿大”，无外感史，排除六外感导致；无瘀血、气滞、内火的病症，故排除瘀血、气滞、内火；仅余痰饮水湿壅积和阳气虚不运化。“痛连膝盖，最后演变为整只脚麻痹，无法走路”，病情严重，肿大瘀血也可以导致，但没有局部瘀紫和舌苔瘀紫的描述，故而排除血瘀证。“晚上睡不着，一般睡 4 小时就醒了，脚不痛可以睡 5 小时”，阴血虚和阳气虚皆可导致，此由痛引起，痛消则睡眠也会见好。“一喝水就有白痰，不喝水没有”，痰饮不化。“口有点苦”，有郁热，与整体比只是次要病症。

“喜饮温水”，胃阳气虚。“怕风、怕冷、怕热”，气虚导致对六外感抵抗力下降。“用药酒或黑膏药会皮肤过敏”，气虚抵抗力下降。“躺着胸部有阵气向上，坐着、站着则无”，内有水饮，平躺则灌入胸中而气随之上逆。“患脚发热和痛都会口渴”，水饮郁而不化则生热而痛，同时阻碍阴液输布。“有时矢气频作”，气滞不运。“面色萎黄”，血虚或阳气虚不能推动血液上布于面。“舌淡润而嫩略红”，阳气虚兼有郁热。“凉性药老人家喝了不行”，证明体内阳气虚。

【综合辨证】阳气大虚，水饮不化，郁而生热，阴液和血液兼有不足。

【确定治则】大补阳气，运化水湿，清郁散热，滋阴补血。

【确定性味】甘温的黄芪补气，大辛大热的附子补阳，赤小豆、茯苓利水，白术祛湿益气，生姜补阳祛寒湿，白芍滋阴补血。

【确定方药】黄芪赤豆汤合真武汤。我将张静老师用过的原方，复制粘贴发了过去。

生黄芪 180g，赤小豆 100g，茯苓 30g，芍药（生白芍）30g，生姜 30g，白术 20g，制附子（有毒，须先煮 90 分钟）30g。水煮服用，每日 1 剂，先吃 3 剂看看。

【效果反馈】2022 年 11 月 1 日，叶老师高兴地发来反馈：感谢周老师开的中药方，我母亲吃药后脚肿消失了。

【点评】学员不会老师教，学员会时老师学，学员老师互学习，同舟共游医学海。

医案 12：老人服中药后脸手脚肿 3 剂效

2023 年 1 月 16 日，董帅老师替其朋友的父亲求诊，患者舌淡胖宽有裂纹，苔白。

董帅老师：甘草用红糖制的（从图片上看生甘草并未炙透）、生白芍、少量黄芪、少量红花。周老师，我朋友父亲喝了图中这些药，颜面和四肢都肿了，麻烦你给看看。他腿也痛，逢天气变化，痛得严重。

我：生黄芪 120g，赤小豆 80g。水煮服用，每日 1 剂。同时送服附子理中丸。

董帅老师：老师，他颜面和四肢肿，是喝的药伤到了哪个脏器还是其他原因呢？

我：阳气虚不运化，可能与红花（辛散耗气）、白芍（性凉伤阳）有关系。

【效果反馈】2023 年 1 月 20 日，董帅老师发来反馈信息：患者现在只有轻微的肿胀，不仔细看察觉不到，腿痛也有所缓解。想请老师看看其他症状，小腿冰凉暖不热，足大趾容易抽筋，右侧身体麻木，望老师百忙中再给开个调理方。

我：生黄芪 180g，赤小豆 100g，茯苓 30g，芍药（生白芍）30g，生姜 30g，白术 20g，制附子（有毒，须先煮 90 分钟）30g。水煮服用，每日 1 剂。

【医案总结】老人体内气血阴阳虚，舌淡胖宽有裂纹，苔白是阳气虚的舌苔。患者原本用的方子分析：甘草用红糖炙但并未炙透，且最好用蜂蜜炙，否则性凉伤阳；生白芍性凉伤阳；红花味辛耗气；黄芪用量太少，补气不足。综合考虑，原方是伤阳耗气的，阳气不足无法运化水湿，故而出现水肿。

医案 13：胃胀痛反酸用方

2023 年 1 月 29 日，线上学员“郐金赤诚”发来反馈信息：我朋友父亲吃了您开的方子，胃胀基本好了，腿痛好了 80%，白发也减少了很多。现在膝踝内侧筋痛，小腹时胀（因以前担粪，光脚在湿地上走而引起）。前两天喝了瓶健力宝后小腹胀，现在好些了。胃不胀不痛，不反酸，经常肠鸣，脚踝以下虽不抽筋，但冰冷，捂不热。

原方：生黄芪 180g，赤小豆 100g，茯苓 30g，生白芍 30g，生姜 30g，白术 20g，制附子（有毒，须先煮 90 分钟）30g。水煮服用，每日 1 剂。舌苔照片示舌胖大色淡，苔白厚有很深的裂纹。

我：吃 3 剂回阳救命汤。

【446 辨证】本医案没有找到原始求诊记录，故而反推原有症状。

“朋友父亲”，年高多虚。“胃胀基本好了”，阳气虚、痰饮、气滞都会导致。“腿痛”，多为虚证。“现在膝踝内侧筋痛”，内侧为足三阴经脾、肝、肾所行位置。“白发也减少了很多”，表示此方有补肾作用。“小腹时胀（因以前担粪，光脚在湿地上走而引起）”，寒湿伤阳。“喝了瓶健力宝后小腹胀”，寒凉伤阳。“舌胖大色淡，苔白厚有很深的裂纹”，阳气虚有寒。“胃不胀不痛，不反酸”，阳气虚有寒，不运化水湿。“经常肠鸣”，气虚不运。“脚踝以下虽不抽筋，但冰冷，捂不热”，阳气虚。如果伴有舌红苔少，骨蒸五心烦热，面黄，脉细数，多为阴血虚不养筋，而患者没有，反而有大量的阳气虚伴随症状，故患者抽筋是阳气虚不补阴血导致。

【综合辨证】阳气亏虚，水饮不化，阴血不布。

【确定治则】大补阳气，运化水湿，兼滋阴血。

【确定方药】黄芪赤豆汤合真武汤，具体方药见前。

医案14：服药2次撤掉导尿管

2022年11月30日，一位中医朋友替患者求诊。

患者，男，44岁，下午到晚上都尿不出来，去医院插了尿管，大便也难，去厕所半小时才拉出手指一点，平时喜喝热水，询问我还是用牡蛎汤吗？舌苔照片显示舌体胖大，色淡，苔白而湿滑。

【446辨证】“44岁”，身体处于气血阴阳开始偏虚的年龄段。“下午到晚上都尿不出来，去医院插了尿管，大便也难，去厕所半小时才拉出手指一点，平时喜喝热水”，阳气大虚或外感寒湿不能推动尿液排出。“舌体胖大，色淡”，阳气虚。“苔白而湿滑”，苔白排除内火、阴虚证，湿滑证明有水饮。

【综合辨证】阳气大虚，运化无力。

【确定治则】大补阳气，运化水湿。

【确定方药】黄芪赤豆汤合真武汤，再加麻黄宣发阳气，散寒除湿，上宣下利。加麻黄是古人所说的“提壶揭盖”法，通过麻黄宣通肺气，启上窍，开下窍，通过宣肺使小便源源不断而出，利水则肿消。

麻黄15g，生黄芪180g，赤小豆100g，茯苓30g，生白芍30g，生姜

30g，白术 20g，制附子（有毒，须先煮 90 分钟）30g。水煮服用，每日 1 剂。

【效果反馈】第二天，中医朋友发来反馈信息：昨晚尿不出来的患者，喝了 2 次中药就撤出了导尿管，现已能正常排尿。

【知识补充】特别需要注意的是，如果患者排不出尿液，膀胱里积攒了大量的尿液，患者十分痛苦时，是可以采取现代医学一次性导尿的。因为膀胱容积有限，再喝汤药，会增加膀胱的负担，不仅患者痛苦，而且万一膀胱“憋炸”了，危险和麻烦可就大了。

此时，先导尿解决一时之困境，排完尿后，膀胱有“空地”了，再服用汤药治疗尿液排不出来的根本病因，才是明智之举。

无论是中医，还是西医，只要对病情有帮助，皆可以采用，而不可执“中西医是非之论”贻误病情。在患者的病情面前，一切“中医西医的争论”皆是不值得提起的“儿戏”。

切记！切记！一切以有利患者病情为第一准则。

医案 15：疱疹服药 2 天已结痂

2022 年 12 月 8 日，我一中医朋友替前面小便不通的患者再次求诊。

中医朋友：患者前几天小便不通，现在皮肤上出现很多疱疹样的水疱，照片显示水疱略暗紫，不是很红。

我：热不热？痛不痛？

中医朋友：不热，痛。昨晚先用针灸针刺后，搽了紫云膏。老师，这是疱疹吗？

我：不知道！我只知道用 446 辨证。

【446 辨证】“水疱”，水湿。“略暗紫”，紫为瘀血，暗为阳气虚。“不是很红”，不是实火证。“痛”，水湿郁积，阳气不养则痛。

【综合辨证】阳气大虚，运化推动无力。

【确定治则】大补阳气，运化水湿，缓急止痛。

【确定方药】黄芪赤豆汤合真武汤加麻黄。想缓急止痛，将白芍和甘草增量即可。

炙甘草 60g，麻黄 15g，生黄芪 180g，赤小豆 100g，茯苓 30g，炒白芍 60g，生姜 30g，白术 20g，制附子（有毒，须先煮 90 分钟）50g。水煎服，每日 1 剂。

【效果反馈】2022 年 12 月 14 日，中医朋友高兴地发来反馈信息：患者服药 2 天，水疱已经结痂了！

医案 16：皮癣 6 剂几乎痊愈

患者，女，50 岁左右，近一年来，一直被癣困扰。曾经找诊所开内服及外用药膏，暂时有效，几天后，停止搽药，癣即复发。曾在线上购买特效药“联苯苄唑喷雾剂”，但喷完癣依旧。

现症：双下肢大约足踝以上 5 寸处，各有一片苔藓样皮肤，色泽暗红，右边 5～6cm，左边小一些，一元硬币大小。下肢轻微浮肿，用手摸皮肤感觉硬硬的，脚上也有小水疱。每当温水泡脚时，奇痒难忍！另外，患者平时不敢吃香蕉及寒凉食物。

【446 辨证】“女，50 岁左右”，女子七七天癸竭，此时整体上身体在走下坡路，气血阴阳都有可能虚。“下肢轻微水肿，脚上也有小水疱”，阳虚或气虚不运化水液。“平时不敢吃香蕉及寒凉食物”，脾胃虚寒；“每当温水泡脚时，奇痒难忍”，肺主皮毛，因热远热，说明还有肺热。

【确定方药】脾胃虚寒，用附子理中汤。下肢轻微水肿，用黄芪赤豆汤。下肢皮肤出现斑疹瘙痒，阳虚或气虚不运化水液。脚上也有小水疱，水湿停聚于下肢皮肤，造成痒疹当用黄芪赤豆汤。癣遇热，症状加重，肺部有热，加黄芩清肺热。处方如下。

生黄芪 80g，赤小豆 60g，黑顺片 15g，干姜 20g，党参 30g，炒白术 30g，炙甘草 30g，黄芩 25g。7 剂，水煎服，每日 1 剂。

【效果反馈】患者服用 3 剂后，反馈：“没啥变化。”当时我也在心里打鼓：明明就是这个病机，怎么会没有效果呢？思来想去，有是证，用是方，还是坚信按 446 辨证，让患者继续服用。如今，已服用 6 剂中药，效果非常明显。原来皮疹处瘙痒，皮肤色泽暗红，硬硬的，现在瘙痒消失，皮肤颜色接近正常，肤质也变好了。

通过本案例，让我更加坚信“446 中医”。只是遇到疑难病症，医患双方都要有信心，不能药一入口就急着要结果，不是所有的病症都能“覆杯而愈”。明白这个道理，不管是医生，还是患者，都会少走很多弯路！

（刘宗强）

医案 17：肛裂出血伴坠胀速效

2022 年 12 月 12 日，张春燕老师在群里发来反馈信息：我先生有复发性慢性痔疮及直肠炎、口腔溃疡。10 天前，因劳累致口腔溃疡复发，自觉疼痛，不能吃饭。

我刚学周老师的课，看舌象红，苔偏黄，疼痛剧烈，考虑阴虚伴实火，用黄连阿胶汤 2 剂。服后口腔溃疡好转，因黄连太苦，不肯再吃。1 天后，口腔溃疡愈，恢复明显，但出现肛裂出血伴坠胀，以往口腔溃疡愈后，也会出现肛门出血，但这次出血偏少，坠胀严重。

坠胀考虑是劳累伴气虚下陷，或有水饮（自己初学猜的），用生黄芪 80g、赤小豆 60g。服用至今，肛门坠胀感已大大好转。

本想若还不愈，就用所学的黄芪加甘草炮姜汤或补中益气汤。现在看来，暂时不换了，这方简单好吃。初学还不太会辨证，只敢给家人试用。

【446 辨证】“复发性慢性痔疮及直肠炎、口腔溃疡”，长期慢性病，病因多有气虚的成分。“10 天前，因劳累致口腔溃疡复发，自觉疼痛，不能吃饭”，急性发作多是短期，暂时性有实火证。“舌象红，苔偏黄”，为实火之证。“疼痛剧烈”，火邪灼伤血肉，则易疼痛。“考虑阴虚伴实火，用黄连阿胶汤 2 剂。服后口腔溃疡好转，因黄连太苦，不肯再吃，1 天后，口腔溃疡愈，恢复明显”，有实火证故用去实火的药而见效。“但出现肛裂出血伴坠胀，以往口腔溃疡愈后，也会出现肛门出血，但这次出血偏少，坠胀严重”，久病气虚，没有用补气药，故坠胀严重。“坠胀考虑是劳累伴气虚下陷”，完全正确。“或有水饮”，气虚不化水湿，则壅积而胀。“本想若还不愈，就用所学的黄芪加甘草炮姜汤或补中益气汤”，会的知识足够多，就不怕病症多。“现在看来，暂时不换了，这方简单好吃”，效

不更方，继续前行。"初学还不太会辨证，只敢给家人试用"，谦虚则难限量，谨慎则无大错。

【综合辨证】气虚不化水湿，兼有实火。

【确定治则】大补元气，运化水湿，清热泻火，兼以滋阴。

急则治标，清热泻火；缓则治本，补气、利水消肿、清热，当然也可以标本同治，只要主次分明，缓急有序即可。

【确定性味】甘温补气，淡以利水消肿，苦寒清热泻火，甘寒滋阴。

【确定方药】黄连阿胶汤清热泻火滋阴，黄芪赤豆汤补气利水消肿，赤小豆也能清热。

【点评】每位学员的潜能都不可估量，用"446 中医"打开思维后，治疗多能创造出奇效！

张春燕老师是刚刚参加学习的线上学员，原是西医出身，因对中医感兴趣，才开始学习中医。但对中医方剂一直畏难，不敢涉猎，只学针灸外治疗法。如果本案，她用补中益气汤来治疗倒不足为奇，但竟直接用黄芪赤豆汤，真是意想不到！妙哉！奇哉！

医案 18：脑积水脸脚浮肿 3 剂消了很多

2023 年 1 月 29 日，学员葛旭环替其母亲求诊。言其母亲下肢不能动，无力，最近腿脚浮肿。2 个月前突然下肢无力，不能行走，大夫说是腰椎狭窄造成的。春节前进一步行腰颈胸椎骨和脑部检查，发现脑积水。

最近 1 周，下肢开始浮肿，不能行走，用黄芪赤豆汤无效，后用济生肾气丸和益母草，有效但不明显。现病情加重，求老师指点。舌苔照片显示舌质淡暗湿润，苔白少。

【446 辨证】学员 40 多岁，其母亲当 60 岁以上，故是虚体，多虚证。"下肢不能动，无力"，气虚则功能下降。"最近腿脚浮肿"，气虚不运化水湿。"2 个月前突然下肢无力，不能行走，大夫说是腰椎狭窄造成的"，气虚，寒湿郁滞。"腰颈胸椎骨和脑部检查，发现脑积水"，阳气虚不运化水饮。"最近 1 周，下肢开始浮肿，不能行走，用黄芪赤豆汤无效"，病重药

轻。“后用济生肾气丸和益母草，有效但不明显”，中成药力弱，益母草一味力薄。“舌质淡暗湿润，苔白少”，舌质淡气虚，舌质暗阳虚或有寒，舌质湿润有水湿，阳气虚排除阴虚。

【综合辨证】阳气亏虚，水饮不化，寒湿郁阻。

【确定治则】大补阳气，运化水饮，祛寒除湿，舒筋通络（后期）。

【确定性味】甘温为主，淡味利水消肿，后期辛温散寒通经络。

【确定方药】我将学员张静用过的“黄芪赤豆汤合真武汤”发了过去：生黄芪 180g，赤小豆 100g，茯苓 30g，芍药 30g，生姜 30g，白术 20g，制附子（有毒，须先煮 90 分钟）50g。水煮服用，每日 1 剂。

【效果反馈】3 剂药后，颜面及下肢浮肿消了很多，目前脑积水也不能再次检查。仍不能行走，但是排尿、排便有力气了。我在原方基础上进行加味。麻黄 10g，葛根 40g，生黄芪 240g，赤小豆 100g，茯苓 30g，白芍 30g，生姜 50g，白术 30g，制附子（有毒，须先煮 90 分钟）80g。

后反馈，患者浮肿有时反复。嘱其继续服用上方，病重容易反复，吃药要累积到一定程度，才能不反复。

几日后家属反馈，其母用药后浮肿消得快，但近日因腰痛、腿痛、膝盖痛，进一步来医院检查发现，患有梅毒，询问如何用药。我在前方基础上再加专治梅毒的土茯苓：土茯苓 60g，麻黄 10g，葛根 40g，生黄芪 240g，赤小豆 100g，茯苓 30g，白芍 30g，生姜 50g，白术 30g，制附子（有毒，须先煮 90 分钟）80g。

医案 19：浮肿伴血糖高、夜尿多的速消方

2023 年 2 月 9 日，一位东北朋友王宽国替其父亲求诊。

其父年 85 岁，今早餐后血糖 18.3mmol/L（成人空腹血糖正常值为 3.9～6.1mmol/L），夜尿多，平均每小时 1 次，饭量还可。每天下午开始脚肿，不敢走路，经睡眠休息后，第二天晨起会缓解。于是，我开方如下，让其照方服用 2 剂。

生黄芪 120g，赤小豆 80g，土茯苓 20g。2 剂。

【效果反馈】2 剂药后，王宽国发来反馈：您好，周老师，我父亲脚

肿的问题有所缓解，但仍未痊愈。

我在前方基础上增加麻黄、地骨皮，开方如下。

麻黄 10g，地骨皮 50g，生黄芪 180g，赤小豆 80g，土茯苓 20g。2 剂。配中成药附子理中丸（补阳气）和桂附地黄丸（补肾阴阳）。

【效果反馈】王宽国反馈，服完 4 剂祛湿药，患者现已没有浮肿，仅余左脚偶有反复。并在微信群中分享如下。

我家老父亲今年 85 岁，春节前因感染新型冠状病毒，生命垂危。老爷子有糖尿病病史，感染前已发生糖尿病足。这次感染后，脚肿特别严重，每天晨起眼睑也有浮肿。

从 2 月 9 日开始，根据周老师的配方开始用黄芪、土茯苓加上赤小豆，喝了 2 剂汤药，水肿有所缓解。之后，周老师又在原方基础上加了麻黄 10g、地骨皮 50g。现在吃了 4 剂药，颜面及四肢浮肿已经基本消失，仅余左脚偶有反复。

父亲之前因脚肿不敢走路，脚上比较凉。现在，脚肿消了，有人搀扶或者在屋内推着小推车，可以缓慢地行走。甚至有时着急，不推小推车，他也敢走三五米。这在半个月前是不敢想象的。

2023 年 2 月 15 日，患者改服回阳救急汤以补阳气善后，没想到竟上吐下泻，血压偏高。

2023 年 2 月 16 日，患者早晨时还挺好的，中午吃了两个鸡蛋，一碗粥。当天晚上，却突然去世。

【自我反思】本案是不是应该用黄芪赤豆汤合真武汤或者只用时方黄芪糯米汤？不加利水的赤小豆、宣发伤阳气的麻黄、寒凉的地骨皮是否更好？可是患者之前服药后，明明“脚肿消了，有人搀扶或在屋内推着小推车，可以缓慢地行走。甚至有时着急，不推小推车，他也敢走三五米。这在半个月前是不敢想象的”，难道这是回光返照，不是药物功劳？且患者早晨还很稳定，王宽国打电话和我说：“中午也挺好的，吃了两个鸡蛋，傍晚却突然病情恶化，当晚去世。”难道真是命数有定？

不敢妄断，也不敢推卸责任，留此存疑？既是为戒，也是反思。

【知识补充】据报道：地骨皮 50g 加水 1000ml，慢火煎至 500ml，留置瓶中，代茶少量频饮。另辅用维生素 C、B 族维生素降血糖，主治糖尿病。

应用本方治疗 16 例多饮、多食、疲乏等临床症状，均在 1 周左右基本控制，血糖恢复正常，尿糖转阴，其中 8 例随访 1 年，未复发。

医案 20：喘流鼻涕腿轻微肿的药方

2023 年 2 月 8 日，一老年人求诊。患者女性，气喘，流鼻涕，腿轻微肿，舌淡胖大，苔白舌边无苔。

葛根 40g，炙甘草 30g，麻黄 15g，生黄芪 180g，赤小豆 100g，桂枝 30g，茯苓 80g，炒白芍 30g，白术 50g，制附子（有毒，须先煮 90 分钟）50g，细辛 15g，生姜丝 50g，大枣（去核）12 枚。水煮服用，每日 1 剂，连服 3 剂。

【效果反馈】现在仍轻微气喘，流鼻涕，腿肿较之前好转。

【医案总结】本案是一位老年患者，肯定是阳气虚。舌淡苔白也是阳气虚，故气喘、流鼻涕。之前腿肿，也是阳气虚不运化水湿或不固摄阴液导致。配方思路是黄芪赤豆汤、真武汤合方加麻黄，再加温化水饮的细辛和升清引药上达鼻窍、疏经通络的葛根。

医案 21：新型冠状病毒感染后期浮肿 1 剂愈

患者，女，50 岁，新型冠状病毒感染后期，胸口处气短并发热，小便不利，全身浮肿。眼皮亮光光的，双手比平时肿胀光亮，双腿比平时粗一倍，手指按这些地方，都会凹陷，很长时间恢复不了原状。舌微红，苔水滑中微黄。

【446 辨证】“50 岁”，身体多虚。“新型冠状病毒感染后期，胸口处气短”，重病耗气。“并发热”，气虚浮热或兼有郁热。“小便不利”，气虚则排尿力不足。“全身浮肿。眼皮亮光光的，双手比平时肿胀光亮，双腿比平时粗一倍，手指按这些地方，都会凹陷，很长时间恢复不了原状”，气虚不化热。“舌微红，苔水滑中微黄”，舌微红为局部有火，苔水滑为水饮不化，苔微黄为有火。

【综合辨证】气虚不运，水饮不化，兼有郁热。

【确定治则】补气利水，消肿除湿，略清郁热。

【确定方药】黄芪赤豆汤再加解毒除湿的土茯苓。生黄芪 120g，赤小豆 80g，土茯苓 20g。

【效果反馈】1 剂药后，全身有力气，体表浮肿消，胸口发热减，小便正常。

【疑点解惑】患者舌微红略有黄，是有火吗？

答：阳气虚不运化水湿，水湿郁积而化热。一是气足运化水湿后，热自解；二是赤小豆、土茯苓虽性平但可利水湿，清湿热。

【知识补充】土茯苓：性味甘、淡，平。解毒，除湿，通利关节。主治梅毒及汞中毒所致的肢体拘挛，筋骨疼痛；湿热淋浊，带下，痈肿，瘰疬，疥癣。

（杜亚鸿）

医案 22：感染新型冠状病毒后眼睛颈部红肿胀痒，三味药愈

我朋友感染新型冠状病毒后，眼睛和颈部开始红、肿、胀、痒，用拔罐、刺血、针灸等多种方法调理，每次都是做完即刻就好，三四天后复发。之前以为是排病反应，没当回事，如此反复调理了几次，20 多天之久，仍没有彻底改善。

朋友感染新型冠状病毒前靠坚持调理的底子，一直坚持上班，照顾家里患者，自己并没有得到休息。感染新型冠状病毒后心慌，调理后改善，后无力，困乏，想调理跟进，及时疏通气机，但是病毒侵袭身体后，消耗大量阳气，不得休养、疏通，身体能量供不上去。阳气不足，无法完成正常水湿运化，不能使垃圾产物及时排出体内，导致余邪从最薄弱的地方“兴风作浪”。

我的理解是这样的，不知对不对。一边想，一边翻看群里老师发过的病例。有一首眼睑肿后运用的方子：生黄芪 120g，赤小豆 80g，土茯苓 20g。心里认为此方一定可以见效。

告诉朋友后，因自己刚学中药，心里犹豫，疫情期间也没赶上课程进度，最后还是恳请周老师在百忙之中帮助敲定，老师确认可以后，我

更加放心让她试用 1 剂。

1 剂后反馈好转，2 剂后大幅好转，3 剂后彻底痊愈。期间询问患者有无腹泻，她说每次都有排便，排完人就精神了，证明余邪排出，我觉得这也是好转的重点。

昨天患者前来调理身体，整个人精神饱满，眼睛发亮，肤色也变好了。她说 20 多天里，家人都劝她去医院，但她坚信自己会好。真是没想到这小小的中药竟如此神奇！

最终，我没有辜负她的信任，也再次感慨中药的魅力！一个三味药的小方子，解决的不只是患者的痛苦，更重要的是坚定了我学习中药的信心和决心！

（李建红）

学员张月蓉感悟：周老师，您好！这个医案，我深受启发，联想到自己每天感觉头晕乎乎的，是阳气不能升起滋养头部，导致身体湿气过重，不能运化水湿，胃部总是胀满，周身乏力，一切根源都是气虚。

多年前我特别喜欢吃三黄片、喝番泻叶，其实都是对身体阳气的慢性消耗，随着年龄增长一些问题也慢慢出现。

附：三黄片和番泻叶皆是清热解毒、泻火通便的寒凉药，只适合身体强壮者患有实火证时，方可单用和重用，但不可长期服用，要“中病即止”。阳气虚的患者更不可服用，即使阳气虚的患者夹杂实火证，也不可单用或重用，要配伍在补阳气的药里，且少用。

医案 23：母女同服一剂药，喝完心跳有力了

2023 年 3 月 22 日，天还没有亮，我就收到了一位网友咨询：女，52 岁，心脏有些跳动无力，脚踝肿痛 3 年多，舌淡松软，苔白，中间有裂痕。

因疼痛，一直服用气血双补药，昨天又吃三七粉，疼痛减轻。现心脏跳动无力，最近吃药如下。

熟地黄 12g，当归 10g，白芍 12g，川芎 8g，黄芪 15g，人参 10g，三七粉。

我继续吃该药，行吗？老师，我看你平时开药方剂量挺大，这剂量是不是小了？

我当时大脑高速运转，结合“446 中医”分析，根据“女，52 岁、心脏有些跳动无力，脚踝肿痛 3 年多”马上就有了治疗思路。

52 岁，正值“女子七七天癸竭”年龄，身体气血阴阳都有可能出现亏虚。现在“心脏跳动无力”，是心脏阳气亏虚，不能提供足够的动力，对应桂枝甘草汤。“脚踝肿痛 3 年多”，一方面，心脏无力推动气血运行到肢体远端而致气血瘀滞，中医学认为血不利则为水；另一方面，气虚不能运化水液而形成脚踝肿胀。因此，大方向锁定了黄芪赤豆汤和桂枝甘草汤。

可是问题又来了，我曾经听某医家说“甘草五行属土，可以固水”，如果加了炙甘草会不会影响脚踝消肿的效果呢？

我再三斟酌，举棋不定，最后请教周老师。周老师说：“可以（用）。”虽然只有 2 个字，但是我心里有了主心骨，信心十足！

于是，开方：黄芪 80g，赤小豆 60g，桂枝 45g，炙甘草 45g。水煎服，每日 1 剂，嘱患者服药 7 天后反馈。

我讲道理打消她的疑虑：三七属于活血化瘀药，活血化瘀势必会耗伤心气。你本身心气不足，三七就不要吃了。当你心脏搏动有力，瘀血自然就会化开。

现在很多养生的文章将三七功效夸大，劝说日常服用三七。其实很多气虚者，尤其是气虚血瘀者，是不适合吃三七的，越吃越虚，越虚越瘀，恶性循环。舌紫，有瘀血（舌虽紫但同时舌胖大润或者有阳气虚的病症就不能单独化瘀），一定要化瘀吗？

你要想一想，瘀血是因气虚推不动血行，由阳气虚为主而导致的，要以治疗阳气虚为主。所以，现在要解决问题就要把气补上来，让气推动血液流动，瘀血自然消。若使用活血化瘀药，相当于泻下药，会伤身体元气、正气。

你只看到瘀血的果，这一局部表面现象，而不关注气虚的因，若只化瘀等于没解决根本问题。

【效果反馈】患者说："我服完 1 剂药，感觉心跳逐渐有力，现在胸口非常舒服。我母亲也说她胸口憋闷，出气不畅，我给她扎养肺针，又把我的药给她喝了一碗，她也不憋闷了。感恩老师！她哪里知道我背后还有一位足智多谋的军师坐镇指挥呢！"

（刘宗强）

医案 24：放化疗后出现双下肢水肿 28 年，9 剂全消

赖某，女，73 岁，2023 年 3 月 14 日入院。

患者既往子宫癌术后 29 年，放化疗后出现双下肢水肿 28 年，2 型糖尿病 15 年。此次因反复双下肢浮肿 28 年加重伴左足第 3、4 趾破溃半个月入院。自诉抗感染及利尿药治疗好转，症状反复，痛苦不堪，近来逐渐加重。查体右腿轻度浮肿，左下肢浮肿明显，皮肤绷紧，压之无明显凹陷，皮温下降，未见红肿，无压痛，伴有怕冷，尿频，夜尿次数多，大便干结，4～5 天一行，需要药物通便治疗，舌暗淡，苔薄黄，脉沉细。

西医诊断：慢性淋巴性水肿；2 型糖尿病足病；便秘；左下肢闭塞性动脉硬化。

【确定方药】气虚阳虚运化失常。予黄芪赤豆汤加味。

生黄芪 120g，赤小豆 60g，当归 6g，川芎 6g，炒白芍 60g，炙甘草 20g，茯苓 30g，薏苡仁 30g，木瓜 15g，牛膝 10g，益智仁 20g，乌药 6g，山药 60g，桂枝 12g，附片（黑顺片，先煎 90 分钟）15g，大枣 10g，锁阳 30g，姜厚朴 20g。3 剂。服完 3 剂后浮肿消退大半，原先绷紧的皮肤变软了，小便次数明显减少，大便软，每天 1 次。

患者及家属喜出望外。刚开始说开中药给她服，患者及家属都很抗拒，都说："中药没效果的。"我说："开 3 剂吃着，如果没效果就不要再服了。"后患者及家人要求继续服中药，效不更方，原方 9 剂，现浮肿全退。患者及家人很满意，说以后继续找我看病，很开心又多了一位中医粉丝。

（陈启鹏）

医案 25：扭伤 1 年余牵扯痛浮肿，多种治疗无效，12 剂药痊愈

宋某，女，58 岁，本院护工，2023 年 3 月 13 日门诊就诊。自诉左小腿扭伤 1 年余，左足外侧一条筋牵扯痛，左足背浮肿明显压之凹陷，无明显瘀青，皮温稍低，现在跛行，连及右腿疼痛，伴有腰痛，活动不利。

近 1 年来针灸、理疗、口服及外用治疗，无明显改善，还开了 1 个月的中药泡足。我问她："症状是否改善？"回答："无明显改善。"遂让她不用再泡足了，患者比较信任我，先开 5 天中药观察。

【综合辨证】左足水肿，因扭伤后气血瘀滞伤及肌肉筋脉，久致气运失常累及肝肾。

【确定方药】黄芪赤豆汤合独活寄生汤加味。生黄芪 60g，赤小豆 30g，牛膝 15g，木瓜 15g，秦艽 15g，细辛 5g，当归 9g，枳实 10g，川芎 9g，附子（黑顺片）15g，鸡血藤 30g，生白术 30g，薏苡仁 30g，生白芍 30g，炒白芍 30g，炙甘草 30g，威灵仙 15g，槲寄生 30g。共 5 剂。服后反馈走路轻便，没有跛足了，左足背浮肿消退 2/3，腰痛减轻，左足跟部尚有疼痛，继续原方 7 剂，因没有木瓜，故改丝瓜络 15g。

另加附子 60g，赤小豆 60g，焦栀子 60g。共 3 剂，研粉加 52 度白酒调制外敷。

【效果反馈】3 月 29 日患者来门诊诉，左足浮肿完全消退，左足跟疼痛减轻，双膝后部有筋紧感，腰痛尚有，右侧牙齿及右侧头部疼痛。根据患者病情描述我认为中药治疗已经达到目的，建议查一下腰部 MRI 排除其他疾病。

患者到体检科开了 MRI 及血液检查，具体不详。MRI 示第 4、5 腰椎突出，中央型；骨科医生检查第 3 腰椎横突压痛，考虑棘突局部炎症引起。开了外用膏药及口服消炎止痛药，继续观察病情，我想是否可以用附子、炒栀子、赤小豆外敷腰部解除疼痛呢？

（陈启鹏）

医案 26：心源性水肿，7 剂药基本消退

金某，2023 年 1 月 16 日门诊就诊。该患者长期慢性肺病咳嗽，慢性左心功能不全，心功能 3 级以上，四肢水肿。2 年前经我使用中药住院治疗后，都是每 1～2 个月开一次消肿中药，方子一直使用黄芪赤豆汤，患者诉有时加氢氯噻嗪 1 粒口服，病情控制良好，水肿未发作，精神状态良好，无明显不适。

2022 年 12 月下旬，因感染新型冠状病毒，故住院治疗（外院），自诉服用络活喜（苯磺酸氨氯地平片）出现不良反应。四肢水肿明显，轻轻走路就气喘不息。根据症状评估心功能至少 4 级，全身乏力，怕冷明显，咳嗽较前好转，尿少，尿不尽感，舌暗淡边有齿痕，苔白水湿滑，脉沉细无力。

【综合辨证】心源性水肿，阳虚气虚运化失常，补气温阳利水。

【确定方药】生黄芪 120g，赤小豆 60g，桂枝 30g，党参 30g，牛膝 15g，茯苓皮 30g，薏苡仁 30g，艾叶 6g，细辛 3g，白术 30g，泽泻 15g，干姜 10g，山药 60g，龙骨 30g，牡蛎 30g，乌药 9g，炙甘草 30g，附片（黑顺片）15g，盐车前子 15g，大枣 10g。7 剂。

【效果反馈】3 月 29 日电话反馈：现水肿基本消退，有时口服氢氯噻嗪 1 粒及螺内酯 1 粒，中药有效果，但因煎药比较麻烦，不够方便，加上近来情况尚可，所以就没有来开中药。

（陈启鹏）

医案 27：多年四肢末端浮肿，单服黄芪赤豆汤即效

阿婆，女，88 岁。3 年前在温州某养老院保健门诊，前来咨询四肢末端浮肿多年，口服利尿药后缓解，不吃浮肿明显。无其他不适，观其精神可，耳聪目明，思路清晰，举路生风，食欲、睡眠、二便正常，建议 2∶1 配比黄芪、赤小豆煎服当茶水喝。阿婆服了一段时间后，浮肿明显减轻。去年阿婆还带了几个朋友来找我看病治疗，并告诉我浮肿较以前明显消退，也会经常配点黄芪赤豆汤喝。

从上面几例水肿医案来说，按现代医药划分类型是不一样的，但主药都是黄芪、赤小豆，药物按黄芪 2，赤小豆 1 的比例配伍，退肿疗效显著。如果按照周先生的附子用量及辨证配伍，也许效果会更理想。

（陈启鹏）

（三）验方医案提要总结与应用思路拓展

1. 医案提要

医案 1：患者 34 岁，已婚已育，久坐久站后经常双脚浮肿，属于阳气虚不化水湿。

医案 2：患者服用“活血化瘀、辛散耗气、寒凉伤阳、黏滞酸涩”的中药，以致伤了阳气后水湿不化，从而引起腿脚都肿，属于药误。

医案 3：患者 49 岁，患病 1 年多，脸、腿水肿，伴有呼吸困难，有痰，堵塞不通，属于久病、多病导致的阳气虚不化水湿。

医案 4：患者 80 岁，有糖尿病、高血压、心脏病病史，皮下紫癜多年，脚肿较重，属于年高、久病、多病导致的气虚不化水湿。

医案 5：患者 74 岁，近几年，上眼睑下垂逐渐加重，浮肿慢慢从脚肿到膝盖了，伴有头晕、高血压，属于年高、久病阳气虚不化水湿，服药后血压也降下来了。证明，气虚也可以引起高血压，而不是只有肝阳上亢、肝火旺盛才会引起高血压。

医案 6：患者体瘦弱，3 个多月来，左胁下腔有“哗哗”奔流的水声，属于阳气虚不化水饮；因整个胸部很热，故而加用栀子、淡豆豉加大清热力度。

医案 7：患者 63 岁，慢性肾盂肾炎，除了高度水肿，喘不过气，还“形寒肢冷，盖三床棉被仍觉睡在冰窖里”，不但气虚，阳也大虚，故加蒸附子 120g 以加大补阳的力度。

医案 8：中年妇女，面黄而有点虚肿、脚肿，属于体弱气虚无法运化水湿。

医案 9：老年人腿肿，吃黄芪赤豆汤效果不明显，加大药量并配合“真武汤”而取效。

医案 10：患者 80 岁，腿长期浮肿，阳虚严重，用“黄芪赤豆汤”配中成药附子理中丸加桂附地黄丸（当然，病情严重也可改成汤药）。

医案 11：患者 68 岁，虽身上不浮肿，但是脚踝跟上肿大疼痛，导致整个脚都有麻痹感，喝水就有白痰，怕风、怕冷、怕热。阳气亏虚严重，不运化而郁肿，采取黄芪赤豆汤与“真武汤”合方而取效。

医案 12：患者是老年人，服用寒凉药和辛散耗气药后，导致阳气虚而出现浮肿。

医案 13：患者是胃胀痛反酸，病机是阳气虚不化水饮，用“黄芪赤豆汤合真武汤”取效。

医案 14：患者 44 岁，属阳气虚不运导致无法排尿，用“黄芪赤豆汤”与“真武汤”合方再加麻黄，通过“宣发”而促进“肃降”的“提壶揭盖”法而恢复排尿。

医案 15：还是医案 14 的患者，患水疱，病机与无法排尿相同，故用方也相同。

医案 16：患者有 1 年多的癣病史，根据“下肢有轻微水肿，脚上也有小水疱”辨证属阳虚或气虚不运化水液，用黄芪赤豆汤与附子理中丸合方。又患者用“温水泡脚时奇痒难忍”遇温则加剧，属于阳气虚中夹杂热邪，故再加清热的黄芩。

医案 17：患者是肛裂出血伴坠胀，属于气虚不固，兼水饮不化，故用黄芪赤豆汤取效。

医案 18：患者是脑积水和椎管狭窄导致的脸、脚浮肿，单用黄芪赤豆汤效果不佳，配合真武汤加大补阳气、运化水湿的力度而取效。

医案 19：患者高龄 85 岁，先服用 2 剂黄芪赤豆汤加土茯苓效果不明显，故而增加了麻黄，因为患者原本就有糖尿病，故又增加了地骨皮 50g，水肿迅速消下去了。可惜最后却突然去世，令人唏嘘不已！

医案 20：患者是一位老年人，喘、流鼻涕、腿轻微肿，虽然是不同部位，不同病症，但病因都是“阳气虚不运化水湿导致”，故而黄芪赤豆汤一方统治。

医案 21：患者 50 岁，感染新型冠状病毒后，气虚不化水湿而引起的浮肿，增加利水除湿的土茯苓，1 剂药愈。

医案 22：感染新型冠状病毒后眼睛和颈部红、肿、胀、痒，李建红老师照搬医案 21 的方剂。因为病机和方义相符，故服药后，3 剂即愈。

医案 23：患者，女，52 岁，心脏跳动无力，脚踝肿多年，用黄芪赤豆汤与桂枝甘草汤合方，当天心跳就逐渐有力，胸口非常舒服。

医案 24：患者放化疗后出现双下肢水肿 28 年，用黄芪赤豆汤加味 9 剂全消。

医案 25：扭伤 1 年余牵扯痛浮肿，多种治疗无效，内服 12 剂药加外敷终痊愈。

医案 26：心源性水肿，用黄芪赤豆汤加味 7 剂，水肿基本消退。

医案 27：患者 88 岁，四肢末端浮肿多年，无其他不适，单服黄芪赤豆汤即效。

综上所述：引起阳气亏虚的原因很多，年高、体弱、产后、久病、重病（如感染新型冠状病毒后），只要造成了阳气亏虚，引起了浮肿、腿肿、水肿，甚至胃和肛肠因为阳气虚不运水湿导致的郁肿，统统可以用黄芪赤豆汤。

阳虚严重者可加附子，附子理中丸，桂附地黄丸；如果想增加除湿清热，利水消肿的力度，可以加土茯苓；有表证畏寒，小便不通者，少加麻黄以“宣上启下”；有郁热者，酌情加栀子、淡豆豉、生石膏等。

2. 医案总结

黄芪赤豆汤主要针对“气虚为主，不运化水湿”的病症。按“446 中医”划分就是气虚 + 水湿，且以气虚为主。因为生黄芪用量达到了 80g，气足而生阳，故而亦有补阳的作用。比如，传统名方“补阳还五汤”里面并没有直接用补阳的附子、干姜之类的药，而是以生黄芪为君药，方名之所以有“补阳”两字，就是因为大量生黄芪有补气生阳的作用。

3. 思路拓展

黄芪赤豆汤针对的病机是“阳气亏虚，水湿不化”，辨证要点是“舌淡少红虚胖或有齿痕，苔白而水滑湿润”。从医案可以知道，此方不仅可以治疗水肿、浮肿、脚肿、上眼皮肿，只要是“阳气虚不运化水饮”导致的胃胀、反酸、肛裂出血伴坠胀、癣、疱疹等都可以应用。

我们想一想：黄芪赤豆汤是不是仅能治疗以上病症？“阳气亏虚，不化水湿”从头到脚还能出现哪些病症？

气虚不足以运化头部的水湿，会不会“脑子进水”？老年人慢性病、体虚的脑水肿，此方可不可以治疗？脑内有水会不会头晕？

小儿先天元气不足，引起的小儿脑积水，症状表现为烦躁、发育迟缓、头痛呕吐、嗜睡，体征为头围增大、囟门张力高、上视困难、视盘水肿和外展神经麻痹等，可不可以治疗？

气虚不足以运化耳部的水湿，会不会耳鸣、耳塞、耳聋？这和单独气虚引起的耳鸣、耳塞、耳聋有什么区别？

气虚不足以运化鼻部水湿，会不会长期流清鼻涕？慢性鼻炎有没有气虚不运化水湿的成分？老年人为什么会经常流清鼻涕？

气虚不足以运化咽喉的水湿，慢性咽喉炎久久不愈有没有气虚？为什么金银花、板蓝根、胖大海对又红又肿又热的急性咽喉炎效果好，而对慢性咽喉，不是很红不是很热，用压舌板一看，咽喉虽肿但颜色偏淡，水湿重，效果却不好？可不可以用黄芪赤豆汤？

气虚不足以运化胸肺的水湿，会不会引起长期咳嗽、哮喘、咳痰清稀？

气虚不足以运化胃的水湿，会不会恶心呕吐清水，反酸，胃胀（医案中已经有 1 例了）？

气虚不足以运化肾膀胱的水湿，会不会小便不通？会不会小便浑浊如淘米水样白、浑浊？

女性体弱或年高后，出现白带多而清稀，同时伴有气虚无力，是什么病因造成的？

如此种种！举不胜举，气虚不化水饮还能引起哪些病症？读者可以打开思路，再三思考！

思之！思之！鬼神告之！思能通神明，思能入化境！学而不思则罔，是矣！

二、黄芪半莪汤

（一）验方简介

【方剂组成】生黄芪 60～240g，生莪术 30～120g。

【方剂歌诀】中风便秘胃郁堵，咽喉心胸腹腿痛，大补元气兼化瘀，消积导滞助消化。

【用法用量】水煮服用，每日 1 剂，分 2～3 次服用。

【君臣佐使】生黄芪大补元气，运化行气为君；生莪术活血化瘀，消积导滞为臣。

【适合证型】气虚 + 瘀血。

【临床功效】大补阳气，活血化瘀，消积导滞。

【常见病症】气虚血瘀的中风（即现代医学脑梗死）：半身不遂，口眼㖞斜，语言謇涩，口角流涎，小便频数或遗尿失禁，舌暗淡，苔白，脉缓无力。临床常用于治疗脑血管意外后遗症、冠心病（冠状动脉粥样硬化性心脏病）、小儿麻痹后遗症，以及其他原因引起的偏瘫、截瘫，或单侧上肢，或下肢痿软，舌质淡而又带青紫；苔白或少，或湿润等属气虚血瘀者。

气虚便秘：长期从事重体力劳动，过度劳累，引起气虚导致运化无力，进而出现便秘的症状，患者多舌淡苔白。

胃郁堵闷：胃胀、胃口纠结一团，有时还会出现想打嗝打不出来的情况。

全身因气虚兼有瘀血而引起的各种疼痛：咽喉、心、胸、腹、腿痛等。

【要点提示】一般生黄芪和生莪术的比例为 2∶1，但不局限于 2∶1，可以根据具体个人的病症而调整比例。这两味药一定要用生的，运化和活血力量才强。

【单药注解】

1. 黄芪

性味归经：甘，温。归肺、脾经（归经仅为参考，不可受此局限）。

功能主治：补气固表，利尿托毒，排脓，敛疮生肌。用于气虚乏力、食少便溏、中气下陷、久泻脱肛，便血崩漏，表虚自汗、气虚水肿，痈疽难溃、久溃不敛，血虚萎黄，内热消渴，慢性肾炎蛋白尿，糖尿病。

药理作用：①正常大鼠饲以含黄芪粉末的食物 1 周后，测其耗氧量较服药前逐渐增加。②能加强正常心脏收缩，对衰竭的心脏有强心作用。③本品能使管状血管和肾脏血管扩张，并使全身末梢血管扩张，皮肤循环加快，使高血压患者血压下降。④实验者在自己身上进行了利尿试验，证明黄芪有中等的利尿作用。⑤黄芪磨成粉末加入饲料，喂服大白鼠 3 日，有阻抑实验性肾炎的作用。⑥黄芪对小白鼠有镇静作用，能维持数小时。⑦家兔口服黄芪，可使血糖明显下降。⑧对大白鼠离体子宫具有兴奋收缩作用。⑨抑菌试验，本品在体外对志贺菌、炭疽杆菌、甲型溶血性链球菌、乙型溶血性链球菌、白喉棒状杆菌、假白喉棒状杆菌、肺炎球菌、金黄色葡萄球菌、柠檬色葡萄球菌、枯草杆菌等均有抑制作用。

2. 莪术

性味归经：苦，辛，温。入肝、脾经（归经仅为参考，不可受此局限）。

功能主治：破血行气，消积止痛。用于血瘀腹痛、肝脾肿大、心腹胀痛，积聚，妇女血瘀经闭，跌打损伤作痛，饮食积滞。用于气滞血瘀之经闭、胸胁痛、腹痛及癥瘕肿块等，常配三棱。用于饮食积滞之胃腹胀痛，常配焦麦芽、焦槟榔。

注意：气血两虚，脾胃薄弱无积滞者慎服。孕妇忌服。

不同炮制方法，莪术的功效不同。

生莪术：取原药材，除去杂质，大小个分开，洗净，润透或置笼屉内蒸软后切薄片，干燥。生品行气止痛，破血祛瘀力甚。

醋莪术：取净莪术置锅中，加米醋与适量水浸没，煮至醋液被吸尽，切开无白心时，取出稍晾凉，切厚片，干燥。每 100kg 莪术用 20kg 米醋。莪术醋炙后主入肝经血分，增强散瘀止痛的作用。

酒莪术：取净莪术片，置锅内，用微火加热，炒热后，均匀喷入酒，继续炒干，取出晾凉。每 500g 莪术片，用 60g 酒。酒莪术行气活血，散寒化瘀力更甚。

（二）验方医案精选

医案 1：两味中药治“中风”（黄芪半莪汤最初形成的医案）

2000 年春节，遇到一位七旬老人，是半身不遂二次发作的患者。该患者在 10 年前，就曾患半身不遂，并留下了右手不能持物，右脚无力，走路需左手持棍，方可缓慢行走的中风后遗症。

此次“中风”发作，患者双腿皆无法走路，吃年夜饭时，需两位孙子扶架到饭桌前。

我为其医治，先开补阳还五汤，药味虽未增减，但加大了药量。

患者服了 6 剂药后，症状没有丝毫改善。患者家人想放弃治疗，说：“治不好了，这都第二次发作了。”所幸患者本人对我十分有信心，强烈要求我继续治疗。

我思考：该患者第二次发作，刚刚半个月，想让其恢复到 10 年前的状态是不可能的，但是恢复到第二次发作前，持棍行走的状态，应该是没问题的。

我便继续开方治疗，因患者家庭经济困难，地龙、红花、桃仁相对较贵，于是取补阳还五汤之“大补元气、活血化瘀”方义。仅用生黄芪 220g，三棱 30g，生莪术 75g。水煮服用。

患者吃前 3 剂药时，大便次数偏多偏稀，但精神不颓，气力不减。

我告诉患者：“这是活血排瘀，新陈代谢旺盛的好现象。”

患者深信不疑，继续服用。我考虑患者家庭经济困难，三棱价格也比较贵，索性将三棱也减掉，为了不影响疗效，加大价格便宜的生莪术量为 120g，生黄芪用到 240g，又开了 3 剂。

患者在服药的第三天早晨，惊喜来告：“能走了，能走了，我又可以自己独立行走了。”

我一看患者果然不用别人扶着，已经恢复到第二次中风之前的状态了。

患者还特别惊喜地告诉我他经历的一个神秘现象：“今天早晨，天快要亮时，我迷迷糊糊听到一个声音，在自己耳边说‘快起来走去，快起来走去’，然后，我就能走了，你说奇不奇怪？”

我怕患者执着于虚幻的神秘现象，于是哈哈一笑，说：“这是因为你吃了药以后，体内产生了变化，影响了大脑神经，产生的一种幻听反应，不足为奇。”

我又详细询问了患者服药前后对比情况。

患者说：“这次服药以后，大便更稀了，感觉胸口也不堵了（患者就诊前从未说过有胸堵的症状），有种突然被打开的感觉，四肢有力了，看东西也比以前清楚了很多。”

我恍然大悟：脾胃主中气主四肢，主运化，若体内中气不足，或有食积，或有瘀血堵塞中焦，必然影响四肢。这让我联想到小时候打闹，如果打到心口部位，被打的人立马就会蹲下，一时全身瘫软，四肢无力，这正是中焦气机受阻，不能运达四肢，而手脚无力的表现。半身不遂的病机是“脾胃中气受阻”，与外力受打击的反应，有很大的相似性，只不过半身不遂是病理性的，加上元气大亏，非治疗难以恢复。

另外，人体中气足了，气升上来，眼睛症状自然也会有所改善。莪术不但活血化瘀，还消积导滞，配伍大补元气的生黄芪，一举三得，故而此病才能速愈。

我欣喜不已，从此针对虚证半身不遂、脑供血不足、脑萎缩、脑梗死，在重用生黄芪和活血化瘀的中药以“补气活血”的基础上，往往重用莪术，或配伍其他消积化食导滞药山楂、麦芽、神曲等，大大提高了疗效。

我还试着举一反三，将“黄芪半莪汤”用在老年人视力减退方面，也效果不凡。

真是“只要你有心，患者也是好老师啊”！非亲历不得其味。

【医案总结】本医案是我 25 岁时治疗的第一个重用生莪术的患者，对我提升生莪术的应用起到了关键作用，重新认识到生莪术的功效价值。

当时我完全是迫于患者经济困难而不得不想出“重用便宜的生莪术代替活血化瘀药”的方法，没想到取得了满意的效果。

“黄芪半莪汤”重用莪术，此法“非师授，非书学”，全是“内因外缘”和合而成，似乎“冥冥之中，自有天意”！

医案 2：行走困难的脑血管疾病，11 剂恢复如初

2022 年 4 月 23 日，学员陈嫦替其患脑血管疾病的父亲求诊。

陈父先后在两家医院住院，针灸、艾灸、中药治疗都曾应用，病情

无明显变化。我给他扎针，扎得少，他很着急病情，不怎么接受治疗。

于是，我改重用“黄芪半莪汤”与“元阳升降汤”加减合方，发给陈嫦，让她给其父服用。

生黄芪240g，莪术100g，泽泻36g，炒白术30g，茯苓60g，陈皮30g，葛根40g，麻黄15g，防风15g，桂枝45g，炒白芍30g，炙甘草20g，生姜丝30g，大枣（去核）12枚，苍术20g，姜半夏30g，制附子（有毒，须先煮90分钟）40g，干姜30g。水煮服用，每日1剂。

【效果反馈】4月29日，陈嫦老师发来反馈，诉因见前几天开的方剂量大，故配了3剂，按照每2日1剂服用。今日问其父：“感觉脚有力一点吗？”其父答：“手还是麻得厉害，脚还是有些放不开。”咨询是否继续服用。

我说：“可以，再吃上3剂，观察一下。”

6月5日，陈嫦老师高兴地发来反馈信息：我前后共帮父亲配了11剂药，按照每2日1剂服用。前日回去看到父亲行走如初，仅手仍有点麻。这效果简直太棒了！以前父亲看起像中风偏瘫一样，没想经您开方后，让父亲恢复得这么好，非常感恩！

【医案总结】本患者虽信息比较少，但可以得知“脑血管疾病，手麻得厉害，脚无力，不能行走如初”，多是阳气虚不充养肢体，经络不通导致。故而用“元阳升降汤”加减，并重用“黄芪半莪汤”配伍取效。

医案3：不能站立，6剂药可推凳子行走，后可独立行走

2023年4月11日，李香老师替其亲人求诊。

患者67岁，生气导致血压增高，2022年3月第一次轻微脑梗死未遗留后遗症。20天前，由于生气导致血压升高，发生第二次脑梗死，住院10天，出院半月，手脚都能动，自己也能吃饭，就是左边身子无力，站不直，身子向左边倾斜，不能走路，瞌睡多，一直睡觉，无精神，让他坐会，答腰痛。现在服药控制血压，收缩压正常，舒张压95mmHg。目前患者最想解决的是快速恢复正常走路。

李香给患者进行了埋线、艾灸，也服用过别人开的方子，用红参18g，

麦冬 18g，五味子 9g，喝了 7 天，效果不太理想，无奈之下，找我开方。

我将给陈嫦老师父亲服用的“黄芪半莪汤”与“元阳升降汤”合方发了过去，药方见医案 2。

2023 年 4 月 23 日，患者服用 6 剂药后，反馈可以自己单独推着凳子行走了。

患者每天腹泻 2 次，我让其服用“回阳救命汤”：制附子（有毒，须先煮 90 分钟）80g，生黄芪 180g，桂枝 20g，炙甘草 30g，干姜 30g，炒白术 50g，防风 15g，生姜丝 50g，大枣（去核）12 枚，生龙骨 30g，生牡蛎 30g，炒白芍 20g，怀山药 90g。水煮服用，每日 1 剂。

2023 年 4 月 30 日，李香老师发来视频反馈，患者已经可以独立行走。

医案 4：脑血管疾病导致头重脚轻走路不正常

2022 年 4 月 28 日，一位脑血管患者狄志刚发来反馈信息。

生黄芪 240g，莪术 100g，葛根 40g，麻黄 15g，防风 15g，桂枝 45g，炒白芍 30g，炙甘草 20g，生姜丝 30g，大枣 12 枚，苍术 20g，姜半夏 30g，制附子（有毒，须先煮 90 分钟）40g，干姜 30g。3 剂。

生龙骨 50g，生牡蛎 50g，生黄芪 240g，莪术 100g，葛根 40g，麻黄 15g，防风 15g，桂枝 45g，炒白芍 30g，炙甘草 20g，生姜丝 30g，大枣 12 枚，苍术 20g，姜半夏 30g，制附子（有毒，须先煮 90 分钟）60g，干姜 30g。3 剂。

泽泻 36g，炒白术 30g，茯苓 60g，陈皮 30g，生黄芪 240g，莪术 100g，葛根 40g，麻黄 15g，防风 15g，桂枝 45g，炒白芍 30g，炙甘草 20g，生姜丝 30g，大枣 12 枚，苍术 20g，姜半夏 30g，制附子（有毒，须先煮 90 分钟）40g，干姜 30g。3 剂。

第一个方子是按您的医嘱每日 1 剂服用；第二、第三个方子，都是按每 2 日 1 剂服用。服药后，我走路的步态好多了。那天我爱人和我一块散步，回来以后说我现在走路的姿态几乎和正常人一样了。

【医案总结】三个方子虽然时有变动，但“黄芪半莪汤”贯穿治疗全程，可见治疗气虚血瘀型的脑血管病时，此方是必不可少的。

医案5：心脏病，胸口闷，浑身无力3剂效

本案是我在山东省济宁市某医院工作时遇到的一个患者。

患者，女，70多岁。2018年4月30日，患者腰痛剧烈前来就诊，其他医院检查怀疑是骨折，但不能确定。我看患者侧躺在床上，浑身无力，说话几乎没有力气。问其家属病史，答："一直就有心脏病，属于老毛病，现在主要想看腰痛。"

我说："骨折一定要去大医院检查，确诊是不是骨折，不能仅靠怀疑（因为当时我所任职的医院是个小医院，尚无设备）。"我问患者本人："有心慌，胸闷的感觉吗？"

患者几乎没有力气，只能很小声地说："胸口闷，腹胀"。通过家属代诉了解到患者饮食很少。

于是，我对患者家属说："患者原有心脏病，目前胸口闷、腹胀、饮食很少，应该先调理心脏病，消除胸口闷、腹胀，患者能吃饭才是主要的，然后，再排查是不是骨折。"

【446辨证】"70多岁女性求诊"，年高阳气与阴液皆不足。"患者腰痛剧烈，其他医院检查怀疑是骨折，但不能确定"，瘀则痛，伤到骨则需补肾。"患者侧躺在床上，浑身无力，说话几乎没有力气"，气虚的表现。"一直就有心脏病，属于老毛病"，久病多虚，心阳气不足。"患者几乎没有力气，只能很小声地说"，气虚。"胸口闷"，阳气不足。"腹胀，患者饮食很少"，脾胃气虚。

【综合辨证】气虚阳弱，脾胃不运，瘀滞不通，伤骨损肾。

【确定治则】补气温阳，健脾养胃，活血化瘀，壮骨补肾。

【确定方药】黄芪半莪汤与三味阳气汤合方加健脾养胃的生姜、大枣，缓急止痛、滋阴补血的白芍，壮骨补肾的枸杞子，重镇安神的龙骨、牡蛎。

生黄芪180g，莪术60g，蒸附子40g，桂枝30g，炒白芍30g，生龙骨30g，生牡蛎30g，炙甘草30g，枸杞子30g，生姜丝100g，大枣（去核）12枚。每日1剂。

【效果反馈】3剂药后查房：患者正面躺在床上，还把腿翘了起来。询问患者，诉心脏的病症基本消除。

医案 6：脑血栓和心脏病的治疗

董某，女，53 岁，2020 年 4 月 16 日就诊。患者左脚发木，左手没有一点力气，这些症状是 46 岁患脑血栓形成后出现的。2019 年患者又患心脏病，心痛发闷，喘不上气。干咳半年，睡眠不好，躺下需一两个小时才能入睡，舌淡苔白，双手脉沉。

【446 辨证】“董某，女，53 岁”，阳气阴血不足。“左脚发木”，气血不足。“左手没有一点力气”，气虚。“这些症状是 46 岁患脑血栓形成后出现的”，脑血栓多是阳气虚兼有瘀血。“2019 年患者又患心脏病，心痛发闷”，阳气不足，或有瘀血，或有痰饮。“喘不上气”，气虚。“干咳半年”，气虚或内有痰饮。“睡眠不好，躺下需一两个小时才能入睡”，阳气不足，或痰饮不化，或阴虚有热。“舌淡苔白”，排除热证。“双手脉沉”，阳气不足。

【综合辨证】阳气大虚兼有瘀血，痰饮不化，阴虚有热。

【确定方药】重用黄芪半莪汤、元阳升降汤，减味合方。

生黄芪 200g，莪术 90g，制附子（有毒，须先煮 90 分钟）30g，葛根 60g，栀子 15g，淡豆豉 30g，麻黄 10g，桂枝 50g，炒白芍 30g，炙甘草 30g，杏仁 15g，厚朴 15g，生姜丝 50g，大枣（去核）12 枚。3 剂，水煮服用，每日 1 剂。

【效果反馈】患者反馈：吃第一剂药时感觉胸口更闷更难受，于是采取“重剂分服法”，先喝 1/10，再逐步往上加量。

2020 年 4 月 20 日，患者复诊称 3 剂药吃完，药量也加到了 1/2，所有症状全部减轻。

医案 7：感染新型冠状病毒后胸闷气短，换方 2 剂愈

2024 年 2 月 1 日，一位藏医堂的老师在群里发来反馈信息：臧某，女，50 多岁。诉胸闷气短，很累，胸腔和两侧胃脘又胀又痛。累、喘，全身手脚软，走不动路，戴不了口罩，一戴就难受。吃了好多补阳气的药，没有明显效果。后开方，服用 1 剂后胸闷气短消失。

生黄芪 240g，莪术 120g，制附子（有毒，须先煮 90 分钟）80g，柴

胡 60g，黄芩 24g，白芍 24g，清半夏 35g，生姜 40g，炙枳实 30g，大黄 15g，大枣 20g，芒硝 10g。

【医案总结】本医案前期单独用补阳气的药无效，后改用黄芪半莪汤合大柴胡汤加芒硝而取效。患者“胸腔和两侧胃脘又胀又痛”，虚证中夹杂气滞血瘀，故而用理气化瘀兼清热通便的药才能取效。

【知识补充】大柴胡汤为表里双解剂，具有和解少阳，内泻热结之功效。主治少阳阳明合病。症见往来寒热，胸胁苦满，呕不止，郁郁微烦，心下痞硬，或心下满痛，大便不解，或协热下利，舌苔黄，脉弦数有力。临床常用于治疗急性胰腺炎、急性胆囊炎、胆石症、胃及十二指肠溃疡等属少阳阳明合病者。

医案 8：咳喘元阳升降汤无效，莪术加量 3 剂药到病除

2021 年 10 月 17 日，胡曦元老师替其父亲求诊。

胡某，男，60 多岁。心脏安装起搏器，心衰，常年吃药维持，这几天咳嗽，喘得厉害。服过 3 天元阳升降汤以补气血，一补就上火，口干，鼻子干，嗓子痛，吐血丝，大便不通，服药前舌色淡，服药后舌胖大老且暗紫，上有浮黄。咳嗽有白清痰。

【确定方药】黄芪半莪汤加补阳宣通的桂枝、生姜；补气的炙甘草；养血健脾胃的大枣；再加清热的栀子、淡豆豉、生石膏，又增加大补阳气的附子；化寒痰止呕“第一药”的姜半夏；利水消饮补气的茯苓。

制附子（有毒，须先煮 90 分钟）80g，姜半夏 30g，茯苓 100g，生黄芪 240g，莪术 90g，桂枝 30g，炙甘草 30g，生石膏 30g，栀子 15g，淡豆豉 30g，生姜丝 50g，大枣（去核）12 枚。水煮服用，每日 1 剂，先吃 3 剂看看效果。

【效果反馈】2021 年 10 月 23 日，胡曦元老师发来反馈：患者脸色红润，咳嗽和喘的症状基本消失。

【疑点解惑】患者服用元阳升降汤无效的原因是患者的舌体暗紫属于有瘀血，加大活血化瘀的莪术用量，故而取效。

医案 9：哮喘 20 年腹胀严重 6 剂效

2023 年 3 月，学员边大夫替其母亲求诊。边母哮喘 20 年，加重 14 天。腹胀如绑带，气喘严重。早上起来有点口干、口苦，怕冷，大便正常，左腿乏力、抽筋（肌肉痉挛），嗓子有痰、咯白痰。患者双颧暗红，舌质淡胖略紫苔白。

【446 辨证】边母六七十岁，气血阴阳皆虚。“哮喘 20 年”，久病多气虚。“加重 14 天”，虚损加剧。“腹胀如绑带”，阳气虚不运化则胀，气滞、瘀血、外寒入里也会导致腹胀。“气喘严重”，气虚。“早上起来有点口干”，阳气虚。“口苦”，夹杂郁热。“怕冷”，阳气虚。“左腿乏力”，阳气虚。“抽筋”，阴血不养筋则痉挛。“嗓子有痰、咯白痰”，阳气虚不化痰饮。“患者双颧暗红”，暗为阳虚，红为郁热。“舌质淡胖略紫苔白”，淡胖为阳气虚，紫为瘀血，苔白排除实火证。

【综合辨证】阳气大虚，痰饮不化，气滞血瘀，兼有郁热。

【确定治则】大补阳气，化痰消饮，理气化瘀，略清郁热。

【确定性味】甘温热为主，辛能开痰理气，苦能燥湿，略凉清热。

【确定方药】黄芪半莪汤、青龙虎啸汤合方。

生黄芪 240g，莪术 120g，制附子（有毒，须先煮 90 分钟）120g，麻黄 20g，桂枝 50g，炒白芍 20g，干姜 20g，细辛 20g，炒乌梅 20g，炙甘草 20g，姜半夏 20g，杏仁 20g，葶苈子（布包）15g，生石膏 80g，泽泻 36g，枳实 15g，炒白术 20g，茯苓 20g，生龙骨 30g，生牡蛎 30g，厚朴 30g，生姜丝 60g，大枣 12 枚。水煮服用，每日 1 剂。

【效果反馈】2023 年 3 月 10 日，边大夫发来反馈信息：患者胃胀基本消失，还有喘，每日吸 1 次舒利迭（沙美特罗替卡松气雾剂）就可以舒服一整天，以前每日吸 1～2 次也不是很舒服。

医案 10：胃堵便秘腿痛 1 剂效

2021 年 1 月 13 日，一位女性医务工作者刘某在微信上向我求诊。

自诉，病程进入了很难的阶段，很多名医治疗过效果都不好，进退不能，感觉吃的东西在胃里堵着下不去，导致大便也困难，挺难受的，腿也疼痛。肝郁化火，脾肾有点虚，用热药助火，用凉药脾虚，治疗起来太难了。诉还有痰，腹痛腹泻，烦躁易怒，下腹胀，应用清热方有桂枝汤，去掉清热的药就起肝火，也用了很多活血化瘀的药，都没有效果。

诉病挺难治，许多名医的处方高超，可惜用到患者身上都无效。舌苔照片显示，舌淡苔白水湿重。

【446 辨证】“很多名医治疗过效果都不好”，久病多虚。“感觉吃的东西在胃里堵着下不去”，气虚，阳虚（患者没有遇冷或食冷严重，故排除），阴虚（患者没有舌红少苔，故排除）。“导致大便也困难，挺难受的”，气虚不运化。“腿也疼痛”，气虚不运，兼有瘀血。“肝郁化火，脾肾有点虚”，患者自我诊断，不可盲从。“用热药助火”，排除阳虚。“用凉药脾虚”，排除实火。“还有痰”，气虚不化痰。“腹痛”，气虚兼有瘀血。“腹泻”，气虚。“烦躁易怒”，郁而化火。“下腹胀”，气虚则不固摄。“应用清热方有桂枝汤”，非实火。“去掉清热药就起肝火”，郁火。“也用了很多活血化瘀的药，都没有效果”，主因不是瘀血，而是气虚，故不能单用或重用活血化瘀药。“舌淡苔白水湿重”，气虚不化水湿。

【综合辨证】气虚不运，胃积郁热，兼有瘀血。

【确定治则】补气助运，消积化热，活血化瘀。

【确定性味】甘温为主，兼以辛行苦降。

【确定方药】黄芪半莪汤。生黄芪 240g，莪术 90g。水煮服用，每日 1 剂。如果大便稀、次数多就减量。

【效果反馈】患者反馈，服用 1 剂，感觉腹部舒服多了，意外惊喜，腿痛也好多了。

医案 11：胃胀吃不下去饭换方三次最后 1 剂效

2022 年 3 月 21 日，祝俊波医生反馈有一个熟人电话求诊，诉胃胀、吃不下去饭。以前这种情况常用桂枝人参汤，一般 1 剂轻，3 剂就好。结果这次服药 3 天还是无明显效果。患者自诉此次发病是家务事烦恼导致，又用了四逆散合半夏厚朴汤，吃了也无效。祝俊波医生干脆让其来面诊，见舌淡红，脉弦而无力。

处方黄芪半莪汤。生黄芪 120g，莪术 50g，吃了 1 剂，大为轻松。

虽然生气会导致气滞，但是疏肝理气没效果，说明患者发病并非气滞导致。年老，脉无力，舌淡嫩总属气虚，故用黄芪半莪汤取得了不错的效果。

【医案总结】临床上女性更容易气滞，常用疏肝理气之类药方。很多患者刚服药有效，再服反而不效，这时就要想到气虚也可以导致烦闷。临床上，气虚和气滞导致的胀满痞闷，一定要分清楚。

气虚和气滞可以单独致病，也可以同时存在，黄芪半莪汤治疗以气虚为主，兼有气滞血瘀的病症。

（祝俊波）

医案 12：胃胀痛、心动过速，2 剂药恢复正常

患者，男，67 岁。冠心病、支气管哮喘、肺泡破裂、前列腺炎、肾囊肿、慢性胃炎等多种病史，自诉走路和上楼呼吸困难，且呼吸时胸前会痛。每天靠药物缓解痛苦，医院已下病危通知书。2022 年 12 月开始使用慢性病治疗方案，由我诊治。

2023 年 5 月体检：心率从以前的每分钟 112 次下降到每分钟 102 次（正常值：每分钟 60～100 次），各种症状好转。走路、上楼呼吸正常，甚至可担 50kg 左右的粪桶。但有时会出现胃胀痛不消化、心悸等症状，按现代医学的治疗方案，只能常服胃药和抗心律失常的药。

就在这时，我参加了周老师“四虚四实六外感”全新中医学习班，开始用中医思维重新思考疾病治疗。

一次，患者因胃胀痛又来找我。我处方：生黄芪 80g，生莪术 30g，山楂 30g，炙甘草 30g。水煮服用，每日 1 剂。

方中山楂消食化积，破气散瘀；炙甘草补脾和胃，益气复脉。2 剂药吃完，患者心率从每分钟 102 次降到每分钟 87 次，胃胀痛好了，消化功能也恢复了。

12 月 30 日，患者冠心病复发，处方四逆汤。蒸附子 60g，炙甘草 40g，干姜 30g。水煮服用。患者服药 2 剂后，症状全部消失，嘱患者续

服10剂巩固。

【医案总结】看了名气很大的老师推荐的一些书，虽然学了不少知识，但也有很多不解之处。这时回到老师的思路上，一下清晰了。现在我对慢性病有招了！感恩老师把我带进中医的门，要不是老师，我怎么也进不去中医的门，感恩老师！让我走得脚踏实地！

读书学习，不要迷信权威，也不要迷信名气，更不要迷信大众的盲从。凡是把知识讲得让听者越听越糊涂，临床效果又不佳，八成学的是“假知识”。只有把知识讲得让听者越听越清晰，临床验证也有效，学得才是“真知识”。

“真金不怕火炼”，“真知识”经得起临床检验、复制，而“假知识”一到临床见真章，就“化了”。师者“传道，受业，解惑也”，不能解惑反让人更加迷惑者，皆非师也。

另外，医案中用四逆汤治疗冠心病也是一大亮点，读者要引起重视。

（张洪梅）

医案13：胃胀呃逆胃气上顶6剂愈

张某，男，老年人，饭后胃部发胀，呃逆，胃气上顶，常年患有胃病并伴有脚冷，最近开始严重，饭量大减，特来求诊。左手脉：心脉弱，肝脉濡，肾脉浮；右手脉：沉。舌淡苔白。

【446辨证】“老年人”多气虚。“饭后胃部发胀”，气虚不运。“呃逆，胃气上顶”，气虚不运，逆而上冲。“常年患有胃病”，久病多气虚。“脚冷，最近开始严重”，阳虚。“饭量大减”，脾胃气虚。“心脉弱，肝脉濡”，气虚。“右手脉沉”，阳气虚。“肾脉浮”，肾脉虽浮但总体气虚阳虚，此浮，为虚浮，也为肝郁导致胃气上逆。“舌淡苔白”，阳气虚有寒。

【综合辨证】阳气亏虚，气滞郁结，胃饮上逆。

【确定治则】补气温阳，理气散郁，降胃化饮。

【确定性味】甘温为主，辛苦为辅，淡渗相助。

【确定方药】黄芪半莪汤加补阳散寒的附子，清热止呕的小柴胡汤，利水消肿的五苓散，温化水饮的苓桂术甘汤，再加理气止痛的炒枳壳、香附。

生黄芪 160g，生莪术 70g，制附子（有毒，须先煮 90 分钟）40g，柴胡 20g，黄芩 15g，姜半夏 25g，党参 30g，炙甘草 15g，炒枳壳 30g，茯苓 30g，炒白术 30g，桂枝 30g，猪苓 30g，泽泻 30g，香附 10g，生姜丝 100g，大枣（去核）12 枚。3 剂，每日 1 剂。

【效果反馈】患者服用 3 剂药后，病症大大减轻，又原方不动续服 3 剂，共服 6 剂中药，病症基本消失。后患者将原方汤剂，保持剂量，换成熬制的膏方，以补养善后。

医案 14：饭后反流半剂效

2023 年 3 月 9 日，黄书芳老师替其患者求诊。

裴某，男，18 岁。自诉饭后胃痛、胃胀，半小时后缓解，每天早晨腹胀严重。大便不成形，便时腹痛，便后仍痛，往往半小时后才能慢慢缓解。胃里时有反酸、胃灼热的感觉，脚时有冷凉感，肾囊肿，注意力不集中，有时会胡思乱想，胃口上段时常堵得慌，有时还会有绞痛感。舌淡嫩、舌尖舌两边嫩红、舌体湿润，苔白。之前用过方药如下。

桂枝 15g，炒白芍 30g，炙甘草 15g，生姜（切丝）30g，姜半夏 30g，黄连 5g，黄芩 15g，党参 30g，干姜 15g，大枣（撕开）20 枚。每日 1 剂，水煎服。

6 剂药后，饭后胃胀气，往上打不出嗝，往下排气困难。近两日吃饭容易出现反流，食下则反，且吃东西时也难以下咽。大便成形，便前便后腹痛消失。

【446 辨证】“饭后胃痛、胃胀，”脾胃阳气虚不运化则痛、胀。“半小时后缓解”，阳气虚得还不是很严重，故饮食消化后症状减轻。“每天早晨腹胀严重”，早晨阳气初升而旺，故严重。“大便不成形”，阳气虚不化水湿，下注大肠，则大便稀而不成形。“便时腹痛，便后仍痛，往往半小时后才能慢慢缓解”，因排便时耗气故痛，半小时后恢复，说明气虚还不是特别严重，否则难以缓解。“胃里时有反酸、胃灼热的感觉”，胃中有郁热。“脚时有冷凉感”，阳气虚。“肾囊肿”，阳气虚不运化痰饮水湿，或瘀

血皆可以导致，也可以合病而成。“注意力不集中，有时会胡思乱想”，阳气虚则心神虚浮。“胃口上段时常堵得慌”，阳气虚不运化、阴虚不滋养、痰饮瘀堵、气滞血瘀皆会导致。“有时还会有绞痛感”，阳气虚不运化、痰饮瘀堵、气滞血瘀皆会导致。“舌淡嫩”，淡为阳气虚，嫩为阳气虚不化水饮。“舌尖舌两边嫩红”，嫩为阳气虚，红为阴虚或郁热。“舌体湿润”，水湿重。“苔白”，阳气虚。

【综合辨证】阳气亏虚，水湿不化，阴虚郁热，瘀血不化。

【确定治则】补阳益气，运化水湿，滋阴清热，活血化瘀。

【确定性味】甘温为主，辛苦淡辅，甘凉为佐，辛咸为使。

【确定方药】半夏泻心汤和小建中汤中补阳气、化痰湿、滋阴液的药皆有，唯一没有的是活血化瘀药，且补阳药量不够。遂用活血化瘀的黄芪半莪汤合柴胡桂枝汤加芪苓膏，又加大活血化瘀药的量。

黄芪 240g，莪术 100g，桂枝 20g，生姜丝 30g，柴胡 40g，黄芩 15g，生石膏 30g，生党参 30g，大枣（去核）12 枚，炙甘草 30g，炒白芍 20g，姜半夏 30g，茯苓 60g。水煮服用，每日 1 剂，每剂服用 2～3 次，先喝 1/10，逐步加量服用。

【效果反馈】第 2 天，黄老师高兴地发来反馈，称患者饭后反流的症状好多了。

患者家属和黄老师的对话如下。

黄老师：吃药后，“饭后胃胀气，往上打不出嗝，往下排气困难；近两日吃饭容易出现反流，食下则反，且吃东西时也难以下咽”的症状有缓解吗？

患者家属：嗯，昨晚排气比较通畅。胃里时有反酸的感觉还有一点。

黄老师：饭后还有反流吗？

患者家属：昨天没有了。

医案 15：自觉食物在喉咙下堵塞，3 剂大效

宋妻，患者曾请我治疗过胃病，向我反馈最新症状：吃了您开的药，胃胀痛的感觉基本好了，就是有时吃饭后感觉食物在喉咙下堵塞。

我：药方发给我（药方虽然是我开的，但患者太多，我也记不住所有人的药方）。

我一看原来就是桂枝汤、半夏干姜散、大建中汤合方。

患者发来原先药方：党参 30g，花椒 10g，干姜 20g，姜半夏 20g，桂枝 20g，炒白芍 20g，炙甘草 15g，生姜丝 30g，大枣（去核）12 枚。水煮服用，每日 1 剂，每剂分 2～3 次服用，先吃 3 剂看看效果。

【确定方药】我根据其“喉咙下堵塞”，采用生黄芪补气助运化，莪术活血化瘀，生姜温胃散水饮而组方。

生黄芪 200g，莪术 90g，生姜丝 60g。水煮服用，每日 1 剂，饭前半小时服用。

【效果反馈】2020 年 4 月 10 日与宋某相聚，还没等我问服药情况，宋某就高兴地主动向其他朋友宣传：“我老婆自觉食物在喉咙下堵塞，周医生开了 3 剂药就治好了，症状完全消失，而且就三味药……”

【医案总结】患者原本胃阳虚水饮不化，故而在“黄芪半莪汤”的基础上加生姜丝 60g。生姜味辛，性微温。归肺、脾、胃经。具有解表散寒、温中止呕、温肺止咳、解毒的功效，常用于风寒感冒、脾胃寒饮证、胃寒呕吐清水、肺寒咳嗽、解鱼蟹毒。

医案 16：脑梗死入睡困难口苦尿黄，6 剂效果特别好

2023 年 3 月 22 日，王心玲老师替其患者求诊。

患者，女，63 岁，冠心病、脑梗死病史几年，目前服用药物维持。现入睡困难，多梦易醒，偶有口干、口苦，感觉口中黏腻不爽，小便黄，大便不爽，有排不净的感觉，不爱汗出，经常腹胀，腹大，揉腹有水声，腰腿无力，漏尿，鼻子经常干痛。舌暗红湿润，苔白上有浮黄。

【446 辨证】“63 岁”，气血阴阳已虚。“冠心病、脑梗死病史几年”，气虚兼有瘀血。“入睡困难，多梦易醒”，气虚、瘀血、痰饮、阴虚皆会导致。“偶有口干”，阴虚或阳气虚不布阴液。“口苦”，有火，局部实火或郁火。“感觉口中黏腻不爽”，气虚不化水饮。“小便黄”，阴虚或局部有火。“大便不爽，有排不净的感觉”，气虚不运化或湿热。“不爱汗出”，气虚排

汗功能减弱。“经常腹胀，腹大”，气虚不运化。“揉腹有水声”，有饮。“腰腿无力”，气虚。“漏尿”，气虚不固摄。“鼻子经常干痛”，阴虚或局部有实火。“舌暗红湿润，苔白上有浮黄”，暗为阳气虚，红有火或郁火，湿润为气虚不运化水饮，苔白为阳气虚，浮黄为局部有热。

【综合辨证】元气大虚，瘀血不通，水饮不化，局部郁热。

【确定治则】大补元气，活血化瘀，温化水饮，清热散郁。

【确定性味】甘温辛通，淡利水饮，辛凉清热。

【确定方药】黄芪半莪汤与补气化瘀饮清郁热的柴胡桂枝汤加芪苓膏合方。

莪术 100g，桂枝 20g，生姜丝 30g，柴胡 40g，黄芩 15g，生石膏 30g，生黄芪 240g，党参 30g，大枣（去核）12 枚，炙甘草 30g，炒白芍 20g，姜半夏 30g，茯苓 60g。水煮服用，每日 1 剂，每剂服用 2～3 次，先喝 1/10，逐步加量服用。

【效果反馈】2023 年 4 月 9 日，王心玲老师反馈：患者共喝了 6 剂，症状基本都消失了，效果特别好！

医案 17：中脘穴附近有筋结用黄芪半莪汤

2022 年 4 月 8 日，祝俊波医生发来临床经验感悟：我用莪术还是学习周老师用黄芪莪术治疗中风的经验。

我在临床给患者腹诊，只要中脘穴附近有筋结，一般都会用黄芪、莪术。有的老师可能考虑有瘀血积滞才会用，实际上中脘穴筋结同样适用。很多人用黄芪、熟地黄治疗患者腹胀，腹胀实际就是道路不通，莪术就能很好地对症治疗。

我：有悟性。黄芪、莪术还解决了补而不运的弊端。

祝俊波：还请周老师多多指点。

我：技术有限，尽心尽力。

祝俊波：非常感激您！把那么多宝贵的经验，无偿分享出来。漏尿的治疗也只是一个思路，还需要不断总结完善。

医案 18：痔疮复发，3 剂症状消除

2023 年 3 月 13 日，一位微信名叫“繁荣富强”的老师发来求诊信息。

近几天痔疮复发，肛门下坠，肛外原来有一个息肉不痛，现在旁边又长了一个，有些痛。请问老师我该用哪个方子调理？谢谢！

肛门坠胀，有些痛，早前出血，现在发作时没有出血。这几天觉得累，好睡。饮食正常，偶尔凌晨 4 点左右醒来后就难入睡，胸部有时在夜间闷痛，用手按几下会消失。左膝关节有时不舒服，左肩膀不适。舌淡胖大有齿痕，苔白湿润。

【446 辨证】“痔疮复发”，复发证明是旧疾，久病易气虚。“肛门下坠”，气虚不固摄而坠。“原有一个息肉不痛，现在旁边又长了一个，有些痛”，阳气虚不运化、血瘀、痰湿皆可以导致。

“早前出血”，阳气虚不固摄则便鲜血，瘀血则便血偏黑紫。“现在发作时没有出血”，看样此症时有时无，但病因不变。“这几天觉得累，好睡”，气虚。“偶尔凌晨 4 点左右醒来后就难入睡”，阳气虚也可致失眠。“胸部有时在夜间闷痛”，阳气虚，夜间天地阴凉气重，故阳气虚症状加剧。“用手按几下会消失”，阳气虚喜按。“左膝关节有时不舒服，左肩膀不适”，阳气虚不充养，兼有气滞血瘀。“舌淡胖大有齿痕，苔白湿润”，阳气虚，兼有水湿不化。

【综合辨证】阳气亏虚，气滞血瘀，水饮不化。

【确定治则】大补阳气，行气活血，温水化饮。

【确定性味】甘温为主，辛热为辅，淡利水饮。

【确定方药】黄芪半莪汤、黄芪赤豆汤、三味阳气汤、周氏三味降压汤合方。

葛根 60g，炙甘草 30g，桂枝 30g，生黄芪 240g，莪术 100g，赤小豆 90g。水煮服用，3 剂，每日 1 剂。

【方义解析】生黄芪补气生阳，炙甘草补气缓急止痛，桂枝温阳化水饮，莪术活血化瘀消肿，葛根疏通经络、升清提气，赤小豆利水消肿。

【效果反馈】2023 年 3 月 21 日，“繁荣富强”老师反馈：周老师，晚上好。上次你给我开的方子，我照您的嘱咐吃了 3 剂，现在完全没有症状了。我先煮了2包，每包分2次煮，每日1次。第一次吃药后2小时，就觉得舒服了很多，肛门感觉没那么胀坠了，吃2剂后，基本没有不舒服感了，只是大便后感觉有点坠。隔了2天再煮1剂，分2次服用，上午1次，晚上1次。观察了2天，基本康复。你的药方确实有特效，很神奇！

医案19：头昏沉胃酸反流，3剂病症消除

2023年3月6日，某中医同行替患者求诊。患者，女，42岁，这几天头昏沉，乏力，颈部不适，头两侧胆经部位胀痛，胃里泛清水，脸上有痘，平时劳累后容易乏力，二便、食欲、睡眠都正常。舌淡苔白有齿痕。

【446辨证】“42岁”，气血阴阳开始虚的年龄。“这几天头昏沉，乏力”，气虚。“颈部不适”，阳气虚不温养、阴血不足、气滞血瘀皆可以导致。“头两侧胆经部位胀痛”，阳气虚不运化会胀，单独气滞血瘀也会胀。“胃里泛清水”，水饮不化。“脸上有痘”，痘红者为热，痘不红者多为阳气虚不运化水湿。“平时劳累后容易乏力”，气虚。“二便、食欲、睡眠都正常”，未受影响。“舌淡苔白有齿痕”，阳气虚。

【综合辨证】阳气亏虚，水饮不化，阴血不足，气滞血瘀。

【确定治则】温阳补气，运化水饮，滋阴补血，行气活血。

【确定性味】甘温热辛，淡利水饮，甘酸化阴补血，辛行气活血。

【确定方药】黄芪半莪汤、温阳散寒汤合方加减。

莪术120g，葛根60g，麻黄15g，制附子（有毒，须先煮90分钟）50g，干姜50g，炒白芍50g，炙甘草50g，茯苓50g，桂枝50g，炒白术20g，生黄芪240g，防风15g，生姜丝100g，大枣（去核）12枚。水煮服用，每日1剂，早晚各服1次。吃完后要静卧2小时，出微汗效果佳，但不可以出大汗。

【方义解析】生黄芪补气生阳；附子、桂枝、干姜补阳通经络；炒白术、炙甘草补气；白芍、大枣滋阴补血；茯苓、生姜温化水饮；莪术活血化瘀；麻黄、葛根、防风宣发升清通经络。

【效果反馈】3 剂药后，胃里偶尔还有酸水，其他症状都没有了。

医案 20：发热后喉咙刺痛，先服药 2 剂无效换方 1 剂效

2022 年 6 月 6 日，学员吴育勤发来一张舌苔照片（舌淡瘦苔白）求诊。本人，40 多岁，昨天突发高热，吃药后，现已退热，但喉咙痛，全身乏力疲劳，感觉腹部发胀，时而发汗，时而怕冷。

我先开了柴胡桂枝汤加芪苓膏：生黄芪 80g，茯苓 60g，柴胡 40g，黄芩 15g，姜半夏 30g，党参 30g，生姜丝 30g，大枣（去核）12 枚，炙甘草 30g，桂枝 20g，炒白芍 20g。水煮服用，每日 1 剂。

患者服完 2 剂药后诉，中午喝了 1 剂，喉咙依然非常疼痛，没有好的迹象。心窝下 1 寸处有胀气感，不知是什么原因。不敢咳嗽，咳嗽时喉咙疼痛，无痰，喝完 2 剂药，喉咙还是刺痛难忍。

【446 辨证】“舌淡瘦苔白”，舌淡为气虚、阳虚、血虚；瘦为阴血虚，苔白为阳气虚，排除实火证。“昨天突发高热，吃药后，现已退热”，高热后人体多虚。“但喉咙痛”，患者说痛得严重，但并没有说喉咙有发热，故而应排除“实火、余热未尽”的病因。“全身乏力疲劳”，气虚。“感觉腹部发胀”，阳气虚不运化导致的气滞。“时而发汗”，阳气虚。“时而怕冷”，阳虚。

喝完药后，“喉咙还是刺痛难忍”，由还是两个字可知，之前的痛是刺痛，刺痛多属瘀血，可惜患者第一次求诊没说，我也没详细问。

【综合辨证】阳气亏虚，阴血不足，瘀血气滞。

【确定治则】补气生阳，滋阴补血，化瘀理气。

【确定方药】改用大剂量的黄芪半莪汤与滋阴补血、缓急止痛的经方芍药甘草汤合方。

生黄芪 240g，莪术 120g，炒白芍 60g，炙甘草 30g。水煮服用，每日 1 剂。

【效果反馈】1 剂药后，诸症已明显好转。早上醒来喉咙基本不痛了！

【医案总结】开始患者诉“昨天突发高热，吃药后，现已退热，但喉咙痛”，我主观地认为喉咙痛是“高热后有余热”导致的，实际上患者并没有说喉咙痛时，伴有发热的感觉，舌不红，苔也不黄，故不是“余热未尽”导致的高热。因此，病机与方义不符，即使用上了应用最广泛，号称“一方打天下”的柴胡桂枝汤加芪苓膏，也没效果。

【知识补充】白芍，味苦、酸，性微寒，平肝止痛，养血调经，敛阴止汗。甘草，味甘，性平，补脾益气，清热解毒，祛痰止咳，缓急止痛，调和诸药。

医案 21：怕风头痛体虚，服药当天不怕冷

2022 年 4 月 25 日，一位患者微信求诊。

患者，男，中年人，怕风，衣服穿得厚，戴帽子，如果穿戴少，就会头顶痛，晚上更明显。夜间 9 点以后想睡觉，但睡不着，身体中部前后发冷、发热。多年前一到晚上，肚脐下一点不舒服就做噩梦睡不着。最近整个腹部，都有点似胀非胀。晚上严重，腹内憋得慌，起夜三四次，大概每 2 小时 1 次。白天头痛、闷胀得慌，晚上站桩一会儿，能凑合睡一下，但还是不能深度睡眠，脚心也怕冷。常梦见在悬崖峭壁上爬行挣扎，或者前面是万丈深渊，或者在可怕的坟墓前经过。醒来口、喉部干燥，要喝口热水润一下。每天 5 点起床，早餐后排 1 次大便，初期成形，后面越来越软、细小，有内痔。两天前是最明显的一次，便后仅看到几滴血。中医师诊断为肝脾虚，自 2021 年 11 月开始，一直间断吃药，未解决根本问题。难受时，如果放屁就稍微轻松一些了。

之前如果睡了好觉，就容易做美梦遗精，现有 1 个月没有发生这种现象了。一般不超过 1 个月就出现 1 次，之后不舒服就会加重，有时 1 周会出现 2 次，因此也害怕有性生活。

1990 年行阑尾切除术，七八年前因肾结石行激光碎石术后，现右肾有直径 0.4mm 左右结石，检查两次未增大，最近一次检查显示，肝部有 1cm 左右囊肿，舌淡苔白舌边略红。

我将黄芪半莪汤、温阳散寒汤合方加减发给了他。生黄芪 240g，莪术 100g，制附子（有毒，须先煮 90 分钟）40g，干姜 30g，炙甘草 20g，泽泻 36g，炒白术 30g，茯苓 60g，陈皮 30g，葛根 40g，麻黄 15g，防风 15g，桂枝 45g，炒白芍 30g，生姜丝 30g，大枣（去核）12 枚，苍术 20g，姜半夏 30g。水煮服用，每日 1 剂。

【效果反馈】2022 年 4 月 29 日，患者反馈：服药当晚就不怕冷了，第 2 天只穿一层衣服，不用戴帽子了，感谢老师解救我于痛苦之中。一下轻松了七八成，晚上睡觉终于可以不掀被子了，头也不痛了，脚上的水疱好像也跟着减轻了。

现有症状：晚上醒来还有一点口干、口燥，睡眠时间长（连续睡眠时长超过 4 小时，主要在早上 4—6 时）则脐下或脐周还是有不舒服的感觉（也是曾经一直想要治疗的问题）。昨早便纸上又见血色。早上四五点觉得后背上段热量足易汗出，晚上还会做梦，眼睛还是有点涩痛，但比之前减轻很多。

我：心不妄思，肾才能固。不该想的不要想，并调方如下。

山萸肉 90g，泽泻 36g，炒白术 30g，茯苓 60g，陈皮 30g，生黄芪 240g，莪术 100g，葛根 40g，麻黄 15g，防风 15g，桂枝 45g，炒白芍 30g，炙甘草 20g，生姜丝 30g，大枣（去核）12 枚，苍术 20g，姜半夏 30g，制附子（有毒，须先煮 90 分钟）40g，干姜 30g。水煮服用，3 剂，每日 1 剂。

【医案总结】《素问·上古天真论》曰："恬淡虚无，真气从之，精神内守，病安从来。是以志闲而少欲，心安而不惧，形劳而不倦，气从以顺，各从其欲，皆得所愿……是以嗜欲不能劳其目，淫邪不能惑其心，愚智贤不肖，不惧于物，故合于道。所以能年皆度百岁而动作不衰者，以其德全不危也。"

（三）验方医案提要总结与应用思路拓展

1. 医案提要

医案 1：中风半身不遂，用超大剂量生黄芪 240g，配莪术 120g，取得速效。中医的中风就相当于现代医学的各种脑血管疾病。

医案 2：行走困难的脑血管疾病，用黄芪半莪汤与元阳升降汤加减合方而取效。

医案 3：脑梗死导致的无法行走用医案 2 原方而取效，后期因腹泻用回阳救命汤后恢复独立行走。

医案 4：脑血管疾病导致的头重脚轻、走路不正常，用黄芪半莪汤贯穿治疗全程，终取效。

医案 5：患者有心脏病、胸口闷、饮食很少、浑身无力、腰痛，骨折待查，用黄芪半莪汤加味而取效。

医案 6：患者 53 岁，有脑血栓史，左脚发木、左手没有一点力气，有心脏病史、心痛发闷、喘不上气，重用黄芪半莪汤与元阳升降汤合方，3 剂即效。

医案 7：感染新型冠状病毒后出现胸闷、气短、累、喘，用黄芪半莪汤与大柴胡汤合方而取效。

医案 8：患者咳喘先服元阳升降汤无效，后因患者舌暗紫，改重用黄芪半莪汤加味而取效。

医案 9：患者哮喘 20 年腹胀严重，用黄芪半莪汤和治疗咳喘的青龙虎啸汤合方而取效。

医案 10：经名医治疗无效的胃堵、便秘、腿痛，查明病因是气虚血瘀，黄芪半莪汤 1 剂取效。

医案 11：患者胃胀吃不下去饭，用桂枝人参汤、四逆散合半夏厚朴汤无效，改以补气为主，兼活血化瘀的黄芪半莪汤，1 剂即效。

医案 12：患者曾因心脏病被下病危通知，同时还患有胃病，用黄芪半莪汤配上消食化积、破气散瘀的山楂和补气缓急止痛的炙甘草，2 剂药后，心率从每分钟 102 次，降到每分钟 87 次，胃胀痛好了，消化功能也恢复了。

医案 13：患者饭后胃部发胀、呃逆、饭量大减，用黄芪半莪汤加附子与其他方剂合方，6 剂病消。

医案 14：患者是 18 岁学生，饭后反流，食下则反，有很多伴随症状，重用黄芪半莪汤、柴胡桂枝汤加芪苓膏合方，服药次日即效。

医案 15：患者自觉食物在喉咙下面堵塞，属于气虚郁滞不化，莪术除了活血化瘀，还有消积导滞的作用，配黄芪补气，配生姜温阳助运化水饮，3 剂见效。

医案 16：患者 63 岁，冠心病、脑梗死病史几年，属于元气大虚、瘀血不通、水饮不化、局部郁热导致，用黄芪半莪汤与柴胡桂枝汤加芪苓膏合方，6 剂效果特别好。

医案 17：祝俊波医生的临床经验，即中脘穴附近有筋结就用黄芪半莪汤。

医案 18：患者痔疮复发属于气虚为主，兼有瘀血、水饮等，在黄芪半莪汤基础上合方加减而取效。

医案 19：患者头昏沉、胃酸反流，用黄芪半莪汤与温阳散寒汤合方加减而取效。

医案 20：患者发热后，伤了元气，不布阴血到喉咙，兼有郁滞而引起喉咙疼痛，用黄芪半莪汤补气化瘀，配以白芍滋阴补血，缓急止痛；炙甘草补气，缓急止痛，1 剂取效。

医案 21：患者怕风头痛体虚，属于阳气虚有寒，又有瘀血，用黄芪半莪汤合温阳散寒汤，1 剂见效。

2. 医案总结

无论是中风、半身不遂、脑血管疾病、头痛、头晕、心脏病的胸口憋闷、脑血栓手脚麻木，还是感染新型冠状病毒后出现的胸闷、累喘、腹胀、胃堵、胃胀痛、呃逆、胃酸反流、中脘穴有筋结、喉咙堵塞、痔疮，只要符合“气虚不运化，兼有瘀血、郁积”者皆可以使用“黄芪半莪汤”。患者多是中年人，舌淡胖苔白而湿润或舌有青紫、暗紫。

3. 思路拓展

现代医学的各种脑血管疾病，包括脑动脉硬化症、脑血栓形成、狭窄、闭塞、脑动脉炎、颅内动脉瘤破裂、颅内动脉瘤、颅内血管畸形、脑内动静脉瘘等，只要属气虚兼有血瘀，皆可以单用或重用黄芪半莪汤，或和其他方剂配伍使用。

三、三味阳气汤

（一）验方简介

此方适合阳气亏虚型的各种慢性心脏病。

传统经方桂枝甘草汤对心阳不足的心悸、心胸憋闷有速效，但力量略显不足，我在临床时加入大剂量生黄芪，发现效果更加突出。一切以阳气不足为主的病症，皆可以在这三味药的基础上进行加味，为了方便记忆简称为三味阳气汤。

特别是针对现代医学所谓的各种心脏病，如心律不齐、心肌缺血、心动过缓、肺源性心脏病、风湿性心脏病、冠心病。患者只要“舌淡苔白，天冷严重，气力减少，无舌红苔黄干”，皆可以放心使用，多能3剂见速效。

【方剂组成】生黄芪60～180g，桂枝20～40g，炙甘草30～60g。

【方剂歌诀】阳气不足芪桂草，心悸心慌胸憋闷，头晕昏沉气力少，舌淡苔白劳加剧。

【用法用量】水煮服用，每日1剂，每剂分2～3次服用。

【君臣佐使】黄芪味甘，气微温，大补元气而生阳，为君药，因生者运行力大，故用生黄芪。桂枝味甘性温可补阳气，还有辛味，可外散风寒，发汗解肌，温通经脉，平冲降气，为臣药。甘草味甘性平，益气补虚，缓急止痛，蜜炙增加补益和滋润作用，为使药。

【适用证型】阳气亏虚，不养心胸，疼痛憋闷。

【常见病症】心阳虚悸证：心慌、心悸想用手按住心脏、胸口，按着感觉舒服，心中空虚无所主，汗出，面色萎白，形寒、短气，心气不足，心下悸动，或空虚，或空悬感，喜按，或略有心痛，或憋闷感。脉微缓虚无力，或沉细，或结代，舌淡少红，或胖而润，苔白。

【辨证要点】心悸，或胸闷，汗出，舌质淡，苔薄白，脉虚无力为辨证要点。久病或年老者，其人叉手自冒心，心下悸，欲得按者，心悸，或虚痛，或空悬、心慌、胸闷、心悸，气短（活动时加剧），自汗，胸闷不舒，或痛，面色苍白，体倦乏力，舌质淡，舌体胖嫩，自汗，舌淡苔白多湿润，脉多虚，或沉迟无力。

本方具有补益心阳的功效，用于治疗现代医学的心律失常、心动过缓、心肌缺血，或风湿性心脏病、冠心病等多种心脏疾病。

阳气不足，不充养全身而导致的病症，如头晕眼花，昏昏欲睡、嗜睡，听力下降，舌质淡、舌苔薄白，脉虚无力，皆可使用此方。

本方具有温胃阳补胃气的功效，用于治疗胃中悸动、胃溃疡、慢性胃炎。

本方具有敛阳安神的功效，用于治疗阳气虚浮，或不固摄的舌淡苔白，同时伴烦躁不安、失眠，汗出过多和心悸者也可以服用。

【禁忌病症】实火证、阴虚证、痰饮水湿证、气滞血瘀证、外火证、热燥证、伤暑在表证，皆不可以单用或重用。

（二）验方医案精选

医案 1：心脏发闷难受 3 剂效

2019 年 5 月 25 日，一患者网上求诊。患者，女，40 多岁，心脏支架置入术后 8 年，这两天心脏发闷难受，突然心慌，诉好像有石头把心堵住一样，舌淡苔白。

【446 辨证】“40 多岁”，阳气和阴血易虚。“心脏支架置入术后 8 年”，久病多虚。“这两天心脏发闷难受”，阳气不足不充养则发闷。“突然心慌”，气虚。“好像有石头把心堵住一样”，阳气不足。“舌淡苔白”，阳气虚或血虚，同时排查出不是热证，也不是阴虚证。

【综合辨证】阳气虚不养心胸。

【确定治则】补阳益气养心。

【确定性味】甘温补阳益气，辛以运行。

【确定方药】三味阳气汤。

生黄芪 100g，桂枝 30g，炙甘草 20g。水煮服用，3 剂，每日 1 剂。

【效果反馈】2019 年 5 月 30 日，患者反馈：医生早上好！ 3 天药吃完了，好像没那么堵了。感恩医生！

医案2：心律不齐，心慌，3剂药见效

2020年6月15日，患者发来反馈信息：患者，男，中年人，4月时心律不齐，心慌，服用我开的3剂中药方，到目前未再反复。药方为生黄芪120g，桂枝30g，炙甘草50g。水煮服用，3剂，每日1剂。

【医案总结】本医案的信息比较少，我当时就根据两点判断患者是阳气虚：患者中年人，舌淡苔白。

【疑点解惑】市面上的复方丹参片适合哪类心脏病?

答：欲知其用，先知其组成。复方丹参片主要由丹参、三七、冰片组成。丹参苦，性微寒，祛瘀止痛，活血通经，清心除烦；三七甘、微苦，性温，散瘀止血，消肿定痛；冰片味辛、苦，性凉，开窍醒神，清热止痛。

由此可以推导出复方丹参片的功能作用：活血化瘀为主，兼清郁热。

适合的患者多是心脏疼痛如针刺，不喜欢用手按胸口，夜间加重，面色黧黑，唇甲青紫，眼下紫斑，肌肤甲错，腹部青筋显露，皮肤出现红丝赤缕，舌质紫暗、紫斑、紫点，舌下脉络曲张，或舌边有青紫色条状线，脉涩，或结代，或无脉，同时兼有心热心烦，心神不宁。

需要注意的是，辛味耗气，寒凉药伤阳，阳气亏虚者是不适合单用或重用此方的。否则，初服似有小效，因为辛可以活血化瘀，推动气血运行，减轻于一时，但不能断根，且久服后消耗阳气，病情整体只会越来越严重。阳气亏虚型的心脏病，患者唇、眼下、指甲、舌没有青紫、紫暗、紫斑，心脏、胸口没有刺痛是不适合用复方丹参片的。

如果既阳气虚，久病、气力减少、劳则加重，又有唇、甲青紫，心胸刺痛，就可以用三味阳气汤煮后的药汁送服复方丹参片。但单独的阳气虚没有夹杂血瘀证时，万不可用复方丹参片。

医案3：胸闷心口痛3剂效

2022年5月4日，盛某求诊。女，40多岁，最近感觉胸闷，心口隐隐作痛，去医院检查，未发现病变。昨天看某中医，诊断为心气虚，心肌缺血，白天还可以，晚上一躺下心口疼痛不适，只睡了2小时。早上

喝点稀饭，咽喉也不舒服，总是呃逆，舌淡虚胖苔白。

【446 辨证】“40 多岁”，气血阴阳易多虚。“最近感觉胸闷”，阳气虚不充养。“心口隐隐作痛”，多为虚痛。“某中医诊断为心气虚”，可以参考，不可盲从。“心肌缺血”，中医通过“望、闻、问、切”是不能诊断出西医病名的，必须按西医的检测和划分才可以。而该中医直接诊断为“心肌缺血”，不知道是否是为了照顾患者便于听懂。“白天还可以，晚上一躺下心口疼痛不适”，白天天地阳气相助故轻，夜晚阴气盛且体表、四肢阳气回收体内，更加不充养心胸，故病情加剧。“只睡了 2 小时”，阳气不足不养心，故神不宁。“早上喝点稀饭，咽喉也不舒服总是呃逆”，阳气不足，运化力弱，逆而上反，故呃逆。“舌淡虚胖”，阳气虚，同时排除阴虚证、实火证。“苔白”，阳气虚、非痰饮证，同时排除阴虚证、实火证。

【综合辨证】阳气亏虚，气虚不运，心神不宁。

【确定治则】大补阳气，补气助运，养心安神。

【确定性味】甘温补阳气，辛以助运化。

【确定方药】三味阳气汤。

生黄芪 120g，桂枝 30g，炙甘草 30g。水煮服用，每日 1 剂。

【效果反馈】2022 年 5 月 12 日，盛某高兴地发来反馈：周医生您好！我服用了 3 剂您给的药方，身体有所改变，又抓了 3 剂服用。从昨天开始就感觉身体很轻松，没有那么难受了，感恩，感谢！

【医案总结】其实“四虚、四实、六外感”都可以导致胸闷，但阴虚多伴有五心烦热、舌红少苔；血虚多面黄肌瘦；气滞会闷中带胀，犹如气球样，生气时加重；瘀血会有唇、舌、舌下偏青紫；痰饮会痰多苔白厚；实火会大热烦渴，饮冷水；六外感会有外感史和外感的伴随症状，而以上患者都没有，故而只剩下阳虚和气虚，这叫反推排除法。再用 446 辨证从正面印证是阳气虚，就确定无疑了。

医案 4：心胸闷上不来气伴疼痛，3 剂效

2023 年 2 月 27 日，吴某求诊。女，40 多岁，发来两张不同光线下

的舌苔照片。一张舌体淡无红暗枯，苔少，另一张舌体淡无红，苔白而湿润。前几天办健康证，发现转氨酶高，54U/L，称以前贫血。感染新型冠状病毒后，时常心胸发闷，上不来气，心口时痛时不痛。

【确定方药】生黄芪 120g，桂枝 30g，炙甘草 30g。水煮服用，每日 1 剂。

【效果反馈】2023 年 3 月 5 日，吴某反馈 3 剂药吃完，心口不痛了，舌体见红，苔白略多了。

【知识补充】谷草转氨酶（GOT）正常值是 0～37U/L，各种肝病、心肌梗死早期、肝细胞坏死变性、肝硬化、肝癌都会导致 GOT 异常偏高。

谷丙转氨酶（GPT）正常值是 0～40U/L，肝炎、药物中毒、阻塞性黄疸、肝硬化、胆管炎、胆管肿瘤都会导致 GPT 异常偏高。

医案 5：称药用手抓，一杯即见效

2023 年 3 月 22 日，蒋某发来求诊信息。女，中年人，感觉自己心脏有问题，有时左胸会不舒服。巨阙穴附近按压有痛点（巨阙穴：在上腹部，脐中上 6 寸，前正中线上）。趴着睡感觉左胸口闷，晚上 11 点左右痛感明显。前几年，胃脘上 3 寸一直会滚动，巨阙穴位置像胎动样跳动，头晕。

【确定方药】三味阳气汤。

【效果反馈】当天，蒋某发来反馈：老师，喝了 1 杯，头不晕了，心窝也舒服了很多。谢谢老师。药量：黄芪 2 把，桂枝 1 把，炙甘草大半把。

【疑点解惑】446 中医讲究“关键要害不容针，无关紧要可跑马”，这是什么意思呢?

答：“辨证准确一点不许差，毒药应用一点不许错”。辨证准确，应用的中药只要不是剧毒药，即使用药量没有那么精确，也可取得不错的疗效。

这样就会出现“抓药用手来，效果也不差”的看似马虎现象。实际上“用手抓”完全在可控范围内。这是因为在“辨证准确，非剧毒药”

的框架下，才能大胆。而不是那种“无知胆大”，“无知”的胆大，是越胆大越危险！

正是：有知方可胆量大，称药用手随意抓，看似惊骇世人眼，实则明白无甚奇。

医案 6：心口闷喉咙像被人压着 2 剂效

2023 年 3 月 19 日，李某求诊。女，54 岁，自测血压，148/95mmHg，以前血压没有这么高过。前几天，两边手特别麻，手腿发抖，心里特别难受。自己采取放血、针灸，并服用速效救心丸，症状缓解。今天，心口又有点闷，喉咙像被人压着似的，右手无力，舌淡胖大苔白。

【确定方药】“三味阳气汤”。生黄芪 100g，桂枝 30g，炙甘草 20g。水煮服用，每日 1 剂。

【效果反馈】2023 年 3 月 22 日，李某反馈：现在已经用了 2 剂，感觉好多了，需不需要继续服用，吃到什么程度为宜？

我：完全无症状了，就可隔三岔五服用，或者服用甘草生姜膏善后！

医案 7：遇事惊怕心慌乱跳 3 剂效

2023 年 3 月 22 日，李秀英替丈夫求诊。患者，男，51 岁，体重 78kg，身高 163cm。诉最近工作压力大，心动过速，心慌乱跳，每小时就会有一两次“嘣嘣跳”，遇事惊怕，口干，有点口臭，一睡觉就打鼾，且鼾声大，半夜手脚也会有麻木感，有颈椎病史，血压不高，血脂高，力气大，无其他不适。

【446 辨证】“51 岁”，四虚之体。“体重 78kg，身高 163cm”，气虚多虚胖。“最近工作压力大”，劳则耗气。“心动过速，心慌乱跳，每小时就会有一两次‘嘣嘣跳’”，阳气虚不养心。“遇事惊怕”，气虚则经不起惊怕。“口干”，阴虚或气虚不布阴液。“有点口臭”，有热或气虚不运产生的郁热。“一睡觉就打鼾，且鼾声大”，气虚不养胸肺则易打鼾。“半夜手脚也会有麻木感”，阳气虚不运化。“颈椎病”，气血不足、瘀血、寒邪皆会导

致。“血脂高”，多虚证和瘀证。“力气大，无其他不适”，整体阳气尚可，心阳气不足。

【综合辨证】阳气虚不养心，兼有瘀血郁热。

【确定治则】先补心阳气，后调治其他。

【确定性味】甘温辛。

【确定方药】生黄芪 120g，桂枝 30g，炙甘草 30g。水煮服用，每日 1 剂。

【效果反馈】2023 年 4 月 9 日，李秀英反馈：周医生，您好。上次我丈夫因心动过速，惊吓心慌，喝了 5 剂您开的三味阳气汤后，好多了，真是神药妙治呀。谢谢医生。

医案 8：下午心脏痛 3 剂效

吴某，女，中年人，自诉最近感觉心脏一到下午就疼痛加重，舌淡苔白。

【446 辨证】中午人体的阳气开始回收体内，天地阳气也开始下降，阳气温养心不足，故下午心脏疼痛加重。舌淡苔白也验证是阳气不足。

【综合辨证】心阳不旺，心气不足。

【确定治则】补气养心，温阳止痛。

【确定方药】三味阳气汤加补阳气的附子和升清疏经通络的葛根。

生黄芪 120g，桂枝 30g，炙甘草 60g，制附子（有毒，须先煮 90 分钟）30g，葛根 60g。水煮服用，每日 1 剂。

【效果反馈】服用 3 剂药，症状缓解大半。

【知识补充】附子味辛，气温、大热，浮也，阳中之阳，未炮制者有大毒。祛五脏阴寒，暖脚膝而健筋骨，温脾胃而通腰肾，真夺命之灵丹，回春之仙药也。用之当，则立刻重生；没有炮制者有大毒，用之不当，则片时可死。

葛根味甘，气平，体轻上行，浮而微降，阳中阴也，无毒，有疏通颈项经络之效。

医案 9：心胸闷痛呃气多种病症服一次即效

2022 年 10 月 30 日，吴某求诊。女，63 岁，体重 42kg，偏瘦，最近感觉身体特别不舒服。

我的身体一直比较弱，未上小学前就因感冒、咳嗽、气喘住院 7 次，二年级的时候做了阑尾炎手术。41 岁因子宫肌瘤又进行全子宫切除手术，脾胃功能差，吃错东西就腹泻。近二三十年都是通过中医药调理，吃了不少的中药，但中药吃多了身体又不耐药，特别敏感。

自诉近两三个月总感觉胸闷气短、呃逆，晚上入睡前症状加重，经常要通过按些穴位才能舒缓，感觉身体内的气血从胸部至下腹部流动，或放几个屁，气顺了些，才能入睡。昨晚准备上课前突然全身大汗，心胸闷痛、呃逆、全身发软。自含了 10 粒丹参滴丸，喝了些春砂仁泡的蜂蜜水，吃了几片姜糖，过半小时又吃了 5 粒附子理中丸，症状稍有缓和。平时就失眠，难入睡，最近也常有夜里 1—2 点才睡，梦多易醒。昨晚 10 点上床，也是过了 12 点半才入睡；夜尿 1～2 次。睡觉会有手脚麻现象，近 2 周右手小指指根处麻胀痛感特别明显。腰酸乏力，稍有劳累就加重，今早上洗手间，不小心腰痛复发，凭经验感觉是椎间盘又膨出了（曾有过 3 次椎间盘突出或膨出的经历），后来用干姜粉和人参粉冲水喝，又让其先生做背部艾灸 1 小时，但腰部不适症状未见缓解。午餐后自服 4 粒桂附地黄丸和 5 粒附子理中丸，但中午也睡不着，感觉头顶也痛。

患者还有一处不适在头部，从两侧太阳穴往头前额及两侧偏头部至耳朵前后位置感觉布满电路。这些电路应该就是经络的走向，胀痛不通，右侧耳朵附近至颈部尤为明显。自觉身体右侧温度比左侧略低，且怕冷，头上和背部特别怕冷怕风，冬天睡觉常要拿条毛巾把头盖住，脚上也要穿袜子才行。夏天又怕热，自汗、盗汗不停，不敢吹空调，整个夏天头都感觉湿淋淋的，每晚都要用电吹风把头吹干才能睡觉。

【446 辨证】“63 岁”，四虚的年龄。“偏瘦”，阴血虚。“身体一直比较弱”，气血阴阳虚。“未上小学前就因感冒、咳嗽、气喘住院 7 次”，久病多气虚。“41 岁因子宫肌瘤又进行全子宫切除手术”，手术后易气虚。“脾

胃功能差，吃错东西就腹泻”，脾胃气虚，耐受力弱。“近二三十年都是通过中医药调理，吃了不少的中药，但中药吃多了身体又不耐药，特别敏感”，久病气虚，气虚不耐药。“近两三个月总感觉胸闷气短、呃逆”，气虚。“晚上入睡前症状加重”，阳虚。“经常要通过按些穴位才能舒缓”，虚证喜按，实证拒按。“感觉身体内的气血从胸部至下腹部流动，或放几个屁，气顺了些，才能入睡”，气虚不运则郁滞。“突然全身大汗”，阳和气皆虚。“心胸闷痛”，气虚。“呃逆”，气虚不降。“全身发软”，气虚。“自含了 10 粒丹参滴丸”，活血化瘀不太对证，故只能取效于一时。“喝了些春砂仁泡的蜂蜜水，吃了几片姜糖”，春砂仁性温，味辛化湿行气、温脾开胃、理气安胎，不是很对证，蜂蜜、生姜、红糖补益力弱，面对重病杯水车薪。“又吃了 5 粒附子理中丸，症状稍有缓和”，附子理中丸是对证的，但可惜中成药力弱。“平时就失眠，难入睡”，阳气亏虚，心神不宁。“夜尿 1～2 次”，阳气虚致固摄力弱。“睡觉会有手脚麻现象，近 2 周右手小指指根处麻胀痛感特别明显”，颈椎压迫神经或气血不足不充养而麻。

“腰酸乏力，稍有劳累就加重”，阳气虚不能推动血液到腰。“用干姜粉和人参粉冲水喝”，干姜补阳，人参补气，但量少效果不佳。“背部艾灸 1 小时，但腰部不适症状未见缓解”，发散寒邪，舒筋通络是艾灸的优势，但补气是劣势。“自服 4 粒桂附地黄丸和 5 粒附子理中丸，但中午也睡不着，感觉头顶也痛”，药虽对证，但中成药力弱。

“还有一处不适在头部，从两侧太阳穴往头前额及两侧偏头部至耳朵前后位置感觉布满电路。这些电路应该就是经络的走向，胀痛不通，右侧耳朵附近至颈部尤为明显”，气滞或气虚不运。“自觉身体右侧温度比左侧略低，且怕冷，头上和背部特别怕冷怕风，冬天睡觉常要拿条毛巾把头盖住，脚上也要穿袜子才行。夏天又怕热”，气虚不养，对六外感的抵抗力减弱。

“自汗、盗汗不停，不敢吹空调，整个夏天头都感觉湿淋淋的，每晚都要用电吹风把头吹干才能睡觉”，阳气虚不固摄汗液。此患者病症虽多，无非阳气虚而已。

【综合辨证】阳气大虚，内不养脏腑，外抵抗力弱。

【确定治则】大补阳气，内养脏腑，外可抗邪。

【确定性味】甘温为主，兼以辛通。

【确定方药】三味阳气汤配合中成药附子理中丸（附子有毒要久煮，为了患者方便才使用中成药，病情严重时，汤药的药效会更好）。

生黄芪 120g，桂枝 30g，炙甘草 30g。水煮服用，每日 1 剂，同时送服附子理中丸（按说明书的最大量服用）。

【效果反馈】2022 年 11 月 1 日，吴某高兴地反馈：周医生，早上好。昨天抓中药煮第一剂药喝，前天晚上没来得及抓药就吃了 6 粒附子理中丸，还喝了家里煲的猪心桂圆红枣枸杞山药汤，当晚觉得胸闷痛稍有舒缓。头部巅顶处还痛，昨天喝了您开的汤药和附子理中丸后，胸痛和腰痛明显减轻，腰也能挺直些了，呃逆减少，自我感觉精神良好，头部巅顶处已不痛。头部其他部位胀痛依旧，夜尿 1 次，入睡依然差，今天按药方煮第二剂药。

医案 10：期前收缩 6 剂效

2020 年 2 月 26 日，一患者发来两张化验单求诊：男，50 多岁，医院查出期前收缩，偶尔有心跳“砰砰声”加快几秒，怕惊。血脂也有点高，口干渴，这些现象有 10 多天了，易发脾气。

【446 辨证】“50 多岁”，阳气和阴血亏损的年龄段。“医院查出期前收缩”，多是中医的虚证。“偶尔有心跳‘砰砰声’加快几秒”，气虚。“怕惊”，气虚则心易惊，胆易怯。“血脂也有点高”，慢性病多是中医的虚证。“口干渴”，阳气虚或内有水饮阻碍阴液的滋生。“这些现象有 10 多天了”，新患病多是实证、水饮证。“易发脾气”，肝气郁结或个性使然。

【综合辨证】阳气不足，水饮不化。

【确定治则】温阳益气，行水化饮。

【确定方药】三味阳气汤合五苓散。

生黄芪 120g，桂枝 30g，炒白术 30g，泽泻 36g，猪苓 20g，茯苓

50g。水煮服用，每日 1 剂。

【效果反馈】患者诉服药 6 剂，症状好转。这几天，偶尔还有点心跳加快。

【知识补充】五苓散：猪苓 10g，泽泻 15g，白术 10g，茯苓 10g，桂枝 7g。制法：上五味，捣为散，每服 6～10g；汤剂，水煎服，多饮热水，取微汗。

功能主治：利水渗湿，温阳化气。主治外有表证，内停水湿，头痛发热，烦渴欲饮，或水入即吐，小便不利，水湿内停的水肿，泄泻，小便不利，以及霍乱，头痛、发热、身疼痛，热多欲饮水，痰饮，脐下动悸，吐涎沫而头眩或短气而咳。现用于治疗肾炎、心源性水肿、肝硬化腹水、尿潴留、急性肠炎等属水湿内停者。

医案 11：胸腹胀闷咳嗽 1 剂愈

患者，女，47 岁。舌滑大，苔淡白，易头昏，乏力，胸腹胀闷，感觉小便胀时，整个小腹向前突出，平躺就想咳嗽。

【446 辨证】“47 岁”，多虚体虚证。“舌滑大”，舌滑为水饮湿气不化，舌大为阳气虚不运化。“苔淡白”，排除实火证。“易头昏”，气虚或水湿重则头昏。“乏力”，气虚。“胸腹胀闷”，阳气虚不运化。“感觉小便胀时，整个小腹向前突出”，阳气虚不运则胀。“平躺就想咳嗽”，水饮不化则平躺上灌而咳嗽。

【综合辨证】阳气亏虚，水饮湿重，阻滞不化。

【确定治则】补气扶阳，利水化湿，运化导滞。

【确定方药】三味阳气汤加白术以益气燥湿，加茯苓以益气利水化饮，加白芍以滋阴利水，加大枣以补气血健脾胃助运化。

生黄芪 120g，桂枝 30g，炙甘草 30g，白术 30g，茯苓 50g，炒白芍 30g，大枣（切开）12 枚。水煮服用，每日 1 剂。

【效果反馈】患者诉服 1 剂后，胸腹通畅，小便正常，平躺不咳，就没再喝药了。

【知识补充】白术，味苦、甘，性温，健脾益气，燥湿利水，止汗，安胎。茯苓，味甘、淡，性平，利水渗湿，健脾宁心。

（杜亚鸿）

医案 12：腹左有水腹右空 5 天消除

苏某，男，10 岁。人瘦无力，眼神无光，说话声音很小。听他妈妈讲，孩子胃口特别差，经常爱生气。他说："我肚子好痛。"我用手轻敲孩子腹部。一敲吓我一跳，腹左上侧深处有水响声，腹右上外侧却如空鼓响。按惯例，一般 10 分钟可推动腹水，可是推完后，患者左腹虽不硬了，但右腹侧未改善，因为时间有限，所以就没有继续推。

我告诉患者妈妈："孩子可以吃点中药，能消掉空鼓和水响声。"她问："能行吗？"我笑笑："让我试试吧。"我学了老师教的中医，有很强的自信心。开了 3 剂，量虽大，但喝了差不多 5 天，患者每次最多喝 50g。

我用的方子是"三味阳气汤"，加了益气健脾养胃的党参、大枣、姜丝，消积化滞的山楂、麦芽，下气宽胸的枳实、厚朴，滋阴清热解郁除烦的白芍、栀子、淡豆豉。

生黄芪 100g，桂枝 15g，炙甘草 15g，党参 20g，生姜丝 30g，大枣（去核）12 枚，麦芽 10g，山楂 10g，枳实 10g，厚朴 10g，炒白芍 15g，栀子 15g，淡豆豉 30g。水煮服用，每日 1 剂。

【效果反馈】6 天后患者气色好，精神状态也好。我有意识地摸了摸腹部，发现患者整个腹部特别柔软。之后又坚持吃了几剂，患者现在状况比较好，身体结实，气色好，有精神。

（杜亚鸿）

【医案总结】"人瘦无力，眼神无光，说话声音很小"，整体阳气虚。"腹左上侧深处有水响声"，阳气虚不运化水湿。"腹右上外侧却如空鼓响"，气虚不运而阻产生的虚证为主。用"三味阳气汤"加减治疗。

孩子"胃口特别差"，酌加消积化食的山楂、麦芽，"腹右上外侧却如空鼓响"，属于"虚中夹实"，有"气滞"成分，又"经常爱生气"，故酌加下气宽胸的枳实、厚朴，滋阴清热解郁除烦的白芍、栀子、淡豆豉。

正是：面面俱到无遗漏，主次分明有君臣，辨证组方应如此，方得四四六中义。

医案 13：心脏摆动 3 剂愈

患者，女，78 岁。能吃，睡眠不好，易梦见死人。多年来头皮发痒、疼痛，再痒也不能用手指摸，一摸就痛到发昏。脸色显红，甚至耳朵都显鲜红，双手也是红艳艳的，时而感到心脏摆动，夜间小便多，舌质偏暗淡，看似水滑。我的第一反应这是湿热转化成风（周注：气虚夹杂湿热，兼有外风侵袭头部）。

直接用了柴胡桂枝汤加味：柴胡 20g，葛根 50g，石膏 10g，川芎 15g，茯苓 30g，细辛 15g，桂枝 20g，炒白芍 20g，炙甘草 15g，生姜丝 15g，远志 10g，黄芩 15g，苍术 20g，防风 15g，生黄芪 100g，党参 30g，大枣（擘开）12 枚。水煮服用，每日 1 剂。

【效果反馈】药喝了一小碗，半小时后整个头部奇痒难忍，痒了近 1 小时后睡着了。次日头痛减轻，整个头皮也不痒了。

3 剂药后，头皮不痒了，头仅剩右侧后脑勺有一拇指大痛点。脸、耳、手的颜色恢复正常，晚上小便次数减少。患者自己说病好了八成。但心摆动改善不大。

恩师指导我将“三味阳气汤”加量来增加补阳气的药力，同时配伍重镇宁心安神的龙骨、牡蛎。生黄芪 180g，桂枝 30g，炙甘草 30g，生龙骨 30g，生牡蛎 30g，其他药物不变。

按恩师指导，在原来方中加生龙骨、牡蛎各 30g，桂枝、甘草加到 30g，生黄芪用了 180g。又用了 3 剂药，患者反馈头不痛不痒，心脏不再摆动，但整个胸向上至鼻根部发胀、闷气，直接用了恩师授课时教的厚朴 30g，生姜 30g，姜半夏 25g，甘草 10g，党参 10g，枳实 20g（周注：此方具有下气、消胀、化饮的功效）。熬了 1 剂，喝了 1 次，休息一夜，次日一早就觉得基本痊愈。

【医案总结】本医案中的患者病症比较多，三味阳气汤加量配龙骨、牡蛎，主要针对阳气不足，心神不宁出现的“心摆动”而用。至于本患者前后出现其他的病症则要以其他方剂进行相应的治疗。

正是：三味阳气汤，单用亦合用，先用或后用，不离阳气虚。

【知识补充】生龙骨：性味甘涩平，镇静，敛汗涩精，生肌敛疮。生牡蛎：性味咸微寒，重镇安神，潜阳补阴，软坚散结。

（杜亚鸿）

医案 14：心慌心悸头痛呕吐 3 剂效

顾某，女，48 岁。素有头痛病，最近每个月犯 1 次。犯病的时候不能看手机，呕吐、排便（非稀便），容易疲惫。怕冷，容易口渴，喜欢喝热的，喝不了凉水，从来不吃太凉的东西，脉整体偏沉。患者诉也有点胸闷，偶尔起床的时候有点心痛。之前服用了 2 个月中药未见明显改善，仅大便不黏腻。

【446 辨证】“素有头痛病，最近每个月犯 1 次”，久病多虚。“犯病的时候不能看手机”，阳气不充养双目。“呕吐、排便（非稀便）”，有痰饮瘀堵。“容易疲惫，怕冷”，气虚疲劳，阳虚怕冷。“容易口渴，喜欢喝热的，喝不了凉水，从来不吃太凉的东西”，阳气虚。“脉整体偏沉”，阳气虚。“胸闷，偶尔起床的时候有点心痛”，阳气虚不充养心脏。“之前服用了 2 个月中药未见明显改善”，可能药不对证，久病多虚。“大便不黏腻”，验证确实有痰湿的病因。

【综合辨证】阳气大虚，痰湿不化。

【确定治则】大补阳气，化痰燥湿。

【确定性味】甘温为主，化痰祛湿为辅。

【确定方药】“三味阳气汤”加化痰燥湿的半夏、白术，补阳益气的附子、干姜、党参。

生黄芪 120g，桂枝 30g，炙甘草 30g，半夏 10g，制附子（有毒，须先煮 90 分钟）15g，党参 20g，干姜 30g，炒白术 15g。水煮服用，每日 1 剂。

【效果反馈】3 剂药后，心慌、心悸、头痛、呕吐症状减轻。

（郭妍君）

医案15：阳气虚导致的失眠

患者，女，40多岁，某企业领导。连续失眠3天，一点不能睡，非常痛苦。头脑十分清醒，一片空白，努力想睡觉都没有用。现患乳腺癌，但是没有做切片，不知道是良性还是恶性。目前主要是想治疗失眠问题。舌淡苔白略厚，暗灰而不紫，大便正常，口不干。

【446辨证】"40多岁"，阳气阴血下降的年龄段。"连续失眠3天，一点不能睡，非常痛苦"，程度严重，四虚、四实、六外感皆可以导致。"头脑十分清醒，一片空白，努力想睡觉都没有用"，只是清醒和空白，没有心烦热燥的现象，故排除实火证和阴虚火旺证。"舌淡"，排除实火证和阴虚火旺证，多是阳气虚，心神浮而不能眠。"苔白略厚"，阳气虚，运化水饮力弱。"舌暗灰而不紫"，暗灰多为阳气虚，不紫证明不是血瘀证或阳气虽虚，但未到寒凝的地步。

【综合辨证】阳气虚浮，心神不收，兼有水饮。

【确定治则】补阳益气，宁心安神，利水消饮。

【确定性味】甘温为主，固涩安神，淡利水饮。

【确定方药】三味阳气汤加龙骨、牡蛎以重镇安神，加茯苓以益气安神利水饮，加葛根以清郁热，通颈项经络，引气上行。

生黄芪180g，桂枝30g，炙甘草30g，生龙骨50g，生牡蛎50g，茯苓80g，葛根60g。水煮服用，每日1剂。

【效果反馈】3剂药后，失眠症状改善，虽然睡得不够沉，人有些浮，但毕竟能睡着了。

医案16：治疗痰难吐失眠

2020年4月20日，一位中医同行替患者求诊。患者，女，60岁，感觉有痰难吐，睡眠不好，舌淡苔白。

【446辨证】"60岁"，阳气不足。"有痰难吐"，痰饮不化。"睡眠不好"，阳气不足或有郁热。"舌淡苔白"，排除实热证。

【综合辨证】气虚阳弱，痰饮不化，心膈郁热。

【确定治则】补气温阳，化痰消饮，清心散郁。

【确定性味】甘温为主，辛开苦降化痰饮，辛凉清散郁热。

【确定方药】三味阳气汤、化痰饮的小半夏汤、清心散热的栀子豆豉汤合方。

生黄芪 120g，桂枝 30g，炙甘草 30g，姜半夏 30g，生姜丝 30g，栀子 15g，淡豆豉 30g。水煮服用，3 剂，每日 1 剂。

【效果反馈】自觉痰能吐出来了，睡眠也好多了。

医案 17：三味阳气汤治愈夜间颈部冒汗咳嗽

患者，女，49 岁，夜间颈部冒汗，感冒似的咳嗽。

【446 辨证】“49 岁”身体偏虚。“夜间颈部冒汗”，如果伴有舌红少苔，潮热盗汗为阴虚，为阳气回归体内，阴液不足时，阴液被熏蒸所致；但如果无舌红少苔，潮热盗汗，夜间天地阴气重，阳气不足也可导致病情加剧，故本案当为阳气虚。“感冒似的咳嗽”，外有风寒侵袭于肺，内阳气不足不养肺导致，结合前面病症，当为阳气虚为主。

【确定方药】生黄芪 120g，桂枝 30g，炙甘草 20g。

当时，想到病因是气虚、心阳虚，就用了这三味药。据患者反馈吃了 3 剂药后，不再盗汗。以往秋天都会感冒咳嗽很长一段时间，这次秋天遇吾师免受此病。

【疑点解惑】传统中医学认为夜间为阴虚盗汗，白天为阳虚自汗，实际上夜间也是有阳气虚的。盗汗是在睡眠闭眼睛时汗出，睡眠时不知道自己在汗出，早上醒了睁开眼睛以后，汗出就停止了。自汗是在清醒的情况下，即未在睡眠的状态下而汗出。

盗汗会伴有阴虚的症状，如口干、咽干、鼻干、眼睛发干，有内热的症状，如手脚心热、心烦燥热、失眠多梦，这是阴虚内热的表现。

盗汗的治疗一般用滋阴清热的方法，还有一小部分是因为营卫失和，所以要用桂枝汤，阳气不足也会引起盗汗，这时就不能用滋阴清热法了。

（杜亚鸿）

医案 18：感染新型冠状病毒退热后心悸胸闷 3 剂好七成

2023 年 1 月 5 日，一位中医同行刘医生求诊。

刘某，男，中年人。12 月 25 日晚上开始咽痛，畏寒发热，体温最高为 38.5℃，第二天早上开始吃新冠退热方，第三天不发热了，一直在家休息。

发热后第六天出现心悸、胸闷等不适，吃了中成药（心宝丸）有所缓解，共吃了 2 天。

2023 年 1 月 4 日开始上班，仍胸闷、心悸、气短，在医院查心电图，显示心肌缺血，心率每分钟 95 次左右（成年人的心率正常范围是每分钟 60～100 次），其他无异常。当天晚上 12 点前一直不能入睡。舌淡暗紫而润苔白。

【446 辨证】"发热后"，热病后多会导致气血阴阳偏虚。"第六天出现心悸、胸闷等不适"，阳气虚不充养心胸。"气短"，气虚。"心肌缺血"，阳气虚不布阴血到心。"舌淡暗紫而润苔白"，舌淡为阳气虚，暗为阳虚，紫为阳气虚不运血而瘀，润为阳气虚不化水湿，苔白排除阴虚和实火，应是阳气虚或有寒。

【综合辨证】阳气亏虚，不养心胸。

【确定治则】补阳益气，充养心胸。

【确定性味】甘温为主，兼以辛运。

【确定方药】三味阳气汤。

生黄芪 120g，桂枝 30g，炙甘草 30g。水煮服用，每日 1 剂。

【效果反馈】2023 年 1 月 9 日，刘医生反馈：3 剂药后，心悸、胸闷感觉已好了七成，舌苔上面有些浮黄，稍有口苦。

于是我调整处方：生黄芪 180g，桂枝 30g，炙甘草 30g，生石膏 90g。水煮服用，每日 1 剂。

【知识补充】生石膏，味甘、辛，性大寒，清热泻火，除烦止渴。

医案 19：累困失眠起夜多 1 剂病症消失

2022 年 11 月 26 日，一位线上学员求诊。

吴某，女，中年人，感觉中气不足，气虚，有点累，戴上口罩就有点儿气喘，整天困，晚上睡觉做梦，睡不好，起夜小便 4～5 次，血压偏高，火旺，耳心烫得很，怕冷，舌胖大、略老干，苔白不湿润。

【446 辨证】“气虚，有点累”，气虚则疲劳。“戴上口罩就有点儿气喘”，气虚不养心肺则气短。“整天困”，阳气虚不养脑则困。“晚上睡觉做梦，睡不好”，阳气虚亦可导致失眠。“起夜小便 4～5 次”，阳气虚不固摄导致。“血压偏高”，气虚亦可致血压高。“火旺，耳心烫得很”，郁火或局部有实火。“怕冷”，阳虚。“舌胖大、略老干，苔白不湿润”，胖大为阳气虚，略老干为阳气虚不布阴血，苔白阳气虚，排除痰饮水湿为患。

【综合辨证】阳气亏虚，兼有郁热。

【确定治则】补阳益气，清热散郁。

【确定性味】甘温为主，寒凉为辅。

【确定方药】三味阳气汤、栀子豉汤合方加生石膏。

生黄芪 120g，桂枝 30g，炙甘草 30g，生石膏 80g，栀子 15g，淡豆豉 30g。水煮服用，每日 1 剂。

【效果反馈】吴某：这段时间一点儿胃口都没有。

我：配合附子理中丸（补脾阳气祛寒湿）。

2022 年 11 月 27 日，吴某语音告知：效果非常好，基本痊愈。

【知识补充】栀子豉汤功效为清宣郁热，除烦止躁。主治外感热病气分轻症，表邪已罢，虚烦不得眠，甚者反复颠倒，心中懊侬，胸脘痞闷，饥不能食，舌苔薄黄腻，脉数。临床主要用于治疗抑郁症、焦虑症、失眠、反流性食管炎、小儿睡惊症等病。

抑郁症：以栀子豉汤治疗抑郁症 44 例，与盐酸氟西汀治疗 46 例对照，15 日为 1 个疗程，治疗 3 个疗程后，结果显示，在改善某些症状体征方面，栀子豉汤与盐酸氟西汀疗效相当，在对全身症状的综合改善上优于盐酸氟西汀，副作用比盐酸氟西汀少。（《中国实验方剂学杂志》2012 年第 18 期）

焦虑症：以加味栀子豉汤治疗焦虑症 50 例，结果显示，痊愈 5 例，显效 26 例，有效 17 例，无效 2 例，总有效率为 96%。（《湖南中医杂志》

2009 年第 6 期）

失眠：栀子豉汤合甘麦大枣汤加减治疗更年期失眠症 30 例。对照组 30 例予地西泮每次 5mg，每晚睡前 30 分钟口服；谷维素 20mg、维生素 B_1 20mg，每日 3 次。结果显示，治疗组总有效率为 73.30%。（《中国医药导报》2008 年第 34 期）

反流性食管炎：以栀子豉汤加味治疗 184 例，与奥美拉唑治疗 184 例对照，疗效判定标准以症状完全消失为显效。结果显示，治疗组和对照组的临床痊愈、显效、有效例数分别为 147、21、12 例和 115、33、22 例。治疗组愈显率 91.30%，对照组愈显率 80.43%，治疗组明显优于对照组（$P < 0.01$）。（《海峡医学》2004 年第 5 期）

小儿睡惊症：以栀子豉汤加减治疗小儿睡惊症 57 例。结果显示，治愈 37 例，有效 16 例，无效 4 例，总有效率 92.98%。（《中国中医急症》2009 年第 4 期）

医案 20：产后头胀痛生气严重 1 剂愈

2023 年 1 月 13 日，患者求诊。女，30 多岁，产后不久整个头胀痛，遇冷不严重，生气加重，有时没有诱因的胀痛，眉棱骨、前额、头顶、两侧似戴帽子。舌体略胖湿润，色暗略紫，苔白而少。

【446 辨证】“产后不久整个头胀痛”，产后多气虚不养头而胀痛。“遇冷不严重”，阳虚不明显。“生气加重”，有气滞。“有时没有诱因的胀痛”，久病没有诱因多是气虚。“眉棱骨、前额、头顶、两侧似戴帽子”，气虚不运化头部水湿。“舌体略胖湿润，色暗略紫，苔白而少”，略胖为气虚，湿润气虚不运化水湿，舌色暗为阳虚，紫为阳气虚不运化血液易导致血瘀，苔白而少为阳气虚不输布阴液到舌，同时排除阴虚证和实火证。

【综合辨证】阳气亏虚，水湿不化，兼有气滞。

【确定治则】大补阳气，运化水湿，行气导滞。

【确定性味】甘温为主，辛温化湿，辛开苦降。

【确定方药】三味阳气汤与四逆散合方，加葛根升清上行，疏经通络，加麻黄宣发阳气，祛除寒湿。

生黄芪 120g，桂枝 30g，炙甘草 30g，柴胡 30g，炒枳实 30g，炒白芍 30g，葛根 40g，麻黄 10g。水煮服用，每日 1 剂。

【效果反馈】2023 年 1 月 17 日，患者高兴地发来反馈：服药 1 次，头痛症状减轻，1 剂吃完，头痛症状完全消失。

【知识补充】四逆散组成：炙甘草、枳实、柴胡、白芍各 6g。功效：疏肝理气，透邪解郁。主治肝脾气郁证，胁肋胀闷，脘腹疼痛，脉弦。阳郁厥逆证，手足不温，或腹痛，或泻利下重，脉弦。

医案 21：尿频起夜 3 剂效

2021 年 1 月 27 日，一位朋友替其女儿求诊。患者，女，24 岁，晚上起夜多次，舌淡嫩有齿痕苔白。

【446 辨证】“24 岁”，气血阴阳最旺盛的年龄段，但不代表不会得虚证。“晚上起夜多次”，晚上天地阴气重，阳气虚者易固摄不住尿液。“舌淡嫩有齿痕苔白”，舌淡嫩阳气虚，有齿痕气虚，苔白阳气虚有寒，同时排除阴虚证和实火证。

【综合辨证】阳气亏虚，固摄力弱。

【确定治则】大补阳气，固摄自强。

【确定性味】甘味温热为主，佐以酸味收敛。

【确定方药】三味阳气汤加补阳的炮干姜、生姜丝，益气的党参，宣发升提的麻黄，酸以收敛固摄的白芍。

生黄芪 120g，桂枝 20g，炙甘草 20g，炮干姜 20g（炮者可以增加固摄力），生姜丝 30g，党参 30g，麻黄 12g，炒白芍 20g。水煮服用，每日 1 剂。

【效果反馈】2022 年 2 月 13 日，朋友反馈：喝完效果非常明显，3 剂药后，起夜由原来每晚五六次减少到每晚一两次，期间患者也没有认真准时连着喝，总是间断服用。

【疑点解惑】阳气虚的夜尿多是不可以用寒凉药的，那方中为何要用凉性的白芍？

答：白芍味苦、酸，性微寒，其酸味具有收敛固阴的作用，但其性微寒，确实不适合阳气虚的患者。既让白芍的酸味收敛固阴作用为我所用，又避免白芍微寒伤阳气弊端的方法有二。

一是将白芍进行炮制，用文火炒至微黄色，降低其凉性；二是配伍大量的温热药，远远超过白芍的凉性，让整体的药方呈现温热性，这还可以防止大量的辛温药过燥伤阴。

白芍不可用于阳气虚的夜尿多、遗尿等病，是指在阳气虚的病症中不可以单用，也不可以重用，但可以炮制用，可以少量佐用，并不是绝对不可以用哟。

是以：不知药所短者，必不能用其所长，真知，方能取长补短。药性药理和人性人理，又何尝不相通呢？

故而，知药性方能成为良医；知人性方能成为良相。

而更难的是知自己，真正知自己的长短，方能真正地做到扬长避短。

正是：知人者智，自知者明，唯愿自明，不被自欺。

医案 22：胃痛 3 天效

2020 年 9 月 12 日，一患者在网上求胃痛良方。女，中年，大便稀，非每日排便，有时胃痛起来前胸后背都痛，有时呃逆胀气。前段时间吃了陈香露白露片稍微好转。胃痛多年，2 年前胃镜显示浅表性胃炎，舌淡苔白。

【446 辨证】“中年”，易虚。“大便稀”，阳气虚不运化水湿，水湿下注大肠则稀，或阳气虚不固摄阴液，下注大肠而稀，阳气虚后，运化水湿和固摄阴液的能力都会下降。“非每日排便”，阳气虚则肠胃排便功能弱。“有时胃痛起来前胸后背都痛”，阳气虚不温养则痛，涉及面广，证明病情严重。“有时呃逆胀气”，阳气虚不运化则停顿呃逆胀气。

“前段时间吃了陈香露白露片稍微好转”，证明没有完全对证，效果不明显。“胃痛多年”，久病多虚。“2 年前胃镜显示浅表性胃炎”，久病多虚证。“舌淡苔白”，阳气虚，排除阴虚证和实火证。

【综合辨证】阳气亏虚，不温肠胃，水湿不化。

【确定治则】补阳益气，温养肠胃，化水排湿。

【确定性味】甘温为主，辛热相助。

【确定方药】三味阳气汤配合附子理中丸。

生黄芪 120g，桂枝 30g，炙甘草 30g。水煮服用，每日 1 剂。另用中成药附子理中丸研碎水煮化，兑入汤药中服用。

【效果反馈】2020 年 9 月 15 日，患者反馈：周医生，药吃了 3 天，前两天胃还痛，今天就好多了，昨天傍晚排出果冻样便。

【知识补充】附子理中丸组成：附子（制）、党参、白术（炒）、干姜、甘草。功效：温中健脾，加强温通。适用于寒凝、脾阳虚较明显，阳虚外寒、阳虚生内寒，或兼有肾阳虚等患者。主要治疗脾胃虚寒，呕吐腹泻，手足不温。临床上经常治疗慢性胃炎、胃溃疡、十二指肠溃疡，包括消化道出血、慢性肠炎、痢疾等。一般出现中焦（脾胃）虚寒的症状，都可以用附子理中丸来治疗。

医案 23：剖宫产后腰背后脑痛腿冷 3 剂效

2020 年 11 月 8 日，李波替其爱人求诊。患者，女，第三次剖宫产术后，正在坐月子，今天刚好 1 个月。现在腰、背、后脑、两手臂痛。还有个老毛病，遇冷受寒的话，两条腿也会痛。月经正常，没生孩子之前身体非常健康，生完孩子才出现问题，猜测是生产导致大伤元气，一直吃素，前两次坐月子期间都是吃的纯素，营养可能不够。这次坐月子稍微好点，各种补气血的食物买的比较多，但患者还是痛，孕期查出甲状腺功能减退、中度贫血。

【446 辨证】“第三次剖宫产术后”，正常分娩对人体气血阴阳损害都很大，剖宫产损害更大，多次剖宫产，更是虚上加虚。

“正在坐月子，今天刚好 1 个月”，产后更虚。“现在腰、背、后脑、两手臂痛”，气血不足不充养而痛。“遇冷受寒的话，两条腿也会痛”，阳虚。“月经正常”，没受到影响。“吃素，坐月子营养可能没跟上”，吃不吃素，营养够不够是次要的，三次剖宫产才是致病的“罪魁祸首”，要分清主次。“各种补气血的食物买的比较多，但还是痛”，补气血食物再多，配方不佳，效果也不显。“中度贫血”与中医学的血虚倒有点“画等号”。

【综合辨证】气血皆虚，阳亦虚损。

【确定治则】补气养血，温阳散寒。

【确定性味】甘温为主，辛温散寒。

【确定方药】三味阳气汤加补气生阴液的党参；加滋阴补血，缓急止痛的白芍；加补阳补气益血，健脾养胃的生姜、大枣。

生黄芪 100g，桂枝 15g，炙甘草 10g，炒白芍 20g，生姜（切）20g，大枣（擘）12 枚，党参 15g。水煎服用，每日 1 剂。

【效果反馈】2020 年 11 月 12 日，李波反馈：我爱人喝了 3 剂您开的药，现在腰没那么痛了，之前是站一会儿就痛，现在站得时间更久了。

医案 24：月经期间腰痛只能卧床，2 剂好转

患者，女，35 岁，四川成都人。平时体质虚弱，月经期间腰痛史多年。2022 年 3 月 2 日月经刚来，腰痛不能直起，月经量特别多。

【446 辨证】“35 岁”，气血阴阳开始虚。“平时体质虚弱”，多气虚严重。“月经期间腰痛史多年”，久病多虚。“腰痛不能直起”，气血虚不充养则无力而痛得直不起腰。“月经量特别多”，阳气虚则固摄血液的能力不足。

【综合辨证】气血亏虚，阳虚不摄。

【确定治则】大补气血，温阳摄血。

【确定性味】甘温为主，酸以固摄。

【确定方药】三味阳气汤加滋阴补血，缓急止痛，酸收敛血的白芍；加补阳补血，健脾养胃的生姜、大枣。

生黄芪 60g，桂枝 15g，炒白芍 20g，炙甘草 10g，生姜丝 20g，大枣（去核）12 枚。水煮服用，每日 1 剂。同时送服附子理中丸（补阳气）或甘草生姜汤（气血阴阳同补）加枸杞八角膏（补肾阴阳）。

【效果反馈】吃了 2 剂就好得差不多了，月经量也减少了，真的太感谢周医生了。

（谭艳薇）

医案 25：失眠 5 天低血压 2 剂效

2022 年 9 月 4 日，一位叫陶子的温州学员替朋友求诊。患者，女，中年人。症状：晚上难以入睡，10 点多上床一点睡意没有，翻来覆去到夜里一两点才睡，闭着眼睛，脑子里就像放电影一样出现很多画面。一睡着就做梦，睡觉持续时间短，几十分钟就醒，醒了又睡不着。最近每夜只睡三四个小时，白天头重，中午也有睡意，但躺下去又睡不着，真的很痛苦。前段时间血压 89/52mmHg，最近 90/60mmHg。舌略暗红而湿润，苔少而白中间略浮黄。

【446 辨证】“中年人”，气血阴阳开始虚了。“晚上难以入睡，10 点多上床一点睡意没有，翻来覆去到夜里一两点才睡”，阳气虚浮则心神不宁；阴虚火旺，心神不安，皆可导致失眠，当然二者也可以同时存在。“闭着眼睛，脑子里就像放电影一样出现很多画面”，阳气虚浮则心神亢奋，患者没有五心烦热症状，故阴虚不显。“一睡着就做梦，睡觉持续时间短，几十分钟就醒，醒了又睡不着，最近每夜只睡三四个小时”，阳气虚浮则心神亢奋。“白天头重”，气虚。“中午也有睡意，但躺下去又睡不着”，有睡意是气虚不充养头部，躺下去睡不着多是阳气虚浮不归体内。“前段时间血压 89/52mmHg，最近 90/60mmHg”，血压偏高未必是实证，但血压偏低多是虚证。“舌略暗红而湿润”，暗为阳虚，正常舌是淡红舌，故红属正常。“苔少而白中间略浮黄”，苔白为阳气虚，少为阴液不足，略浮黄为有虚火。

【综合辨证】阳气虚浮，心神不宁，兼有阴虚。

【确定治则】补阳益气，宁心安神，滋阴敛阳。

【确定性味】甘温为主，酸以敛神，微寒滋阴。

【确定方药】三味阳气汤加茯苓益气宁心安神；加白芍酸以敛神，滋阴清热补血；加姜枣健脾养胃，温阳补血安神；加麦芽糖益气滋阴安神。

生黄芪 120g，桂枝 15g，炙甘草 15g，茯苓 60g，炒白芍 30g，生姜丝 30g，大枣（去核）12 枚。水煮服用，每日 1 剂，分 2 次服用，汤药煮好后，过滤掉药渣，兑入麦芽糖 100g。

【效果反馈】2022 年 9 月 7 日，陶子高兴地发来反馈：周医生，朋友的失眠治好了，谢谢您。

医案 26：心悸脉间歇十八味药与七味药效果对比

2020 年 8 月 15 日，一位中医同行替患者求诊：王某，女，70 岁。心悸，食后心悸加重，胸闷，胸痛，自汗，汗多，颈部左侧疼痛，腰痛，无口干、口苦，口黏，不渴，大便量少，排便费力，小便正常，舌淡苔白腻，脉间歇、细弱。主要想治疗心悸脉间歇。

服过 5 剂中药，大便改善了，其他效果不明显，具体药物组成如下。

桂枝 20g，白芍 30g，生姜 15g，大枣 15g，炙甘草 10g，制附子 10g，葛根 30g，当归 10g，川芎 6g，茯苓 60g，泽泻 30g，生白术 30g，五味子 10g，黄芪 30g，麻黄根 30g，浮小麦 30g，牛膝 60g，麻黄（克数不清）。水煮服用。

【446 辨证】“70 岁”，阳气阴血衰竭的阶段。“心悸”，年高久病，虚病无疑。“食后心悸加重”，食后有碍气上升充养心，故而心悸加重。“胸闷”，阳气不充养则胸闷。“胸痛”，阳气虚运行气血无力，受阻则痛。“自汗，汗多”，阳气虚不固摄则自汗。

“颈部左侧疼痛，腰痛”，阳气虚运行气血无力，受阻则痛。“无口干、口苦”，排除实火证。“口黏”，阳气虚，运化水饮力弱，水饮上溢于口而黏。“不渴”，阴液无损失。“大便量少，排便费力”，气虚运化力弱。“小便正常”，未影响到小便。“舌淡”，正常人舌淡红，少红代表阳气虚，推动血液到舌的力量不足。“苔白腻”，阳气虚不运化水饮。

“脉间歇”，阳气不足。“脉细弱”，阴血不足脉则细，气不足则脉弱。“心悸脉间歇”，多是阳气虚和血虚。

【综合辨证】阳气不足，兼有阴血，心脉失养。

【确定治则】大补阳气，略滋阴血，补养心脉。

【确定性味】甘温为主，酸甘化阴，滋阴补血。

【确定方药】三味阳气汤加白芍酸甘化阴，滋阴补血；加姜、枣健脾养胃，温阳益气补血；加麦芽糖益气滋阴。

生黄芪 130g，桂枝 30g，炙甘草 30g，白芍 18g，大枣 12 枚，生姜丝 10g，麦芽糖 30g。水煮服用，每日 1 剂。

【效果反馈】2020 年 8 月 21 日，中医同行反馈：周医生，上次那位患者心悸脉间歇，吃了 3 剂药后感觉症状减轻了。

前方因为补阳气的药过少，寒凉的药偏多，故而药味虽多，效果却不佳。

医案 27：心率过快口腔溃疡 8 剂药见大效

2021 年 7 月 27 日，一位微信名叫 Annie zhao 的中医爱好者替其老公求诊。赵某，男，50 岁。怕风，略怕冷。心率过快，每分钟 90～100 次（正常水平：成年人在安静、清醒状态下每分钟 60～100 次，老年人偏慢，女性稍快，儿童较快）。痔疮病史六七年，一吃辣的，就会便血。早上起来经常打喷嚏流清涕；以前经常口腔溃疡，现在已经好多了；大便软散，经常会排稀便。服用过桂枝汤加生黄芪，未见心率减缓。

【446 辨证】"50 岁"，四虚之体。"怕风"，多气虚。"略怕冷"，多阳虚。"心率过快，每分钟 90～100 次"，阳气不足则心脏以加快跳动的形式来维持全身的血液供应。"痔疮病史六七年，一吃辣的，就会便血"，局部实火或阳气不运化产生的郁火。"早上起来经常打喷嚏流清涕"，阳气不足。"以前经常口腔溃疡"，气血虚不养肌肤，或有寒湿。"大便软散，经常会排稀便"，阳气虚。"服用过桂枝汤加生黄芪，但未见心率减缓"，药量不足，需用附子。

【综合辨证】阳气大虚，兼阴血虚。

【确定治则】大补阳气，兼滋阴血。

【确定性味】甘温热辛，佐酸甘化阴血。

【确定方药】三味阳气汤加白芍酸甘化阴，滋阴补血；加姜、枣健脾养胃，温阳益气补血。附子理中丸补阳气，祛寒湿。

生黄芪 180g，桂枝 50g，炙甘草 30g，芍药 30g，生姜 30g，大枣 12 枚。配合中成药附子理中丸。

【效果反馈】2021 年 8 月 13 日，Annie zhao 发来反馈：我老公喝了大约 8 剂药，很有效果。服药期间，刚好发作口腔溃疡，因服药，没有疼痛、发红，很快愈合。心跳也没之前那么快了，现在心率每分钟 85 次左右。最明显的是早上起来没有再流清涕，唯有大便还不成形，舌淡苔白而润。

我让其附子理中丸加量，继续服用。

医案 28：头胀 3 年吃蜈蚣无效，换思路 1 剂效

2022 年 4 月 13 日，患者，男，65 岁，头胀 3 年，年轻时长期要下水工作，导致现在身体湿气比较重，气虚也比较严重，不怕冷，舌苔厚，有齿痕。医院开了很多中药方吃了没效，即使方中有 5 条蜈蚣，也没有效。

【446 辨证】“头胀已 3 年”，久病易气虚。“5 条蜈蚣，也没有效”，蜈蚣善祛外风，通络止痛，治疗实证，故而反推此患者不是以实证为主。“65 岁”，气血阴阳皆虚。“年轻时长期要下水工作”，水为阴湿之邪，易伤阳气。“气虚也比较严重，不怕冷”，阳虚尚轻。“舌苔厚，有齿痕”，痰湿重，有齿痕为气虚。

【综合辨证】气虚为主，兼有阳虚，寒湿留邪。

【确定治则】大补元气，兼以温阳，祛寒除湿。

【确定性味】甘温为主，兼以辛热，淡利湿苦燥湿。

【确定方药】先用生黄芪大补元气，附子温阳散寒湿，再用三味阳气汤加附子、茯苓利湿益气，白术燥湿益气。

生黄芪 120g，脱毒附子 15g。吃了第 1 剂药后，次日晨起，头不胀了。

生黄芪 120g，桂枝 25g，炙甘草 20g，脱毒附子 15g，茯苓 45g，白术 10g。2 剂。

（何莲英）

【知识补充】蜈蚣，性温，味辛，有毒，入肝经。息风止痉，解毒散结，通络止痛。用于急慢惊风，破伤风，疮疡肿毒，偏正头痛，风湿痹痛。

【医案总结】本医案患者是气虚为主兼有寒湿之气，不是风邪阻塞经络，故而即使用了 5 条蜈蚣，也没有效果。而何莲英老师，抓到患者病因，用生黄芪补气，附子祛湿（附子还能补阳散寒），1 剂见效，就是因为找到了病症的根本原因。

有道是：方药无功也无过，全在用方施药的人。

医案 29：失眠 2 年，3 剂解决

2021 年 10 月 27 日，杨某，男，58 岁，主诉：失眠 2 年，最近心慌气短，左寸脉浮而有力，舌淡苔薄白，水滑，舌尖红。面色萎黄，容貌憔悴，精神不振。近 2 年，吃了不少中药，有归脾汤、天王补心丹、枣仁胶囊、刺五加片、养血清脑颗粒等。开始有效，吃几次就恢复原样。他朋友吃过我的药，所以让他到我这试试看。

【综合辨证】心脾两虚，少阴热化。

【确定方药】三味阳气汤、黄连阿胶汤、酸枣仁汤合方加减。

生黄芪 120g，桂枝 12g，生甘草 10g，黄连 10g，黄芩 10g，炒白芍 30g，阿胶 10g，炒枣仁 15g，川芎 10g，知母 30g，茯神 30g，合欢皮 30g，首乌藤 60g。水煎服，3 剂。

【方义解析】三味阳气汤：黄芪、桂枝、甘草。

少阴热化：黄连、黄芩、炒白芍、阿胶，没加鸡子黄，是因我嫌味腥。

养血安神：酸枣仁、川芎、知母、茯神。

失眠三药：酸枣仁、合欢皮、首乌藤。

【效果反馈】2021 年 10 月 31 日，患者前来复诊，面色红润，精神饱满，我问他睡眠好了没有，他说彻底好了，今天想让我帮他调一调腿痛。

【医案总结】此医案能治疗成功是因为我融合了老师四虚四实六外感理论的一句话，即“虚性失眠在临床中是比较多的”。这是本月用此法治好失眠第二个人，都是 3 剂效佳。

（杨晓辉）

医案30：口干无口水胃堵，喝2剂好转

2023年2月22日，谭荆萍求诊。女，40多岁，口淡无味，没有口水，总觉得口中很干。胃也不舒服，总感觉堵着。

患者自行在家里将皂角烧成黑炭一样，熬红糖水，喝了就好一点。现在病情反反复复，口中一直很干，这几天感觉更严重了，总觉得肚子里咕咕响。舌淡红略干，苔白上微泛黄。

【446辨证】“口淡无味”，气虚致感觉功能下降。“没有口水，总觉得口中很干”，阴虚或阳气虚致输布阴液能力下降。

“胃也不舒服，总感觉堵着”，气虚不运化或气滞，也可同时存在。“皂角烧成黑炭一样，熬红糖水，喝了就好一点，现在病情反反复复”，皂角开窍祛痰，散结消肿，无效证明不是痰郁的实证。“总觉得肚子里咕咕响”，气虚不运化或气滞，也可同时存在。“舌淡红略干”，干为阴虚或阳气虚。“苔白上微泛黄”，苔白阳气虚，泛黄夹有少量实火。

【综合辨证】阳气不足，气滞不运，兼有阴虚实火。

【确定治则】大补阳气，理气助运，滋阴清热。

【确定性味】甘温为主，辛行助运，寒凉滋阴清热。

【确定方药】三味阳气汤、四逆散（理气）加葛根清热，天花粉滋阴清热。

生黄芪120g，桂枝30g，炙甘草30g，柴胡30g，炒枳实30g，炒白芍30g，葛根40g，天花粉30g。水煮服用，每日1剂。

【效果反馈】2月24日，谭荆萍发来反馈：周医生，你好。你开的药我吃了2天，感觉效果明显。原来口中干干的，过一会儿就必须喝水，不喝水的话就不舒服；今天我感觉好多了，口中开始有口水分泌。胃也好一点了，但还是不舒服。我是继续按照药方再抓几剂药吃？还是要更改一下药方呢？

我：胃是如何不舒服的？形容一下。

谭荆萍：就是感觉胃里有东西堵着。

我：比吃药前轻吗？

谭荆萍：比以前轻多了。现在舌淡红而湿润，苔白上浮黄消失。

我：生姜丝 30g，大枣（去核）12 枚，生黄芪 120g，柴胡 30g，炒枳实 30g，炒白芍 30g，炙甘草 30g，葛根 40g，天花粉 30g，桂枝 30g。水煮服用，每日 1 剂。

2023 年 3 月 2 日，谭荆萍再次发来反馈：周医生，我吃了您给我开的药，改善明显，胃也没有不舒服了，就是口中仍干，特别是牙齿周围，是不是要再开 1 剂方子？

我：炒白术 30g，生姜丝 30g，大枣（去核）12 枚，生黄芪 120g，柴胡 30g，炒枳实 30g，炒白芍 30g，炙甘草 30g，葛根 40g，天花粉 30g，桂枝 30g。水煮服用，每日 1 剂。

2023 年 3 月 26 日，谭荆萍发来感谢：真心感谢周忠海医生治好我的病。我是 2022 年 12 月 12 日开始觉得自己口干、鼻子干，13 日晚上手脚冰凉，当晚发热，体温 38.5℃，可能是感染新型冠状病毒。浑身疼痛，胃痛，自己在家吃感冒药和抗生素，未能缓解。

自从请教了周医生以后，他给我开了四个药方，第一个药方吃了 3 天，感觉胃痛和口干好转。第二个药方吃了 3 天，胃痛直接好了，口干舌燥也好多了。我在这里衷心感谢周医生，看诊分文不收，还很耐心地听患者叙述病情。

医案 31：类风湿关节炎酸痛 3 剂药好转 60%

2023年2月23日，王某求诊：女，40多岁，类风湿关节炎，膝关节、手关节酸痛 2 年，手指关节痛 2 周，在陆续吃中药。膝盖痛，骨关节有响声，一直在治疗，但没有痊愈。关节酸痛，脚背痛，手指关节痛，未出现变形。患者一直在吃中药治疗，但很多药是自己组的。遇冷则髋关节及大腿根部凉，脚背冷痛明显。近两年各方面注意保暖，又经常用艾灸，不是很冷。

患者蹲起、上下楼梯时，感觉膝盖酸痛、吃力。总体来说，左膝盖痛和右手关节酸痛，这两年一直未好转，但是也没有发展严重。脚背痛时，若能活动一下，就稍微好一点，若吊空脚背，下地时要掰脚，有点痛，走一会儿又稍微好一些。

风湿因子检查偏高，医生判断是类风湿关节炎，抽过 2 次积液，眼皮有些肿，腰有时酸。

【446 辨证】“40 多岁”，气血阴阳多虚。“类风湿关节炎”，西医病名，需要按中医具体辨证。“膝关节、手关节酸痛 2 年，手指关节痛 2 周”，久病多虚，酸痛为阳气不足，不能推动阴血充养，与劳累过度，气血不足，充养无力则酸痛是一个原理。“骨关节有响声”，阳气虚不布阴血。“遇冷则髋关节及大腿根部凉，脚背冷痛明显”，阳气虚。“蹲起、上下楼梯时，感觉膝盖酸痛、吃力”，阳气阴血皆虚。“左膝盖痛和右手关节酸痛”，气血阴阳皆虚。“脚背痛时，若能活动一下，就稍微好一点”，略微活动，促进气血流通，故轻。“若吊空脚背，下地时要掰脚，有点痛”，阳气虚不推动阴血充养，吊空脚背气血流动更慢，故加重。“抽过 2 次积液，眼皮有些肿”，阳气虚不化水湿则肿。“腰有时酸”，阳气虚不推动阴血充养则酸，水湿不化也会酸，两种病因也可以同时存在。

【综合辨证】阳气亏虚，阴血不足，水湿不化。

【确定治则】补阳益气，滋阴补血，运化水湿。

【确定方药】三味阳气汤加党参补气，加炙甘草补气、缓急止痛，加炒白芍滋阴补血，加大枣补血益气，加麦芽糖滋阴补血益气，加生姜补阳散寒、运化水湿，加赤小豆利水祛湿。

赤小豆 60g，生黄芪 180g，桂枝 30g，炙甘草 30g，炒白芍 40g，党参 30g，大枣（去核）12 个，生姜丝 100g，麦芽糖 100g。水煮服用，每日 1 剂。

【效果反馈】2023 年 3 月 4 日，患者反馈：3 剂药吃完了，全身酸痛好转 60%。太感谢医生了。

医案 32：中风 7 剂大效

患者，女，60 多岁。中风 1 年多，口眼㖞斜，语言謇涩，总感觉嘴里有东西，不自觉地咀嚼，头痛，胸闷气短，血压高，晚上出大汗，起来后头发滴水（患者一开始说的是冒虚汗，后来说吃药之前是冒大汗）。

【446 辨证】“60 多岁”，气血阴阳皆虚。“中风 1 年多”，大多是阳气

虚。“口眼㖞斜”，阳气虚不充养肌肉经络而收缩。“语言謇涩”，气虚兼有瘀血。“总感觉嘴里有东西，不自觉地咀嚼”，阳气虚不推动血液滋养经络则痉挛。“头痛”，阳气虚、阴血皆可以导致，结合前面症状，辨证当为阳气虚。“胸闷”，阳气虚难以充养胸。“气短”，气虚。“血压高”，阳气虚也可以导致。“晚上出大汗，起来后头发滴水”，阳气大虚不固摄汗液。

【综合辨证】阳气大虚，兼有血虚瘀血。

【确定治则】大补阳气，补血活血化瘀。

【确定性味】甘温为主，辛温为辅。

【确定方药】补阳还五汤合桂枝甘草汤（也可以理解为三味阳气汤加活血化瘀药而成）。

生黄芪 120g，桂枝 20g，炙甘草 20g，当归尾 16g，赤芍 10g，地龙 16g，川芎 16g，红花 6g，桃仁 16g，干姜 16g。水煮服用，每日 1 剂。

【效果反馈】患者喝药期间配合针灸治疗，喝了 7 剂以后，虽然还有一些嘴歪，但说话清晰许多，晚上还会冒一点汗，其余症状消失。

（王晨霖）

治疗此医案的医生是我的一位学员，18 岁的高三在读生，正是：我是十九能开方，今遇十八年更早，自古中医少女稀，何必成见老中医。

医案 33：白天黑夜抽筋 1 剂效（三味阳气汤加减）

2022 年 6 月 28 日，蒋腾瑶替患者求诊。患者，女，47 岁，教师。诉抽筋，以前只是晚上抽筋，现在白天也抽筋。

【446 辨证】“47 岁”，气血阴阳皆易虚。“抽筋”，阳气虚不布阴血则筋、经络易痉挛。“以前只是晚上抽筋”，如果伴有舌红苔少，多是阴血虚，没有舌红少苔就是阳气和阴血皆虚。“现在白天也抽筋”，不仅阴血虚，阳气亦虚。

【综合辨证】阴血不足，阳气也虚。

【确定治则】滋阴补血，温阳益气。

【确定方药】三味阳气汤去桂枝，加滋阴补血的炒白芍（也可以理解为传统的经方芍药甘草汤加大量补气生阳的生黄芪）。

生黄芪 120g，炒白芍 30g，炙甘草 30g。水煮服用，每日 1 剂。

【效果反馈】2022 年 7 月 11 日，蒋腾瑶发来反馈：医生好，上次的抽筋患者喝了您的方子已经痊愈了。非常感谢医生。

【疑点解惑】问：为什么要去掉桂枝？

答：桂枝，味甘性温，内可大补阳气；味辛性温外可祛风散寒，行气利水，可以不去。

问：那为什么这个医案去掉桂枝了呢？

答：生黄芪 120g 可以补气生阳，我认为够了，就没有用桂枝。其实辨证准确后，适合治疗的方药会有很多，不一定非要必用某方，或必用某药，只要方药对证就可以了。

【知识补充】现代医学认为夜间发作的小腿抽筋有以下因素。

1. 疲劳：白天腿部的运动量过大或用力过度而造成疲劳，夜间肌肉紧张状态未得到改善，过多的代谢产物未能及时代谢掉，从而刺激小腿抽筋。相当于中医学的气血不足，用本医案中的生黄芪、炒白芍、炙甘草就可以取效。

2. 寒冷：夜间睡眠时，脚和腿部受凉可以引起腿部肌肉痉挛。在本医案生黄芪、炒白芍、炙甘草的基础上加补阳散寒的桂枝、制附子就可以缓解。

3. 低钙血症：当体内发生低钙血症时，神经肌肉接头的兴奋阈值降低，低于正常情况下的刺激强度即能使神经肌肉兴奋，因而极易产生异常的收缩，引起小腿抽筋。这种情况多见于缺钙的孕妇和老年人。也相当于中医学的气血不足，用本医案中的生黄芪、炒白芍、炙甘草就可以取效。

4. 血流因素：对腿部静脉曲张或深部静脉血栓的患者，若睡觉时长时间保持某种姿势，腿部静脉受压，回流受阻，造成血流瘀滞，当血液瘀滞达到一定程度时，就会引起腿部肌肉的痉挛。相当于中医学的血瘀证，需要用活血化瘀的方药，若有阳气虚、血虚，需加补气温阳和补血的中药。

由上可知，现代医学的疾病按中医学重新辨证，同样能找到病因，并按中医的方式进行有效治疗。

医案 34：一用力就抽筋 2 剂效

2023 年 3 月 20 日，葛旭环替其母亲求诊。女，六七十岁，腿一用力，就抽筋，一直服用黄芪 120g，炒白芍 30g，炙甘草 30g 组成的方药，有所缓解，但是一用力就抽筋并没有得到解决。排便费劲，无力，腰痛，腿发酸麻，脚踝怕凉，舌淡苍老暗紫苔白。

【446 辨证】"六七十岁"，四虚之体。"腿一用力，就抽筋"，阳气和阴血不足，不养筋脉，从而收缩，强行伸直则加剧痉挛。"服用黄芪 120g，炒白芍 30g，炙甘草 30g 组成的方药，有所缓解，但是一用力就抽筋并没有得到解决"，有缓解印证有气血不足的病因，但没有解决，证明药力不够或另夹杂兼证。"排便费劲"，阳气虚，阴液少。"无力"，气虚。"腰痛"，四虚、瘀血、寒邪皆可以导致。"腿发酸麻"，酸为阴血不足，麻为气血不足不充养。"脚踝怕凉"，阳虚。"舌淡苍老暗紫苔白"，淡为阳虚，苍老为阳气阴血皆不足，暗为阳虚，紫为有瘀血，苔白排除实火证。

【综合辨证】阳气亏虚，阴虚不足，血瘀不运。

【确定治则】大补阳气，滋阴补虚，活血化瘀。

【确定性味】甘温补阳气为主，甘酸化阴为辅，辛通活血为使。

【确定方药】三味阳气汤（去桂枝）、四逆汤、芍药甘草汤合方加赤芍。

生黄芪 240g，制附子（有毒，须先煮 90 分钟）80g，干姜 30g，炒白芍 60g，赤芍 30g，炙甘草 30g。水煮服用，每日 1 剂。

【效果反馈】2023 年 3 月 25 日，葛旭环高兴地发来反馈：2 剂药吃完，腿抽筋得到改善，想再吃 3 剂药巩固一下。

医案 35：3 剂药睡眠好转

2023 年 3 月 19 日，舒麟替其患者求诊：女，59 岁，诉总觉心慌，有时能听到心脏跳动的咚咚声，有时又觉得心脏仿佛被悬在空中，有时又如常人。医院检查为心肌缺血，未见其他明显异常。

睡眠质量不高，入睡难，容易醒。饭量正常，二便正常。爱汗出，尤其头上汗出最为严重，夏天时会顺着头发往下滴。走平路没问题，上楼登高就会感觉心慌、气短、腿发软。几年前大牙开始依次脱落。舌暗红而湿润苔白。

【综合辨证】脾胃虚弱导致水谷精微不能正常运化及濡养脏腑功能，气血阴阳均亏虚。

【确定方药】化繁就简，以上诸多问题看似复杂实则气虚是关键，用周老师的三味养心汤迎刃而解。

生黄芪 120g，桂枝 30g，炙甘草 20g（偏补气），生甘草 30g（偏清火）。

用大量的黄芪补气，以气的力量鼓动阳气，以甘草助力调和阴阳，舒麟担心桂枝也具有发汗作用，不确定这个案例能不能用，遂请教于我。

我回：可以用。

【效果反馈】喝了 3 天，患者反馈：睡眠大有好转，每晚早早地就有睡意了，且醒后也容易睡着了。药后总呃逆（从心窝往上有气的感觉），第 3 天喝完药有点想呕，伴随着头晕乎乎的。心脏还是感觉“呼通、呼通”的，也说不清楚具体怎么不舒服了。舌暗红，较吃药前变淡，舌湿润苔白未变。

舒麟老师说：“第 2 天（23 日）50g 全用的炙甘草，起床后上牙齿又有点浮动，第 3 天又改回 20g 炙甘草，30g 生甘草。”

我调整处方：生黄芪 180g，桂枝 30g，炙甘草 20g，生甘草 30g，栀子 15g，淡豆豉 30g，姜半夏 30g。

舒麟老师问：“头晕乎乎是哪里的问题呢？”

我答：“气虚不养头，郁热（痰饮）都会导致。”

【疑点解惑】世人多知道阴虚、实火会导致失眠，但很少人知道阳气虚也会导致失眠，也就难怪有些人吃“滋阴清热安神”方药而无效了。

医案 36：开塞露都不能解决的阳气虚便秘 1 天见效

胡某，男，73 岁。4 月 25 日因脑梗死住院治疗，输液 1 周后排不出大便，用甘露醇、开塞露都不能解决排便问题。

当时我正在参加周老师的《四虚四实六外感》线下课，医院给我发来消息，让我给他开点中药进行治疗。我让他们发来患者的舌苔照片，显示舌淡苔白有齿痕。微恶寒，少腹微痛。

根据舌苔，73 岁，年老气虚不能推动，大肠无力而便秘，微恶寒有阳虚，诊断为阳虚气虚型便秘。用药生黄芪以补气生阳，桂枝以温阳散寒，甘草以补气缓急止痛。

随即开方：生黄芪 120g，桂枝 40g，甘草（生）30g。3 剂，水煎服。服药 1 天后，大便能够正常排出。服药 2 天后痊愈出院。

（贾兴友）

（三）验方医案提要总结与应用思路拓展

1. 医案提要

医案 1：患者 40 多岁，心脏支架置入术后 8 年，心脏发闷难受，心慌，像有石头堵住，服用 3 天三味阳气汤后，症状好转。

医案 2：患者中年人，心律不齐，舌淡苔白，三味阳气汤 3 剂，未再复发。

医案 3：患者 40 多岁，晚上躺下心口就痛，只能睡 2 个多小时，三味阳气汤 6 剂病症消失。

医案 4：患者 40 多岁，心胸闷上不来气，伴疼痛，三味阳气汤 3 剂见效。

医案 5：患者趴着睡感觉左胸口闷，晚上 11 点痛感明显，头晕，服药一杯后，头不晕了，心窝也舒服了。

医案 6：患者中年，血压高，两手特别麻，心口闷，喉咙像被人压着，2 剂药后好转。

医案 7：患者 51 岁，体重 78kg，针对遇事惊怕、心慌乱跳，直接用 3 剂原方而取效。

医案 8：患者中年人，心脏一到下午时疼痛加重，舌淡苔白，用三味阳气汤加制附子和葛根，3 剂效。

医案9：患者中年人，心胸闷痛、腰痛、呃逆伴有多种全身病症，三味阳气汤加附子理中丸，服用1次，胸痛和腰痛明显减轻，腰能稍微挺直了，呃逆减少。

医案10：患者50多岁，医院诊断为期前收缩，偶尔心跳“砰砰声”加快几秒，怕惊，服用三味阳气汤合五苓散，6剂好转。

医案11：患者，女，47岁，舌滑大，苔淡白，易头昏，乏力，胸腹胀闷，感觉小便胀时，整个小腹向前突出，平躺就想咳嗽，用三味阳气汤加白术、茯苓、白芍、大枣，喝了1剂，胸腹通畅，小便正常，平躺不咳。

医案12：患者，10岁，腹痛，腹左上侧深处有水响声，腹右上外侧却如空鼓响，用“三味阳气汤”加人参、生姜、大枣、山楂、麦芽、枳实、厚朴、白芍、栀子、淡豆豉，6剂效。

医案13：患者78岁，多年来头皮发痒、疼痛，再痒也不能用手指摸，一摸就痛到发昏，脸色显红，甚至耳朵都显鲜红，双手也是红艳艳的，直接用柴胡桂枝汤加味，第二天头痛减轻，整个头皮也不痒了。但心脏摆动改善不大，改“三味阳气汤”加量来增加补阳气的药力，同时配重镇宁心安神的龙骨、牡蛎，用了3剂药，症状消失。

医案14：患者，女，48岁，素有头痛病，胸闷，有点心痛。用“三味阳气汤”加化痰燥湿的半夏、白术，补阳益气的附子、干姜、党参，3剂药后，心慌心悸减轻，头痛减轻，呕吐减轻。

医案15：患者，女，40多岁，连续失眠3天，一点不能睡，头脑十分清醒，一片空白，并没有出现舌红少苔的阴虚火旺证。用“三味阳气汤”加龙骨、牡蛎重镇安神，加茯苓益气安神利水饮，加葛根清郁热，通颈项经络，引气上行。3剂药后，人虽有些浮，但能睡着了。

医案16：患者，女，60岁，感觉有痰难吐，睡眠不好，舌淡苔白，属于“气虚阳弱、痰饮不化、心膈郁热”。用三味阳气汤配伍化痰饮的小半夏汤和清心散热的栀子豉汤，自觉痰能吐出来了，睡眠也好多了。

医案17：患者，女，49岁，夜间颈部冒汗，感冒似的咳嗽。判断病因是气虚、心阳虚，用三味阳气汤，3剂药后，不再冒汗和咳嗽。

医案 18：患者退热后胸闷、心悸、气短，心肌缺血，舌淡暗紫而润苔白，用“三味阳气汤”3 剂，心悸胸闷大概好了七成。

医案 19：患者气虚，有点累，戴上口罩就有点儿气喘，整天困，晚上睡觉做梦，睡不好，起夜小便 4～5 次，血压偏高，心火旺，怕冷，舌胖大略老干苔白不湿润，用三味阳气汤与栀子豉汤合方加生石膏，效果非常好，所有病症几乎都消失了。

医案 20：患者产后不久，整个头部胀痛，遇冷不加重，生气加重，有时没有诱因的胀痛，眉棱骨、前额、头顶、两侧似戴帽子，舌体略胖湿润，色暗略紫，苔白而少，用“三味阳气汤”与“四逆散”合方加葛根升清上行，疏经通络，加麻黄宣发阳气，祛除寒湿，1 剂头痛症状完全消失。

医案 21：患者 24 岁，尿频起夜，舌淡嫩有齿痕苔白，用三味阳气汤加补阳的炮干姜、生姜丝，益气的党参，宣发升提的麻黄，酸以收敛固摄的白芍，效果非常明显，用药 3 剂后，起夜由原来每晚五六次减少到一两次。

医案 22：患者，女，中年，大便稀，非每日排便，胃痛起来前胸后背都痛，有时呃逆胀气，胃痛多年，舌淡苔白。用“三味阳气汤”配合中成药附子理中丸，吃了 3 天，好多了，并拉出果冻样便。

医案 23：患者剖宫产后，腰、背、后脑勺痛，腿冷，用“三味阳气汤”加补气生阴液的党参；加滋阴补血，缓急止痛的白芍；加补阳补气益血，健脾养胃的生姜、大枣。3 剂后，腰没那么痛了，可以站更久了。

医案 24：患者月经期间，腰痛只能卧床，用三味阳气汤加滋阴补血，缓急止痛，酸收敛血的白芍和补阳补血，健脾养胃的生姜、大枣，吃了 2 剂就好得差不多了，这次月经量也减少了。

医案 25：患者失眠 5 天，低血压，舌略暗红而湿润，苔少而白中间略浮黄，用三味阳气汤加茯苓以益气宁心安神；加白芍酸以敛神，滋阴清热补血；加姜、枣健脾养胃，温阳补血安神；加麦芽糖益气滋阴安神。失眠就好了。

医案 26：患者，女，70 岁，心悸，食后心悸加重，胸闷，胸痛，自汗，汗多，颈部左侧疼痛，腰痛，舌淡苔白腻，脉间歇、细弱，用三味阳气汤加白芍酸甘化阴，滋阴补血；加姜、枣健脾养胃，温阳益气补血；加麦芽糖益气滋阴。吃了3剂感觉症状轻了。

医案27：患者，男，50岁，怕风，略怕冷。心率过快，痔疮病史六七年，一吃辣的，就会便血，早上起来经常打喷嚏、流清涕，大便软散，经常排稀便，用三味阳气汤加白芍酸甘化阴，滋阴补血；加姜、枣健脾养胃，温阳益气补血；加附子理中丸补阳气，祛寒湿。喝了约8剂药，效果明显。口腔溃疡仍有1个，因为服药，没有疼痛、发红，很快就愈合了；心跳也没之前那么快了，每分钟85次左右。最明显的是早上起来没有再流清涕，唯有大便还不成形。

医案28：头胀3年吃蜈蚣无效，用生黄芪120g，脱毒附子15g，吃了第1剂药后，次日早上起来头不胀了，又用三味阳气汤加脱毒附子15g，茯苓45g，白术10g，善后调理。

医案29：患者，男，58岁，失眠2年，最近心慌气短，舌淡苔薄白，水滑，舌尖红，用三味阳气汤与黄连阿胶汤、酸枣仁汤合方加减，服药后面色红润，精神饱满，失眠治愈。

医案30：患者嘴里无味，没有口水，总觉得很干，胃也不舒服，总感觉堵着，用三味阳气汤、四逆散（理气）加葛根清热，天花粉滋阴清热。服药2天后，感觉好多了。

医案31：患者，女，40多岁，类风湿关节炎，膝关节、手关节酸痛2年，手指关节痛2周，遇冷则髋关节及大腿根部凉，脚背冷痛明显。患者蹲起、上下楼梯时，感觉膝盖酸痛、吃力。用三味阳气汤加党参补气；加炙甘草补气，缓急止痛；加炒白芍滋阴补血；加大枣补血益气；加麦芽糖滋阴补血益气；加生姜补阳散寒，运化水湿；加赤小豆利水祛湿。3剂药吃完，全身酸痛好转60%。

医案32：患者，女，60多岁，中风1年多，口眼㖞斜，语言謇涩，总感觉嘴里有东西，不自觉地咀嚼，头痛，胸闷气短，血压高，晚上出大汗，起来后头发滴水。用补阳还五汤合桂枝甘草汤（也可以理解为三味阳气汤加活血化瘀药而成）。喝药期间配合针灸治疗，喝了7剂后，虽然还有一些嘴歪，但说话清晰许多，晚上还会冒一点汗，其余症状消失。

医案 33：患者，女，47 岁。抽筋，以前只是晚上抽筋，现在白天也抽筋，用三味阳气汤去桂枝，加滋阴补血的炒白芍，喝药 1 次就不抽筋了。

医案 34：患者六七十岁，腿一用力，就抽筋，服用黄芪 120g，炒白芍 30g，炙甘草 30g 组成的方药，有所缓解，但是一用力就抽筋没有得到解决，伴有排便费劲，无力，腰痛，腿发酸麻，脚踝怕凉，舌淡苍老暗紫苔白。用三味阳气汤（去桂枝）、四逆汤、芍药甘草汤合方加赤芍，2 剂而取效。

医案 35：患者心慌，睡眠不好，3 剂药后，睡眠大有好转，每晚早早就有睡意了，醒后也容易睡着了。

医案 36：患者，73 岁，脑梗死住院，输液 1 周后排不出大便，用甘露醇、开塞露都不能解决排便问题，通过服用生黄芪补气生阳，桂枝温阳散寒，甘草补气缓急止痛以推动大肠排便从而取得成功。

2. 医案总结

三味阳气汤是针对一切阳气亏虚者使用，不局限于心、胃、脑的阳气虚。

舌淡嫩有齿痕，苔白、舌淡苔白、舌滑大、苔淡白；脉象虚、弱、无力、沉、缓。

主要治疗：气虚证、阳虚证、外感伤寒证、外感凉燥证。

辅助治疗：外感伤风证、痰饮水湿证、气滞证、血瘀证。

3. 思路拓展

现代医学对心脏病的划分有几十种：冠状动脉粥样硬化性心脏病、肺源性心脏病、风湿性心脏病、脚气性心脏病、高原性心脏病、慢性肺源性心脏病、先天性心脏病、三尖瓣下移、法洛四联症、房间隔缺损、矫正型大动脉转位、三房心、三尖瓣闭锁、室间隔缺损、完全性肺静脉异位回流、动脉导管未闭、先天性二尖瓣畸形、先天性冠状动脉瘘、先天性心包缺如或缺损等。

中医辨证只要抓住患者年高、体虚、久病、劳重、舌淡苔白、心慌、心痛、憋闷者，皆可以应用三味阳气汤。如果患者经 446 辨证兼有痰饮水湿、气滞瘀血、外寒、郁热，再配伍相应的方药即可。

四、周氏三味降压汤

（一）验方简介

周氏三味降压汤，又名补气升清汤。

内科慢性病的高血压，之所以发病人群多为中老年人，就是因为此阶段人群大多元气虚，不能将全身精微上充于头，从而头晕，血压数值偏高只是全身的应激反应，数值为表象，元气亏虚才是根本。只要“舌淡胖大，苔白，气力少，脉象虚弱无力者”皆可以应用“周氏三味降压汤”。

我为此总结出一首专门针对高血压的临床验方，应用临床，效果显著。本方药味精简力专，主要功能作用：①调整血压（也能升血压）；②补气虚；③延缓衰老；④调理和预防脑血管疾病。

为了引起更多人重视，故而取名为“周氏三味降压汤”。同时，我将这个药方公布出来，希望能让更多高血压患者受益。

【方剂来源】周忠海临床验方。

【方剂组成】生黄芪 120g，葛根 60g，桂枝 30g。

【方剂歌诀】周氏三味降压汤，补气升清兼温阳，桂枝三十葛根六，一百二十生黄芪，长期高压头昏胀，颈项僵硬身无力，舌淡虚胖苔白湿，舌红干燥苔少忌。

【用法用量】水煎服，每日 1 剂，分 3 次服用。每味药的具体用量可以根据病情进行加减。

【临床功效】大补元气，温阳升清，舒颈通项。

【常见病症】高血压引起的头晕、头痛、头部喜按喜压、颈项板紧、疲劳、注意力不集中、记忆力减退、肢体麻木、夜尿增多、心悸、胸闷、乏力等。劳累、精神紧张、情绪波动后，血压明显地持续升高，病症加重，甚至清晨活动后血压迅速升高，出现清晨高血压，这也导致心脑血管事件多发生在清晨。

【重点提示】当血压突然升高到一定程度时，可能会出现剧烈头痛、呕吐、心悸、眩晕等症状，严重时会神志不清、抽搐，这属于急进性高血压或高血压危象，需急送医院，否则多会在短期内发生严重的心、脑、肾等器官损害和病变，如中风、心肌梗死、肾衰。故而，高血压患者需长期服用上方以防止发作。“周氏三味降压汤”的效果经临床验证是可重复的，现举临床案例以证明。

【禁忌病症】实火：指邪热炽盛引起的实热证。其证候表现为高热、头痛、目赤、口苦口干、渴喜冷饮、烦躁、腹痛拒按、胁痛、便秘；甚或吐血、衄血，或发斑疹；舌红、苔黄而干，或起芒刺、脉数实等。治宜清热泻火。

阴虚：指由于阴液不足，不能滋润，不能制阳引起的一系列病理变化及证候。临床可见低热，手足心热，午后潮热，盗汗，口燥咽干，心烦失眠，头晕耳鸣，舌红少苔，脉细数等症。

以上两证禁止单独使用或大剂量使用“周氏三味降压汤”。

（二）原方原量医案精选

医案 1：用头在门框上蹭缓解病苦，6 剂药愈

2020 年，山东莱阳一位患者求诊：孙某，70 多岁，头昏沉，吃了其他医生开的安宫牛黄丸见效，但不敢多吃，多吃则身体发虚，且药物较贵。

【446 辨证】“70 多岁”，阳气或阴血虚衰的阶段。“头昏沉”，气虚不升。“吃安宫牛黄丸见效，但不敢多吃，多吃则身体发虚”，不对证，患者头晕是阳气亏虚证，安宫牛黄丸是寒凉药更伤阳气，阳气虚浮，头会产生浮热，故初服凉药看似有效，实则有害。

【综合辨证】气虚不上升于头，故而头晕。

【确定治则】补气升清。

【确定性味】甘温为主，兼以辛升。

【确定方药】周氏三味降压汤原方（略）。

【效果反馈】几天后，头脑清亮，比吃安宫牛黄丸效果还好。没有

吃中药前，每天要用头在门框上蹭、压，或者用手按压，才能缓解病苦。吃了五六剂药后，再也没有出现过类似现象。

【医案总结】就诊时，患者家属并没有告知患者每天要用头在门框上蹭、压，或者用手按压，才能缓解病苦的症状。幸亏此案不是重大危急之病，否则岂不误事？如有不测是医之过？还是谁之过？可叹！可悲！可怖！

患者之所以喜欢蹭、压，是因为阳气虚不充养，与阳气虚不养心脏的“其人叉手自冒心，心下悸，欲得按者”原理相同，只是部位不同而已。

【知识补充】安宫牛黄丸。

组成：牛黄、水牛角浓缩粉、人工麝香、珍珠、朱砂、雄黄、黄连、黄芩、栀子、郁金、冰片。蜜制为丸外包金衣，价格昂贵。

功效：清热解毒，镇惊开窍。用于实热病，邪入心包，高热惊厥，神昏谵语；中风昏迷及脑炎、脑膜炎、中毒性脑病、脑出血、败血症见上述证候者。

正是：药非商品论贵贱，造价昂贵不对证，残害身体犹添病，奉劝世人多知医，懂得辨证知药性，良药几元胜黄金。

医案2：血压高心率快，喝了几天血压就降下来了

2022年11月7日，袁某求诊：女，52岁，今年春天因为一点事受惊后心动过速，血压随之升高，心悸特别严重，后来吃了很多中药，有所好转。但是这几天被车撞，伤到了腰椎，可能也受惊了，心悸问题再次出现，舌淡深红，苔少。

【446辨证】“52岁”，气血阴阳已虚。“今年春天因为一点事受惊后心动过速，血压随之升高”，气虚不耐惊吓，惊吓后更容易导致气虚不养心，不养脑（气虚不养脑，则以血压高的形式而出现应激反应），惊吓严重者也会导致魂飞魄散而气脱，甚至手脚冰凉而亡阳。“心悸特别严重”，阳气虚不养心。“后来吃了很多中药，有所好转”，看样子比较严重。

“但是这几天被车撞，伤到了腰椎，可能也受惊了，心悸问题再次出现”，一是受惊而气虚；二是骨折本身也会导致气虚；三是随着年龄增长

气也会越来越虚。“舌淡深红，苔少”，深为暗，阳气虚不足导致，苔少为阳气虚不输布阴液上达。

【综合辨证】阳气亏虚，不养心脑。

【确定治则】大补阳气，养心达脑。

【确定性味】甘温为主，辛以上达。

【确定方药】原方（略）。

【效果反馈】2022 年 12 月 4 日，患者反馈：喝了几天降压药，血压就下来了，效果很明显。

医案 3：3 剂药后血压正常

2017 年 10 月 31 日，远在杭州的侄女发来信息。

侄女：二叔，在吗？我妈血压很高，有什么办法吗？她说现在头晕，血压 180/110mmHg。

我给她发了周氏三味降压汤原方（略）。

侄女：降压药要不要吃？她之前吃过 2 盒苯磺酸左旋氨氯地平片，后来自己又停药了。

我：头晕不严重，可以不吃。

侄女：那让她先吃中药，我听说降压药吃了就不能断。

【效果反馈】我：你妈妈吃完药，现在血压怎么样了？

侄女：今天测血压 120/90mmHg，正常了。是不是经常吃这个药，就不用去医院开降压药了？二叔。

我：是的。这药可以调整血压，补气虚，延缓衰老，调理和预防脑血管疾病。

侄女：吃了效果还挺明显的。

【医案总结】本医案没有辨证信息，因为是自己亲人，知道其是气虚体质，故而用周氏三味降压汤。由此也可以反推只要是气虚患者，舌淡胖大苔白，劳累或休息不好时，血压高头晕皆可以应用此方。如果体力壮实，气力不少，头晕时觉得脑热面红，舌红苔少而大便干燥者是不可以应用的，这属于实火证，用了黄芪容易上火，特别是野生黄芪更容易上火，导致病情加剧。

学员栾春梅对野生黄芪的体验反馈：我用普通的黄芪泡水喝不上火，用野生的黄芪泡水就上火，感觉鼻子里冒火似的，我泡了 2 次就不敢再泡了。感觉普通的和野生的确实不一样。

医案 4：脑出血中风后血压高三味中药取效

2022 年 4 月 27 日，一位叫阿平的朋友发来信息。

2016 年 8 月 1 日，我脑出血中风后血压一直降不下来，即使是硝苯地平、厄贝沙坦等联用血压都降不下来，尤其是舒张压维持在 100mmHg 左右。老师指导我用黄芪、葛根、桂枝煎汤喝，现在舒张压降至 88mmHg 左右，收缩压还有点高，在 145mmHg 左右。

这次出现的症状应该是元阳升降汤喝的量不够。2021 年 7 月 15 日复发过 1 次，呵欠连连，流很多口水，走路不稳，说话不清楚。左侧患肢麻木严重，但神志清楚，拖了 5 天去医院 CT 检查诊断为脑梗死（腔隙性脑梗死）。

这次症状没有去年那么严重，只是轻微地流口水，但说话不清楚，走路不稳，容易悲伤好哭，左侧患肢麻木尤甚，吃了 2 天华佗再造丸情况依旧，无明显效果。

正是：脑出血后血压高，遍服中西药不效，黄芪补气葛升清，桂枝补阳通经络，气虚脑病皆可用，三味药效莫轻视。

医案 5：高血压 2 剂效

2018 年山东青岛某学校的退休老师，因长年高血压，故而向我请教治疗高血压的方子。我将周氏三味降压汤原方发给了他。

【效果反馈】吃了 2 剂，效果很好。

医案 6：1 剂药就降压

2023 年 4 月 9 日，李佳憓发来求诊信息：4 月 1 日，因爱人要测量血压，我也顺便测了一下，才发现血压过高，为 160/95mmHg，后来间断性地测量，血压有时达 165/105mmHg，平时睡眠质量不好，大便不成形，眼睛总是感觉胀胀的，偶尔左侧后脑勺有点痛，血压高的时候手会冷，舌体胖大色淡苔白。

我给她开了周氏三味降压汤原方。

【效果反馈】2023 年 4 月 10 日，李佳憓反馈：吃了 1 剂就降压了，目前血压是 130/85mmHg，是否需要继续服用？

我回：接着服用。此方不仅降血压，还对你的脑血管有好处，可延年益寿。

（三）周氏三味降压汤与三味阳气汤合方医案精选

医案 1：心脏病三味阳气汤加葛根 3 剂大效

2020 年 12 月 25 日，一位中医实习生替患者求诊：老太太有点心哆嗦，夜里服用速效救心丸。以前心脏不好，一直吃复方丹参滴丸，血压高。

【446 辨证】“老太太”，气血阴阳皆虚的阶段，即使患实证也只能是一时和局部的实证，整体气血阴阳都虚会长期存在。“有点心哆嗦”，阳气虚不养心脏，虚则颤抖即哆嗦。“夜里服用速效救心丸”，夜里加重，却没有阴虚五心烦热、盗汗、舌红少苔的症状，故而是阳气虚。“以前心脏不好”，久病多气虚。“一直吃复方丹参滴丸”，和复方丹参片组成一样，丹参、三七、冰片，适合血瘀证，阳气虚属于不对证，虽能取效一时，却更消耗阳气。“血压高”，气虚也可以引起血压高。

【综合辨证】阳气亏虚，不养心脑。

【确定治则】补阳益气，上达心脑。

【确定性味】甘温为主，辅辛上达。

【确定方药】三味阳气汤加葛根（即周氏三味降压汤与三味阳气汤合方）。

生黄芪 120g，桂枝 30g，炙甘草 30g，葛根 60g。水煮服用，每日 1 剂。

中医实习生：有危险吗？

我：有！最好先去医院，防止突发心脏病（急性心脏病和脑血管病容易猝死）。

中医实习生：我劝劝吧。老师，喝这个药能缓解吗?

我：应该能。

【效果反馈】2020 年 12 月 28 日，中医实习生反馈：老太太喝了您的药，效果特别好，放了很多臭屁（气足而运化强），能吃饭了，精神也好多了。现在有点咳嗽（可能受了外邪，也可能气虚不养肺），老师您太厉害了!

【知识补充】速效救心丸的主要成分是冰片和川芎。

冰片：辛、苦，微寒，开窍醒神，清热止痛。用于热病神昏，中风痰厥，中恶神昏，胸痹心痛。

川芎：辛、温，活血行气，祛风止痛。用于月经不调，经闭痛经，癥瘕腹痛，胸胁刺痛，跌仆肿痛，头痛，风湿痹痛。

从中医辨证来说，速效救心丸适合气滞血瘀导致的心胸疼痛。川芎辛味耗气，冰片辛味耗气、微寒伤阳，故阳气虚的不适合服用。即使辛味活血化瘀能取效一时，但长期服用不但不补阳气，反而会消耗阳气。而在现实中，年高体弱、长期慢性心脏病患者大多以阳气虚为主。

医案 2：浑身痛胸口闷无力 3 剂效

2023 年 3 月 8 日，一位叫靖承的朋友替其妻子求诊。邢某，女，中年，面色暗黄，皮肤虚而松弛，舌淡少红胖而老，苔白。患者自诉就是浑身痛，胸口闷，还无力。

【446 辨证】“中年”，气血阴阳略虚的年龄。“面色暗黄”，暗为阳气虚，黄为血虚。“皮肤虚而松弛”，气虚。“舌淡少红胖而老，苔白”，阳、气、血三者虚皆可以导致舌少红，胖为阳气虚，老为气血阴阳虚不养，苔白排除实火证、阴虚证。“浑身痛”，气血虚不充养。“胸口闷”，阳气虚。“无力”，气虚。

【综合辨证】气虚为主，兼有阳虚血虚。

【确定治则】补气温阳为主。

【确定性味】甘温热略辛。

【确定方药】三味阳气汤、周氏三味降压汤合方。

生黄芪 120g，葛根 60g，桂枝 30g，炙甘草 30g。水煮服用，每日 1 剂。

【效果反馈】2023 年 3 月 14 日，靖承反馈：挺管用的！吃完后感觉整个人放松了，胸口不闷了，肌肉也不酸痛了。

（四）周氏三味降压汤加味医案精选

医案 1：饭后心脏痛 6 剂药症状消失

2017 年 11 月 11 日，一患者网上求诊：吴某，男，三高（血脂高、血糖高、血压高），诉最近心脏到下午就痛，有时痛得厉害。

我将三味阳气汤、周氏三味降压汤合方，再加大补阳气的附子发了过去：生黄芪 120g，葛根 60g，桂枝 30g，制附子（有毒，须先煮 90 分钟）30g，炙甘草 60g。水煮服用，每日 1 剂。

【效果反馈】2017 年 11 月 14 日，患者反馈：效果还行，前几天中午饭后，心脏痛得受不了，用了 3 天药有改善。但我现在走路稍快一些，或者一激动，心脏就受不了。

于是，我将附子增加到了 50g：生黄芪 180g，葛根 60g，桂枝 30g，制附子（有毒，须先煮 90 分钟）50g，炙甘草 60g。水煮服用，每日 1 剂。

【效果反馈】2017 年 11 月 18 日，患者反馈：之前中午或下午，就心慌，心脏痛得厉害。吃 3 剂后，有点改善，又吃 3 剂，痛感消失，仅偶尔心慌。

我回复：效不更方，继续服用。这个方子适合长期服用，可以调整血压，补气虚，延缓衰老，调理和预防脑血管疾病。

医案 2：心脏供血不足咽喉堵

2020 年 4 月 22 日，一位菏泽的中医同行在群里发了一个方子。

生黄芪 180g，葛根 60g，桂枝 30g，制附子（有毒，须先煮 90 分钟）50g，炙甘草 60g，水蛭 5g，三七 5g。水煮服用，每日 1 剂。

我一看方子“药少量大”，和我的开方风格相似，就问是谁开的方子？

中医同行笑着说：“忠海老师，这是你开的方子呀，我当时留了个底！我之前心脏供血不足，觉得咽喉堵得慌，就抓了此方，吃了 10 剂，1 年未再复发。”

【医案总结】本医案用的是周氏三味降压汤与三味阳气汤合方，并增加附子大补阳气，佐以活血化瘀的水蛭和三七而成，效果显著。

医案 3：3 剂中药降压

患者，男，62 岁，河南周口市人，2023 年 3 月 11 日因高血压前来就诊。

自诉多年高血压、糖尿病病史，有高血压家族史，靠吃降压药维持。

最近 20 多天，因头晕，睡眠不佳，量血压才知道血压高。昨天测血压 230/130mmHg，即便是加服降压药至平时五倍的量，也无济于事。医院检查提示可能与颈椎病有关。脉象不及寸，舌不红。

【446 辨证】“62 岁”，多存在阳虚或气虚。“多年的高血压、糖尿病病史”，长期患病必然导致气血阴阳的耗损。“脉象不及寸”，气虚。不能上升充养头脑。故头晕，睡眠不佳。“舌不红”，无热象。

【综合辨证】符合高血压多半是因“阳气虚”而表现出来的应激反应，即周氏三味降压汤的应用指征。

【确定方药】在埋线的基础上，用“周氏三味降压汤”加疏肝行气，健胃消食的生麦芽；加补脾养胃，生津益肺的淮山药。

生黄芪 120g，桂枝 30g，葛根 60g，生麦芽 20g，淮山药 30g。水煮服用，每日 1 剂。

【效果反馈】3 月 14 日，患者反馈：今天好多啦！测血压 145/80mmHg。

（刘宗强）

医案 4：周氏三味降压汤加味验案

2021 年 1 月 28 日，一位姓郑的中医爱好者求诊：男，四五十岁，最近血压偏高，为 135/93mmHg，伴心慌、气短、心悸，有时还感觉心堵。舌略胖淡，舌边微红，苔白厚。

【446 辨证】“四五十岁”，四虚之时。“血压偏高，为 135/93mmHg”，阳气虚。“心慌、气短、心悸”，阳气虚不充养。“心堵”，阳气虚不运化。“舌略胖淡，舌边微红，苔白厚”，胖淡为阳气虚，微红为有郁热、局部实火，苔白厚为阳气虚，排除阴虚和实火。

【综合辨证】阳气亏虚，痰湿不化，兼有郁热。

【确定治则】温阳益气，化痰祛湿，兼清郁热。

【确定性味】甘温辛热，兼配寒凉。

【确定方药】在“周氏三味降压汤”基础上增加化痰活血药及消食收涩药。

生黄芪 120g，桂枝 30g，葛根 60g，白芥子 10g，莱菔子 10g，丹参 20g，山楂 10g，五味子 20g。水煮服用，每日 1 剂。先吃 3 剂，反馈效果。第一顿先喝 1/10，身体适应了再加量服用。

【效果反馈】2021 年 2 月 6 日，郑某电话告知：“上次的方子，效果很好，非常感谢。”

【知识补充】白芥子：性味辛温，化痰逐饮，散结消肿。

莱菔子：性味辛甘平，消食除胀，降气化痰。

丹参：性味苦微寒，祛瘀止痛，活血通经，清心除烦。

山楂：性味酸甘微温，消食健胃，行气散瘀。

五味子：性味酸甘温，收敛固涩，益气生津，补肾宁心。

医案 5：后脑发热脑鸣 1 剂效

2020 年 5 月 4 日，刘某求诊：女，64 岁，症见后脑发热，脑鸣不舒服，听见声音时心慌，胃不好，喜欢吃热食，胃胀，不敢吃硬食，舌淡，脉沉，手脚怕冷。

【446 辨证】“64 岁”多是虚证。“后脑发热”，有热在脑。“脑鸣不舒服”，火证或阳气虚都会导致脑鸣。“听见声音时心慌”，阳气不足不养心。“胃不好，喜欢吃热食”，阳气虚，胃寒。“胃胀”，阳气虚不运化或气滞。

“不敢吃硬食”，气虚消化力弱。“舌淡”，排除实热证。“脉沉”，阳气虚。“手脚怕冷”，阳气虚。

【综合辨证】气虚阳弱，脾胃不运，气滞郁热，痰饮不化。

【确定治则】补气温阳，健脾养胃，理气清热，消痰化饮。

【确定性味】甘温为主，辛开苦降，佐以寒凉。

【确定方药】周氏三味降压汤、三味阳气汤、半夏泻心汤、理中丸合方，再加厚朴、生石膏。

生黄芪 120g，葛根 60g，桂枝 30g，炙甘草 30g，党参 20g，炒白术 20g，干姜 20g，姜半夏 25g，厚朴 10g，黄芩 15g，黄连 6g，去核大枣 12 枚，生石膏 60g。水煮服用，每日 1 剂。

【效果反馈】2020 年 5 月 5 日，患者反馈：药吃 1 剂，感觉后脑不舒服的症状大大减轻。

医案 6：体弱腹泻口冒清水，6 剂基本正常

2022 年 4 月 18 日，陈某在微信上求诊：男，52 岁。素来身体不好，面色萎黄，舌苔齿痕，从小就易腹泻，大便不成形。前段时间因觉得身体有点好转，连续 3 天，每天吃一个苹果，后胃里觉冷，口味淡，现在大便不成形，口里冒清水，受凉后头冒冷汗。如果有空闲，上午要睡觉，中午吃了饭又要睡觉，吃了晚饭，还要睡一下。晚上依然能睡，感觉人很疲倦。舌淡苔白中有裂痕。

【446 辨证】“52 岁”，四虚的身体。“素来身体不好”，体弱多病易气虚。“面色萎黄”，血虚、脾胃弱。“舌苔齿痕”，气虚不化水湿。“从小就易腹泻，大便不成形”，阳气虚，脾胃弱。“连续 3 天，每天吃一个苹果，后胃里觉冷，口味淡，现在大便不成形，口里冒清水”，伤了胃阳，不化水湿。“受凉后头冒冷汗”，阳气虚。“如果有空闲，上午要睡觉，中午吃了饭又要睡觉，吃了晚饭，还要睡一下。晚上依然能睡，感觉人很疲倦”，阳气虚养脑不足。“舌淡苔白中有裂痕”，阳气虚，排除实火证、阴虚证。

【综合辨证】阳气大虚，养脑不足，脾胃虚弱，水饮不化。

【确定治则】大补阳气，养脑升清，健脾养胃，温化水饮。

【确定性味】大温大热，大甘大辛，微凉相制。

【确定方药】补气升清汤（即周氏三味降压汤、四逆汤、理中丸合方），加姜、枣健脾阳益气补血，再加麻黄宣发阳气。

生黄芪 120g，葛根 40g，桂枝 20g，麻黄 10g，制附子（有毒，须先煮 90 分钟）30g，干姜 30g，炙甘草 30g，炒白术 30g，党参 30g，生姜丝 30g，大枣（去核）12 枚。水煮服用，每日 1 剂。

【效果反馈】2022 年 4 月 24 日，陈某反馈：服药后，疲倦、嗜睡的症状已有改善。但是有点发热，出微汗，脱件衣服就会着凉，打喷嚏，感觉自己有点感冒，太阳穴处有点紧痛。

我：原方继续服用即可。

2022 年 5 月 1 日，陈某反馈：身体已经基本恢复正常，不再疲倦、嗜睡了。

医案 7：重病流泪 3 剂药效胜名医

2022 年 6 月 27 日，一位同行邓医生求诊：女，47 岁。便溏、乏力、腹胀、纳差、肢冷、腰酸、腿困、畏寒肢冷、易汗出。舌胖大齿痕明显，头晕严重，影响工作、学习，脉沉弱，头面上半身易汗，见凉流涕，清涕多，久治不愈。月经量少，色黑，腰酸背痛乏力。喜欢中医，想努力学习，总因身体不好，无精神，学不下去。

头发白，睡眠差，双眼圈灰暗无光。冬天脚、手、脸、耳见冷易起冻疮，特别腰以下，四肢冰凉不温，比正常人怕冷。自然温度下矿泉水、水果都不能进食，食后腹痛腹泻。吃完肉食类腹泻更严重。舌淡大淡嫩有齿痕，苔白。

【446 辨证】“47 岁”，四虚之体。“便溏”，脾胃阳气不虚。“乏力”，气虚。“腹胀”，气虚不运。“纳差”，气虚不养脾胃。“肢冷”，阳虚。“腰酸”，阴虚。“腿困”，气虚。“畏寒肢冷”，阳虚。“易汗出”，阳气虚不固摄汗液。“舌胖大齿痕明显”，阳气虚。“头晕严重，影响工作、学习”，阳气虚不养头。“脉沉弱”，沉阳虚，弱气虚。“头面上半身易汗，见凉流涕，清涕痰多，久治不愈”，阳气虚。“月经量少”，血虚。“色黑”，阳虚则寒

而黑。“腰酸”，阴血不足。“背痛”，阳气虚不运。“乏力”，气虚。“身体不好，无精神，学不下去”，阳气虚。“头发白”，气血阴阳虚。“睡眠差”，阳气和阴血虚都会导致，未见舌红苔少的阴虚伴随症，结合其他病症，显然是阳虚。

“双眼圈灰暗无光”，阳气虚。“冬天脚、手、脸、耳见冷易起冻疮，特别腰以下，四肢冰凉不温，比正常人怕冷”，阳气虚。“自然温度下矿泉水、水果都不能进食，食后腹痛腹泻”，脾胃阳虚。“吃完肉食类腹泻更严重”，气虚消化能力弱。“舌淡大淡嫩有齿痕，苔白”，阳气虚，同时排除阴虚证和实火证。

【综合辨证】阳气大虚，阴液不固，脾胃虚弱，兼有血虚。

【确定治则】大补阳气，升清止泻，健脾养胃，兼以生血。

【确定性味】大甘大温，大辛大热。

【确定方药】重用周氏三味降压汤再加党参、炙甘草补气；加姜、枣健脾养胃，补阳散寒，益气生血；加炒白芍酸收止泻，滋阴补血。

生黄芪 240g，葛根 40g，桂枝 40g，党参 50g，炙甘草 30g，生姜丝 60g，去核大枣 12 枚，炒白芍 30g。水煮服用，每日 1 剂。

【效果反馈】6 月 30 日，邓老师高兴地反馈：开方是来月经第 1 天，下午服 1 次后，腹、腰困痛减轻。第 2 天早上睁开双眼，四肢、背部困痛不明显，虽然乏力但嗜睡症状减轻。手指关节、膝关节困痛不明显了。以前坐卧不安，痛苦到难以表达，时常会黯然泪下。

本次服药 3 剂症状改善明显，服药 20 余年，从未有如此明显疗效，现又重燃了治疗的希望。在此表示最真诚的感谢！

医案 8：周氏三味降压汤加味散剂的疗效

2021 年 10 月 12 日，李某求诊：男，52 岁，主诉头晕，心慌，气短，血压 150/100mmHg，舌淡苔薄白，脉沉细。大便正常，口干，平时不爱喝水。

【综合辨证】阳气亏虚，心脾两虚。

【确定治则】补阳气，活血，健脾除湿。

【确定方药】周氏三味降压汤加味。

生黄芪 180g，葛根 60g，桂枝 40g，丹参 30g，川芎 30g，茯苓 30g，白术 30g，人参 10g，麦冬 30g，五味子 15g，炙甘草 15g。2 剂打粉，每日 3 次，每次 10g。

【方义解析】周氏三味降压汤：生黄芪、葛根、桂枝。通心阳：桂枝、甘草。养心阴：人参、麦冬、五味子。活血：丹参、川芎。健脾除湿：茯苓、白术。

【疗效反馈】2021 年 11 月 6 日，患者反馈：头不晕了，心慌、气短症状消失，血压 128/82mmHg，已经正常。

（杨晓辉）

医案 9：应用周氏三味降压汤加味医案

2021 年 10 月 27 日，刘某求诊：男，38 岁，头晕，血压高，160/100mmHg，舌淡苔薄白，舌尖偏红，双关弦，小便黄，大便正常，偏胖，爱出汗。

【综合辨证】阳气虚，不运化水湿。

【确定治则】补阳气，除湿，兼清郁热。

【确定方药】周氏三味降压汤加味。

黄芪 120g，葛根 60g，桂枝 30g，白芥子 12g，莱菔子 12g，丹参 20g，山楂 12g，五味子 20g，栀子 10g，淡豆豉 30g。水煮服用，每日 1 剂。

【疗效反馈】2021 年 11 月 4 日，患者反馈：头晕止，精神佳，血压 130/85mmHg。

【医案总结】周氏三味降压优化方，从气虚的思维来治疗高血压，一改前人治疗高血压用“镇肝息风，平肝潜阳”的方法，给我们临床提供了一个新的思路。感恩周忠海老师毫无保留地把临床秘验方无私奉献分享给我们。

（杨晓辉）

医案10：头空干咳3剂见效

患者，男，69岁。前几个月面瘫2次，曾用中药治疗，效果不明显。现在面部不正常，皮肤时有拉扯感，觉得眼、口常不正。感冒后汗多，浑身无力，头空，干咳，流清鼻涕，气短，焦虑不安，夜间梦多睡眠不佳，腰酸疼痛，自认为生命可能走到了尽头。

【446辨证】“69岁”，气血阴阳偏虚。“前几个月面瘫2次”，内里阳气虚，外有风寒。“现在面部不正常，皮肤时有拉扯感，常觉得眼、口不正”，阴血不足则易痉挛。“感冒后汗多”，阳气虚。“浑身无力”，气虚。“头空”，气血阴阳不足，不能上养于脑而空。“干咳”，阳气虚不运，逆而上冲和阴虚皆可导致，同时排除痰饮少。“流清鼻涕”，有余邪外寒。“气短”，气虚。“焦虑不安，夜间梦多睡眠不佳”，气虚不养心脑。“腰酸疼痛”，气虚兼有阴血不足。“自认为生命可能走到了尽头”，阳气虚则易悲观。

【综合辨证】阳气亏虚，略有阴血不足，不养心脑肺经络。

【确定治则】大补阳气，兼以滋阴补血，缓解痉挛。

【确定性味】甘温补气温阳益血为主，辛开苦降理气为辅。

【确定方药】周氏三味降压汤、芍药甘草汤（滋阴补血益气，缓急止痉挛）合方，加健脾胃，益气血的姜、枣；加下气宽胸的枳实、厚朴；加止咳平喘的杏仁；加宁心安神，益气化饮的茯苓。

生黄芪120g，葛根50g，桂枝30g，炒白芍30g，炙甘草15g，生姜丝30g，大枣（去核）12枚，杏仁12g，厚朴15g，枳实15g，茯苓50g。水煮服用，每日1剂。

【效果反馈】1剂药后，感冒咳嗽减轻80%，浑身轻松，面瘫留下的眼口不正之感及肌肉拉扯感全部消除。2剂药后，基本恢复正常。3剂药后称之神奇。

（杜亚鸿）

医案11：肩周炎耳鸣血压高3剂愈

患者，女，48岁。肩周炎，颈椎难受，血压高，左耳鸣，口腔炎，嘴巴上火。

【446 辨证】“48 岁”，虚体。“肩周炎”，气血阴阳虚损，寒湿血瘀皆可以导致。“颈椎难受”，经络不通，气血阴阳不足，寒湿血瘀皆可以导致。“血压高”，年高久病多气虚。“左耳鸣”，阳气虚不养清窍，阳气虚浮之火，郁火，局部实火皆可以导致。“口腔炎，嘴巴上火”，阳气虚不输布阴血滋养，阳气虚浮之火，郁火，局部实火皆可以导致。

【综合辨证】阳气亏虚，阴血不足，血瘀经络，略有虚火郁火，局部实火。

【确定治则】补阳益气，滋阴补血，活血通络，清热。

【确定性味】甘温为主，辛温为辅，少佐寒凉。

【确定方药】周氏三味降压汤减量，加甘草益气，缓急止痛；加生姜温阳散寒湿；加大枣补血益气；加芍药滋阴补血，缓急止痛；加当归补血活血；加川芎行气活血，散寒祛湿。

生黄芪 60g，葛根 30g，桂枝 20g，炙甘草 12g，切片生姜 15g，大枣（去核）12 枚，芍药 20g，当归 10g，川芎 15g，黄连 5g。每日 1 剂，分 3 次饭前服用。

【效果反馈】此患者痊愈后，说：“医术好，见效快，真是灵，不仅肩颈难受、口腔炎好了，耳朵也不响了”！

（李　霞）

（五）周氏三味降压汤加减医案精选

医案 1：太阳穴痛手麻 6 剂中药的疗效

2023 年 2 月 27 日，我嫂子娟发来自己的舌苔照片，显示舌体胖大淡红苔白，舌体往一侧歪。问我这种情况怎么样。

我：舌头有点歪。

娟：怎么回事？

我：脑血管病前兆。可以用生黄芪 120g，葛根 60g，炙甘草 30g。水煮服用，每日 1 剂，常喝。

娟：哦。舌头左边短，右边长。这个病好吓人呢！

我：嗯嗯，提前预防吧！

2023 年 3 月 5 日，嫂子反馈：二弟，中药已经吃完 3 剂，第 1 天吃后有呃逆、排气的现象，后面就没了。

我：说说吃药前的不适病症，好做前后对比。

娟：年前感觉左边太阳穴有点痛，右手腕上麻。这两天太阳穴不痛，手还有点麻，不知道是颈椎不好，还是怎么回事？

我：原方继续服用。手麻相比于吃药前，轻了几成？

娟：三成吧。

我：再吃 3 剂看看，不行再加药。

2023 年 3 月 9 日，嫂子再次发来反馈信息：小海，今天又煎药了，手麻比前几天好点了，现在仅剩手指尖有点麻，之前是从腋窝麻到指尖。

我：长期服用就可以。

医案 2：左眼充血伴高血压 6 剂愈

2022 年 10 月 12 日，王某求诊：65 岁，大便每天 4 次左右，舌痛，一吃辣椒腹部热痛，解大便时肛门痛。睡眠不好，口不渴，白天从来不喝水，有高血压史，胆结石行腹腔镜胆囊切除术后，前两周曾发左眼充血，早上起床有眼屎，经常觉得热，夏天天天喝冷饮，舌淡胖大有裂痕。

【446 辨证】“65 岁”，气虚用炙甘草。“大便每天 4 次左右”，阳气虚不固则便多，可用生姜、炙甘草，水湿多下注大肠则便多，可用生姜。“舌痛”，阳气虚不运，郁而痛，可用生姜、炙甘草。“一吃辣椒腹部热痛”，有实火或郁热，要用栀子、淡豆豉。“解大便时肛门痛”，阳气虚不运则郁而痛，可用生姜、炙甘草温阳补气，缓急止痛；有实火也会郁而痛，可用栀子、淡豆豉清热散郁止痛。“睡眠不好”，气虚失眠用炙甘草，郁热用栀子、淡豆豉。“口不渴，白天从来不喝水”，未伤阴液，实火郁热不严重。“有高血压史”，气虚导致可用炙甘草，郁热导致可用栀子、淡豆豉。“胆结石行腹腔镜胆囊切除术后”，术后易气虚，要用炙甘草。“前两周曾发左眼充血”，阳气虚不固血，可用生姜、炙甘草；实火入血，则血沸而乱行，可用栀子、淡豆豉。“早上起床有眼屎”，阳气虚不运水饮，可

用生姜、炙甘草；湿热导致可用栀子、淡豆豉，清热燥湿。“经常觉得热，夏天天天喝冷饮”，有实火或郁热，可用栀子、淡豆豉。“舌淡胖大有裂痕”，阳气虚为主，实火郁热不严重。

【综合辨证】阳气虚为主，兼有郁热，水饮不化。

【确定治则】大补阳气，清热散郁，温水化饮。

【确定性味】甘温辛热为主，苦寒凉为辅。

【确定方药】附子理中丸、栀子豆豉甘草汤、栀子豆豉生姜汤合方。

栀子 15g，淡豆豉 30g，炙甘草 30g，生姜丝 50g。水煮服用，每日 1 剂。另用附子理中丸，研碎按说明书 2 倍量水煮兑入汤药中服用。

【效果反馈】10 月 16 日患者复诊：以前大便每天 4 次，现 2 次，睡眠有所好转，解大便时肛门不痛，眼睛没有眼屎，服药第 2 天舌痛减轻，第 3 天再次出现。现只剩下舌头像火烧般痛，之前左眼充血，突然左眼看不见，医院治疗 10 天，仍觉眼前有阴影。

【确定用药】补气力度不够加生黄芪 120g；清热力度不够加葛根 60g（还可升清），生石膏 60g。

我调整药方如下。

生黄芪 120g，葛根 60g，生石膏 60g，栀子 15g，淡豆豉 30g，炙甘草 30g，生姜丝 50g。水煮服用，每日 1 剂。另用附子理中丸，研碎按说明书 2 倍量水煮兑入汤药中服用。

【效果反馈】10 月 22 日反馈：共服 6 剂中药，基本痊愈，感谢！

患者女儿还在朋友群里发来感谢信息：喜讯！我妈妈，65 岁，大便每天 4 次左右，舌痛，一吃辣椒肚子热痛，解大便时肛门痛。睡眠不好，口不渴，白天从来不喝水，有高血压史。胆结石行腹腔镜胆囊切除术后，前两周曾发左眼充血，早上起床有眼屎。她经常觉得热，夏天天天喝冷饮，晚上睡觉脚热得很。吃了周医生开的方子 6 剂，基本痊愈。感谢周医生的大爱！

医案 3：总想睡夜尿频舌尖干燥辣，3 剂见效

刘某，女，六七十岁，自诉总想睡，但睡不着，哈欠也特别多，夜

尿频多，早上起来舌尖干、燥、辣。

【446 辨证】“六七十岁”，多虚体虚证。“总想睡，但睡不着”，阳气虚不能上达于脑。“哈欠也特别多”，气虚困乏才会哈欠连天。“夜尿频多”，阳气虚。“早上起来舌尖干、燥、辣”，阳气虚不布阴液，故干、燥、辣。

【综合辨证】阳气亏虚，阴液不足。

【确定治则】补阳益气，醒神滋阴，补血安神。

【确定性味】甘温为主，甘凉为辅，辛平为使。

【确定方药】因患者舌尖“干、燥、辣”，所以将“周氏三味降压汤”中药性辛温的桂枝换成药性平和补气的炙甘草，加滋阴养血安神的龙眼肉；滋阴血，补肝肾的枸杞子；健脾温胃，益气补血安神的姜、枣。

生黄芪 160g，葛根 60g，炙甘草 30g，龙眼肉 50g，枸杞子 40g，生姜丝 30g，大枣（去核）12 枚。水煮服用，每日 1 剂。

【效果反馈】2018 年 12 月 29 日，患者反馈：吃了您开的这个药，当天晚上，起来 3 次，拉水样便。这两天，哈欠没那么多了，晚上睡觉也好了。才喝 3 剂药，就解决了很多症状。您判断症状和用药真的是特别到位。

【疑点解惑】问：方中并没有用苦寒、咸寒的药，反而用大量甘温的生黄芪、龙眼肉、大枣，升清止泻的葛根，甚至加了辛温散寒止泻的生姜，甘草也是用的炙甘草，患者为何反而出现腹泻了呢?

答：善哉！此问甚妙！本医案出现腹泻有两个原因。一是阳气充足后运化水湿，外排所致；二是枸杞子和龙眼肉有滋润通便的作用。这种腹泻与用苦寒、咸寒药伤阳气、泻阴液导致的腹泻有本质不同，反而是补阳气、滋阴液的。

问：我在临床有感受，用补阳加滋阴药，患者虽会腹泻，但人很精神，吃第 2 剂就不拉了。我想问问老师，为什么第 2 剂吃后就不会腹泻了呢?

答：原本多余的水湿被排出了，腹泻自然就止了。

【周克兵医生领悟】我遇到很多中老年人反映，夜间睡觉醒来，口中干燥地像沙漠一样，甚至干涩到张不开口。我总认为是肝胆有热，用小柴胡汤，吃了无效，反而大便溏泻。今天看您在群里分享才恍然大悟，这是肾阳气化功能差，阴液无法上腾于舌面所致。其根本是阳气虚，而不是有热。思路不清晰，导致诊断有误，误治导致患者雪上加霜。

现在许多人夜里口干口苦，是因加班拼命赚钱养家，也有人喜欢熬夜，不仅伤肝，而且伤肾，单纯用小柴胡汤清肝胆之热，有些人吃了无效，反而大便溏泻，是因为疏忽了伤肾内耗肾阳，阳气不能上腾舌面，也不能濡养肝阴，肾水不能涵肝。因此，思路要全面，诊断才正确，患者吃了才有效。

（六）验方医案提要总结与应用思路拓展

1. 周氏三味降压汤原方原量医案提要

医案 1：患者 70 多岁，头昏沉，每天都要用头在门框上蹭、压，或用手按压，才感觉病苦缓解，吃药几天后，就没有这些症状了。

医案 2：患者 52 岁，受惊后心动过速，血压随之升高，心悸特别严重，舌淡深红，苔少，喝药几天，血压降下来了。

医案 3：患者中年人，血压 180/110mmHg，服用 3 剂药后，血压降为 120/90mmHg。

医案 4：患者脑出血中风后血压一直降不下来，舒张压总在 100mmHg 左右，服药后舒张压维持在 88mmHg 左右，收缩压还有点高，在 145mmHg 左右。

医案 5：患者长年高血压，服用 2 剂药后，反馈效果很好。

医案 6：患者血压 160/95mmHg，有时还达到 165/105mmHg，睡眠质量不好，大便不成形，平时眼睛总是感觉胀胀的，偶尔左侧后脑勺有点痛，血压高的时候手会冷，舌体胖大色淡苔白，服 1 剂药后，血压降为 130/85mmHg。

以上 6 个医案皆是原方应用，只要是年高、舌淡苔白、阳气虚型引起的血压高、头昏或沉，皆可以应用“周氏三味降压汤”，原方就可以取效。

2. 周氏三味降压汤与三味阳气汤合方医案提要

医案 1：患者，老年人，心哆嗦，血压高，用三味阳气汤治疗心哆嗦，用周氏三味降压汤治疗血压高，合方而效。

医案 2：患者，中年人，面色暗黄，皮肤虚而松弛，舌淡少红胖而老，苔白，浑身痛，胸口闷，无力，合方而效。

只要有心慌、胸闷、气短、舌淡苔白，血压高、头晕、脑沉症状就可以用三味阳气汤与周氏三味降压汤合方。

3. 周氏三味降压汤加味医案提要

医案 1：患者三高，心脏到下午就痛得厉害，用三味阳气汤、周氏三味降压汤合方，再加大补阳气的附子才取效。

医案 2：患者心脏供血不足，觉得咽喉堵得慌，用三味阳气汤、周氏三味降压汤合方，再加大补阳气的附子，略加活血化瘀的三七、水蛭，吃了 10 剂，一年未再犯病。

医案 3：患者 62 岁，头晕，睡眠不佳，血压 230/130mmHg，用周氏三味降压汤加疏肝行气，健胃消食的生麦芽；补脾养胃，生津益肺的淮山药，血压降至 145/80mmHg。

医案 4：患者四五十岁，心慌、气短、心悸，血压 135/93mmHg，心堵，舌略胖淡，舌边微红，苔白厚，用周氏三味降压汤加化瘀活血药及消食收涩药，效果很好。

医案 5：患者 64 岁，后脑发热、脑鸣、心慌，胃不好喜吃热食，胃胀，不敢吃硬食，舌淡，脉沉，手脚怕冷，属阳气虚兼有郁热，用周氏三味降压汤合方而取效。

医案 6：患者 52 岁，面色萎黄，舌苔齿痕，从小就易腹泻，大便不成形，口里冒清水，受凉头冒冷汗，多睡，感觉人很疲倦，舌淡苔白中有裂痕，属于阳气大虚，养脑不足，脾胃虚弱，水饮不化，用合方加味而取效。

医案 7：患者 47 岁，病症比较多，病因是阳气大虚，阴液不固，脾胃虚弱，兼有血虚，重用周氏三味降压汤再加党参、炙甘草补气；姜、枣健脾养胃，补阳散寒，益气生血；炒白芍酸收止泻，滋阴补血。3 剂效。

医案 8：患者 52 岁，头晕，心慌，气短，血压 150/100mmHg，收缩压有时也超过 160mmHg，大便正常，口干，平时不爱喝水，舌淡苔薄白，脉沉细，用周氏三味降压汤加味，打粉服用而取效。

医案 9：头晕，血压高，160/100mmHg，舌淡苔薄白，舌尖偏红，双关弦，小便黄，大便正常，偏胖，爱出汗，用周氏三味降压汤加味后，血压降为 130/85mmHg。

医案 10：患者 69 岁，前几个月面瘫，面部不正常、皮肤时有拉扯感，眼、口常不正，感冒后汗多，浑身无力，头空，干咳，流清鼻涕，气短，焦虑不安，夜间梦多睡眠不佳，腰酸疼痛，属“阳气亏虚，略有阴血不足，不养心脑肺经络”，用周氏三味降压汤、芍药甘草汤合方加味，2 剂药后恢复正常。

医案 11：患者 48 岁，肩周炎，颈椎难受，血压高，左耳鸣，口腔炎，嘴巴上火，属“阳气亏虚，阴血不足，血瘀经络，略有虚火郁火，局部实火”，用周氏三味降压汤减量加甘草、生姜、大枣、芍药、当归、川芎而取效。

4. 周氏三味降压汤加减医案提要

医案 1：患者舌头有点歪，手麻，舌体胖大淡红苔白，用周氏三味降压汤去桂枝加葛根而取效。

医案 2：患者 65 岁，大便每天 4 次左右，舌痛，一吃辣椒，腹部热痛，解大便时肛门痛，睡眠不好，高血压，左眼充血，早上起床有眼屎，经常觉得热，夏天天天喝冷饮，舌淡胖大有裂痕，属于气虚为主兼有郁热实火，用寒凉的生石膏代替周氏三味降压汤中辛温增热的桂枝，合附子理中丸，3 剂基本痊愈。

医案 3：患者六七十岁，总想睡，但睡不着，哈欠特别多，夜尿频多，舌尖“干、燥、辣”，属“阳气亏虚，阴液不足”，将周氏三味降压汤中药性辛温的桂枝换成药性平和补气的炙甘草，再加滋阴养血安神的龙眼肉；滋阴血，补肝肾的枸杞子；健脾温胃，益气补血安神的姜、枣。

5. 思路拓展

一切慢性气虚性高血压皆可以应用周氏三味降压汤，患者多年高、体弱、舌淡苔白。

常见病症有头晕、头痛、头部喜按喜压、颈项板紧、疲劳、注意力不集中、记忆力减退、肢体麻木、夜尿增多、心悸、胸闷、乏力等。劳累、精神紧张、情绪波动后，血压明显持续升高，病症加重，甚至清晨活动后血压可迅速升高，出现清晨高血压，从而导致心脑血管事件多发生在清晨。

阴虚证、内火证、痰饮水湿证、血瘀证、气滞证、食积证、外火证、伤暑证、外湿证应禁止单独服用周氏三味降压汤。

五、温通承气散

（一）验方简介

温通承气散是专治老年阳气虚型便秘的验方。便秘是老年人常见病症，若单用苦寒药则伤脾败胃。我在临床中总结出一个在大承气汤基础上集“润肠通便清郁热，温阳理气消瘀滞”于一体的方子，应用于临床效果甚佳，且不伤人体正气。

【方剂组成】枳实 50g，厚朴 50g，芒硝 50g，生大黄 50g，生白术 50g，生莪术 50g，蒸附子 50g。注意：附子必须先进行蒸制再晒干。

【方剂歌诀】枳朴芒硝生大黄，白术莪术皆生用。附子温阳助运化，等量煎服或服粉。

【用法用量】打成粉，过筛，每日 1～3 次，每次空腹用开水冲服 5～10g；或者汤药减半，水煮服用。

【方药解析】枳实、厚朴同性温，味苦辛酸，能破气消积滞，化痰散痞结。芒硝性寒，味咸苦，可泻热通便，润燥软坚，清火消肿。生大黄性寒，味苦，能泻热通肠，凉血解毒，逐瘀通经。白术性温，味甘苦，可健脾益气，燥湿利水，止汗安胎，生用可润肠通便。莪术性温，味辛、苦，可行气破血，消积止痛，生用活血消积力强。附子，大补阳气第一药，外可祛风、寒、湿，内可大补阳气，助运化之功。

【临床功效】下气消积导滞，清热润肠通便，补阳益气助运。

【常见病症】年老、产后阳气不足，运化不利的便秘，同时小便频数，舌淡胖大，苔白，或略黄，或白苔上有浮黄。

【要点提示】阴虚的便秘，舌多鲜红少苔，小便少而黄；实火的便秘，舌多是通红、深红，苔黄、干裂，小便不频数，尿色深黄。

（二）验方医案精选

医案 1：前列腺炎便秘 10 多年服药后速效

2021 年 6 月 3 日，冯某就诊，男，63 岁。诉便秘 10 多年，最近加重，有前列腺炎史。舌质红苔黄湿润，双关脉弦紧。口苦，口干，无外感，面色萎黄，四肢冰凉，大便 5 天未行，小便淋漓不尽，急需解决便秘问题。

【446 辨证】“63 岁”，年高阳气阴血皆虚。“便秘 10 多年”，久病虚体加虚病。“最近加重，有前列腺炎史”，多为阳气虚或阴虚。“舌质红苔黄湿润”，舌质红为火，苔黄也为火，湿润为阳气虚不化水湿。“双关脉弦紧”，弦为气滞，紧为寒郁。“口苦”，有实火。“口干”，阴液虚。“面色萎黄”，血虚。“四肢冰凉”，阳气虚。“大便 5 天未行”，阳气虚不运化。“小便淋漓不尽”，阳气虚并有气滞血瘀。

【综合辨证】阳气虚不运化，兼有阴虚郁火，尚有气滞血瘀。

【确定方药】附子补阳，白术补气，莪术活血化瘀导积，枳实、厚朴下气消滞，芒硝滋阴清热通便，大黄清热泻火，通便化瘀，即用温通承气汤可取速效。

生白术、蒸附片、莪术、枳实、厚朴、大黄、芒硝各 50g。打粉每日餐前冲服，每日 3 次，每次 5～10g。

嘱：每日 3 次，每次餐前 10g 冲服，大便通后改为每次 5g 冲服。百日为期，连服 3 个月巩固，使其自然形成排便反射。

【疗效反馈】随访至 2021 年 10 月 5 日，排便良好，前列腺炎引起小便困难的问题也随之解决，真是一通百通啊！

【医案总结】在临床经常碰到老年性便秘，有些患者自行在药店购买并常服益清胶囊、九制大黄丸、番泻叶颗粒，导致脾阳受损，恶性循环，越吃中焦越虚，便秘越严重，同时给医生治疗带来了困难。

我在临床常给患者开几剂中药，很快解决患者便秘问题，但药一停，便秘依旧如故。患者再次就诊时就会说："大夫，我怎么还便秘啊？"有时候，我觉得很尴尬，心想："几十年的便秘，想靠区区几剂中药就解决几十年的虚损？"

正在困惑的时候，就想起周老师书中有"温通承气汤"，仔细看了配方，决心拿来一用。服药次日，效果明显，高兴感叹：老师诚不欺我也。希望同道多多运用，为更多的便秘患者解除痛苦。

（杨晓辉）

医案2：便秘小便多伴下坠感，服药当天见效

2021年11月6日，一位微信名叫"尽心"的网友替其父亲求诊。

吴某，男，老年人，解小便的时候，也想解大便，腹部不适，大便只有一点是干的，大多不成形。白天喝水较多，口干，小便量比较正常，但频次高。夜尿频数，半个小时，甚至几分钟1次，量少色淡黄，大便有感，但解不出，伴肛门下坠感。夜间症状是从晚上9点开始，一直持续到早晨。

【446辨证】"老年人"，四虚之体。"解小便的时候，也想解大便"，阳气虚，固摄弱。"腹部不适"，阳气虚不运化，则易郁积。"大便只有一点是干的，大多不成形"，阳气虚排便不畅，水湿不化而大便稀。

"白天喝水较多，口干，小便量比较正常，但频次高"，阳气虚不运化阴液则口干。"夜尿频数"，阳气虚不固，夜晚阴气重故加剧。"半个小时，甚至几分钟1次"，阳气虚不固尿。"大便有感，但解不出，伴肛门下坠感"，气虚升提力弱故下坠。

【综合辨证】阳气亏虚，腹肠郁积。

【确定治则】补阳益气，下气消积。

【确定性味】甘温辛为主。

【确定方药】温通承气汤。生白术、制附片（有毒，须先煮90分钟）、生莪术、枳实、厚朴、大黄、芒硝各20g。水煮服用，每日1剂。

【效果反馈】当天下午反馈：好消息，熬煮了3小时后，下午3点喝了半小碗，1小时后再喝半小碗，下午6点左右解大便1次，七点半再解大便1次，感觉对症，肛门下坠感得到缓解。即使今晚只喝了小半碗玉米粥，也没有之前饿得发慌的感觉了。

【疑点解惑】为何患者便秘的同时还会小便多，而不是大小便都少？

答：便秘是阳气虚不运化，小便多是阳气不固摄尿液导致的，而不是实火证或阴虚灼伤阴液导致的。

医案3：学员应用温通承气汤举隅

患者，女，84岁，平时便秘，近1周无大便，舌红。服温通承气汤，每次10g。服药3次后大便通畅。

患者，男，老年人，长期性便秘。原方服用，效果甚佳。

王某，有心脑血管疾病病史，伴长期性便秘，以治疗脑血管的汤剂配合温通承气散，心脑血管与便秘皆得到改善。

【疑点解惑】问：周老师您曾讲过小建中汤治虚秘，温通承气散除了剂型和小建中汤有别，方义上和小建中汤有什么区别呢？

答：温通承气散是治疗阳气虚不运化导致的便秘，同时有小便过少，或过多，或大小便不通畅的现象，多伴有前列腺炎问题。小建中汤主要偏补，适合气血阴阳都虚，特别是阴液不足，不滋润肠胃导致的便秘。

（三）验方医案提要总结与应用思路拓展

1. 医案提要

医案1：患者，63岁，便秘10多年，有前列腺炎史，舌质红苔黄湿润，双关脉弦紧。口苦，口干，无外感，面色萎黄，四肢冰凉，大便5天未行，小便淋漓不尽，急需解决便秘问题。服用温通承气汤第2天，效果明显，前列腺炎引起小便困难的问题也随之解决，真是一通百通啊！

医案2：老年人，解小便的时候，也想解大便，腹部不适，大便只有一点是干的，大多不成形。白天喝水较多，口干，小便量比较正常，但频次高。夜尿频数，半个小时，甚至几分钟1次，量少色淡黄，大便有感，但解不出，伴肛门下坠感。服用温通承气汤，当天下午6点左右解大便1次，七点半解大便1次，感觉对症，肛门下坠感缓解，也没有之前饿得发慌的感觉了。

医案3：全部是老年人，有阳气虚的基础，应用温通承气汤效佳。当然，年轻人阳气虚引起的便秘也可以应用。

2. 思路拓展

温通承气汤使用的特点是大便干结或大便偏稀，排便困难，同时极易出现小便频数的现象。

为什么会出现大便干小便频数，这么奇怪的情况呢？

中医学讲阳气运行阴液，上输于脾，脾气散精，上归于肺，通调水道，下输膀胱，水津四布，五经并行，这是阳气推动人体阴液，水液代谢的一个生理过程。

人体所吸收的水谷精微，通过阳气的作用，往上送到肺的位置，通过肺通调水道的作用，把多余的水液下输膀胱，把各个水分合理安排到全身各处。水液到胃后，其吸收、输布的过程，都和脾的运化输布有着密切的联系，也会和肺的通调水道和下焦肾中阳气蒸腾气化这一系列的综合作用有关。

而阳气亏虚证是不能正常布散阴液的，正常的布散是水液往肠道和膀胱同时输布，如果出现了偏差，偏向膀胱输布的津液较多，就会出现小便多，肠道失去润泽，就会导致大便硬结难解。

当肠道津液不足日久，就会出现燥热，肠道的腑气就会出现壅滞。针对此类便秘，需要润肠、泻热、行气、通便，还要补阳气，所以加附子温阳，加白术益气。

温通承气汤适合阳气亏虚，气滞血瘀，兼有实火的病症，具体还能治疗哪些病症，大家可以在临床中进一步验证和拓展。如脾胃阳虚兼有郁热的病症，胃热肠寒，胃寒胸热，脑热胃寒，脑寒胃热，心胸气滞血瘀者兼有实火、阳虚均可以服用。

六、独活寄生加芪附汤

（一）验方简介

我在 20 多年的临床中总结出一个针对“脚冰冷，阴天下雨关节疼痛”的特效验方，即独活寄生加芪附汤。

无论是风湿性关节炎，类风湿关节炎，还是所谓的老寒腿（膝骨关节炎），只要具备手脚冰冷，阴天、下雨关节疼痛的症状，皆可以使用独活寄生加芪附汤取得速效，现将此方公布如下。

独活寄生加芪附汤的特点：①组方安全，除了孕妇，任何人服用后，即使不对证，对人体也没有危害。②见效快，一般 3 剂就可以见效。③适应病症广泛，无论是现代医学的何种病因，或是中医的虚、寒、湿，只要手脚冰冷，阴天、下雨关节疼痛，皆可服用。④方中的白芷、白术，对女性白带过多也有效。

【方剂来源】出自药王孙思邈著作《备急千金要方》中的独活寄生汤，周忠海结合临床经验加味而成。

【方剂组成】生黄芪 180g，蒸附子或制附子（有毒，须先煮 90 分钟）60g，独活 20g，桑寄生 20g，杜仲 20g，怀牛膝 20g，细辛 20g，秦艽 20g，茯苓 20g，肉桂 20g，防风 20g，川芎 20g，党参 30g，炙甘草 20g，当归 20g，炒白芍 20g，生地黄 20g，生姜丝 50g，大枣（去核）12 枚。

【用法用量】每日 1 剂。将以上药用冷水浸泡 50 分钟，猛火煮开改小火，再煮 40 分钟，过滤即可服用，药渣可以加开水再煮一遍。

注：服完药后，喝三两热的白米粥，盖上被子，出微汗，效果更佳，但不可以出大汗，否则，需减被。

【方剂歌诀】独活寄生芪附汤，秦艽防风辛川芎，归芍熟地加肉桂，党参杜仲怀牛膝，茯苓甘草姜枣加，辛温防燥佐石膏，风寒湿痹此方宜，前列腺炎遇冷重。

【君臣佐使】方中生黄芪大补元气，制附子大补元阳，共为君药。独活辛苦微温，长于祛下焦风寒湿邪，蠲痹止痛；防风、秦艽祛风胜湿；肉桂温里祛寒，通利血脉；细辛辛温发散，祛寒止痛。佐以桑寄生、牛膝、杜仲补益肝肾，强壮筋骨；当归、芍药、地黄、川芎养血活血；人参、茯苓、甘草补气健脾，扶助正气；甘草调和诸药。本方配伍特点是以培元温阳，祛风寒湿为主，辅以补肝肾、养气血之品，邪正兼顾，有祛邪不伤正，扶正不碍邪之意。诸药相伍，使阳气充足，风寒湿邪俱除，气血充足，肝肾强健，痹痛得以缓解。

【临床功效】温阳补气，祛风除湿，散寒止痛，养血益髓。

【常见病症】阳气大虚，痹证日久，肝肾两虚，气血不足。症见腰膝疼痛，肢节屈伸不利，或麻木不仁，畏寒喜温，心悸气短，舌淡苔白，脉细弱。

现用于慢性关节炎，坐骨神经痛，强直性脊柱炎和前列腺炎等属阳气亏虚，肝肾不足，气血两亏者。使用要点就是遇冷病情加重。

【辨证要点】本方证为气虚阳弱，风寒湿时久不愈，以致损伤肝肾，耗伤气血所致。肝肾不足，气血亏虚，筋骨失养，故肢节屈伸不利。风寒湿邪客于腰膝筋骨，故腰膝疼痛，或麻木不仁。治宜补阳气，祛风湿，止痹痛，益肝肾，益气血，祛邪与扶正兼顾。

【加减变化】本方为治疗痹证日久，阳气不足之证的常用方剂。凡临床上出现以腰膝冷痛、关节屈伸不利，或心悸气短、舌淡苔白、脉细弱等为主要表现者，即可使用本方加减治疗。

加减法：若痹证疼痛较甚者，可加苏木、地龙、乌梢蛇等以搜风通络，活血止痛；寒邪偏重者，可加麻黄、桂枝、干姜等以温阳祛寒；湿邪偏重者，可去地黄，加防己、羌活、苍术等以祛湿消肿；气虚下利者，可去地黄，加怀山药、炒白术。

如果遇寒疼痛严重，可以加麻黄 20～30g。此方可以先从小剂量开始服用，身体没有不适，可以逐步加大药量，以见效为度。此药方也可以泡制成药酒，药渣加白酒和陈醋各一两外洗或外敷。

我临床中发现，前列腺炎属遇冷加重者，或宫寒痛经，甚至胃寒胃痛，此药方竟然也有效，实乃古今未有之发现。伴有发热现象的患者需加生石膏 60～120g，生地黄 90～150g，使其量大过辛温之药。针对发热的类风湿关节炎患者同样有效。

注意：如果服用后脾胃虚弱，饭量减少，可将方中腻碍脾胃运化的当归、熟地黄去掉，并暂停几天再服用。

使用注意：痹证属湿热实证者，需要增加祛湿清热药或减少辛温药，才可以服用。

（二）验方医案精选

医案 1：严重膝盖疼痛治疗 7 天可以下地

周某病发于 2022 年 5 月 8 日，生理期刚结束，天气乍暖还寒，患者出去跑步穿着较少，路途坡度较大，右膝盖轻微不适一段时间，医院检查，药物敷贴后好转。

此后至今的 7 个月，有 4 个月在生理期结束当天，出现膝盖不适，3 次右膝，1 次左膝，症状类似，轻重程度不同。患者未再去医院，一般疼痛持续 2 天，自行好转，直到这次一发不可收拾。

本次情况发于 12 月 1 日左右，开始很轻，未在意，以为会自愈。结果越来越严重，膝盖肿胀不适，不能屈伸。遇冷加重，洗澡加重，吃了西乐葆（塞来昔布胶囊）等药，仅有所缓解，未能根治。在家也试了用艾灸泡脚，稍有缓解，但未根治。近期试穿静脉曲张袜，疼痛有效缓解。

进入 1 月后，膝盖疼痛转移到小腿和脚踝，目前膝盖肿胀缓解，但依然不能屈伸自如，小腿如抽筋般疼痛，脚踝肿胀。晚上膝盖痒，仿佛要起疹子，但未起。

1 月 5 日开始服用周老师的独活寄生加芪附汤加减方：生黄芪 180g，独活 20g，桑寄生 20g，杜仲 20g，牛膝 20g，细辛 20g，秦艽 20g，茯苓 20g，肉桂 20g，防风 20g，川芎 20g，党参 30g，甘草 20g，当归 20g，炒白芍 20g，生地黄 20g，生姜丝 50g，大枣 12 枚。每日 1 剂，药渣加醋热敷患部。

7 天后反馈，能下地走路，再服 10 剂痊愈，行动自如。又服白芷干姜膏巩固，服药期间感染新型冠状病毒患者较多，但是周某并未被感染。

（胥轲瑋）

【446 辨证】“生理期刚结束”，人体气血阴阳正虚的阶段。“天气乍暖还寒，患者出去跑步穿着较少”，体虚外邪易侵袭，寒邪易伤阳气。“路途坡度较大，右膝盖轻微不适一段时间”，体虚外寒再加上活动强度大，真是雪上加霜。

“此后至今的 7 个月，有 4 个月在生理期结束当天，出现膝盖不适”，久病不愈易伤阳气阴血。“膝盖肿胀不适，不能屈伸”，病情加剧。“遇冷加重”，阳气虚。“洗澡加重”，有外湿。“小腿如抽筋般疼痛”，阳气虚不运阴血则抽筋。“脚踝肿胀”，内阳气虚不运化，外有寒湿郁阻则肿胀。“晚上膝盖痒，仿佛要起疹子”，寒湿郁阻。

【综合辨证】阳气亏虚，寒湿侵袭，阴血不布。

【确定治则】补阳益气，祛寒除湿，略滋阴血。

【确定性味】辛温甘为主，佐苦燥湿。

【确定方药】独活寄生加芪附汤。

医案 2：5 剂药扔掉拐杖可以独立行走

2022 年，在西安举办四虚四实六外感全新中医培训时，湖北的周克兵医师浅谈了自己的临床心得。

独活寄生加芪附汤是周老师的方子，我临床应用较多，颇具心得。

第 1 例是我的堂舅。2021 年冬天，堂舅 73 岁，3 个月没有下床，双膝冰冷，自觉冷至骨内。

我看了一下，他穿了 12 条裤子，裹着棉布脚套，还是觉得冷，一直卧床，舌大寒，苔薄白，脉弦紧。

这个病症符合周忠海老师的独活寄生加芪附汤应用范围。我在此方的基础上，将附子量加到 180g，让其吃 5 剂。中医学认为久病是顽疾，重剂起沉疴，用一般药量不能达到最好效果。附子按照周老师的炮制方法进行制作（如果未炮制有剧毒，不可用大剂量）。

堂舅服药 3 剂时，打电话说：“我的膝盖不仅不冷了，还有一种热热的感觉。”我说：“你继续喝，这是好转反应。”服药 5 剂后，他就不要杵拐杖，能够独立行走。堂舅爱喝酒，我又开了 5 剂药让他泡酒喝以巩固疗效。

第 2 例是一位老人，膝关节骨质增生导致无法行走。一到冬天，痛得要命，在医院住院治疗。当时住院几天有所好转，但后期效果不明显。

他来找我看病，我检查他的双膝，膝盖很凉，但不肿，脉弦紧。我又问他："你喜不喜欢喝热的东西？"他说："喜欢我也不敢喝冷的。"这证明他是典型的寒证。

我将周老师独活寄生加芪附汤的制附子加到 120g，并在他的双膝关节疼痛部位使用艾灸疗法。他年龄较大，体弱，艾灸是扶阳的，可以祛除寒邪。内服和外用双管齐下，效果比单一方法快。他吃了 3 剂，艾灸 3 天就收到了非常理想的效果。吃完 5 剂就能轻轻松松的自由走路。

其实治病思路对才是关键，老师教的要能够灵活运用，而不是生搬硬套，稍微变动一下，效果可能比老师教的还要更好一些。

【446 辨证】第 1 例，"堂舅 73 岁"，四虚之体。"3 个月没有下床"，久病伤阳气。"双膝冰冷，自觉冷至骨内"，内阳气虚，外有寒湿。"穿了 12 条裤子，裹着棉布脚套，还是觉得冷，一直卧床"，阳气大虚。"舌大寒，苔薄白，脉弦紧"，阳气虚而有寒。

第 2 例是一位老人家，"一到冬天，痛得要命"，冬天寒凉，内阳气虚，外寒湿病症则加剧。"膝盖很凉"，阳气虚不温养则膝盖凉。"喜欢喝热水"，也是阳气虚。

【综合辨证】阳气大虚，寒湿外袭。

【确定治则】大补阳气，散寒祛湿。

【确定性味】大辛大温，大热大甘。

【确定方药】独活寄生加芪附汤，并根据阳虚、寒重将附子加量。

医案 3：夜疼痛剧烈 1 剂药减轻 60%

我母亲，89 岁，2022 年 12 月下旬感染新型冠状病毒后，头昏晕痛，眼花又摔了一跤。整个腰部以下白日夜晚痛，右侧坐、睡、行都痛，医院检查最后诊断腰椎间盘突出症、坐骨神经痛、老年神经性头痛。每天深夜痛得无法入睡，在家服用镇痛药，活血中成药治疗，足足 1 个月时间，也无明显效果。

2023年1月26日，我们回家看见母亲已经瘦得无法形容。既然这种治疗效果不明显，就应换种方式。我和先生决定把母亲接回成都用恩师教的方法调理。我先生告诉母亲："您与我们回成都吧，最多两三天就好了。"这句话给病中的母亲增强了信心，我们顺利把母亲接回成都调理。

根据母亲在家的症状：胃口很差，不想吃东西（脾胃虚寒），穿得少，睡觉盖得也非常薄。母亲认为自己很热（阴虚燥热），家里照顾她的人也真认为母亲是热得很（不懂中医）。床上开着电热毯，而母亲手脚冰冷（阳气虚）。头昏痛，眼花、眩晕、痛（气血虚不能濡养头目），舌小（阴虚），少红（阳虚），苔白腻（寒湿）。

治以大补阳气，健脾燥湿，镇痛为主。捡了第1剂药回阳救命汤加味。蒸附子80g，生黄芪180g，干姜30g，炒白术50g，生龙骨30g，生牡蛎30g，桂枝20g，炒白芍20g，炙甘草30g，大枣（去核）12枚，生姜丝50g，防风15g，葛根60g，杜仲30g。喝了3天。

第1天刚返回成都，喝了半天药，间隔2个多小时再次服药不到30ml，晚上10点过后发现母亲眼神有光。但晚上12点又开始痛，加重至凌晨4点左右，痛加重时，相对应药量也加重了点。

第2天早上6点，母亲感觉想吃东西，我激动的流泪。母亲想吃东西了，应该代表"胃气"有所恢复。

第1次喂了母亲200ml左右的米粥，回成都后加厚衣服，睡时也加厚棉被，夜中没听母亲讲热，用粥后出了微汗也无潮热的现象，应该是母亲体内的阳气回升了，证明药对证。

坚持到第3天用完第1剂药，母亲痛症减轻了百分之四五十，胃口好了，能扶着下床，用拐杖走路。真是应了我先生的话：两三天就会好。

因病久，人太虚了，刚有所好转，我又陪她出小区转累了，回来又洗脚、剪脚趾甲，母亲症状再度加重并兼外感。第3天晚上10点时，母亲整个人就痛得不行，躺在床上，不能翻身，不能睡觉，每一声呻吟，都如钢针牵刺我身心。

持续到深夜2点左右，我实在不忍心母亲如此难受，就给母亲喂了1颗镇痛药。用药后，疼痛稍有缓解，仍不适。深更半夜，仅我一人在此，只能找来恩师的书籍，从书上查到独活寄生加芪附汤可以镇痛除痹，补气活血，对手脚冰凉，舌淡苔白等症适用。

恩师书中讲，疼痛严重加上麻黄、附片。当时我一心想不让母亲痛就好，忘记她是因受劳、外感寒加重而致。于是，我换了独活寄生加芪附汤：生黄芪 180g，独活 20g，桑寄生 20g，杜仲 20g，牛膝 20g，细辛 20g，秦艽 20g，茯苓 20g，肉桂 20g，防风 20g，川芎 20g，党参 30g，炙甘草 20g，当归 20g，炒白芍 20g，生地黄 20g，生姜丝 50g，大枣（去核）12 枚，蒸附片 30g，麻黄 10g。一边给母亲推按针刺，一边捡药熬药。母亲用上第 2 剂药是在第 4 天凌晨接近 4 点，这剂也服了 3 天。

在这 3 天内，母亲疼痛感确实减轻很快，已能自己翻身、下床，用拐杖走，但胃口减弱。用了第 1 剂独活寄生汤后，母亲深夜痛症程度减轻 60%。

我坚持给母亲用了第 2 剂独活寄生汤，又服了 3 天，药用完后，母亲能自己翻身，下床不用拐杖，慢慢行走。可是母亲身上却开始痒得厉害，皮肤痒时出很多小红颗粒，较硬。

再陪她外出行走时，她说她的眼睛不怎么能看清楚。前几天看东西还很清楚，母亲问我是怎么回事。有些失望的跟我说：“家里老中医说了，老人的病补也补不得，下也下不得，只有慢慢养。”看到母亲的失望，更增强我修心学医，救人的信心。

我想：母亲原本阳气虚，是不是因宣发而伤阳气与血液呢？我又调回刚开始用的回阳救命汤加味，用后发现母亲胃口有所好转，身体痒症慢慢减轻，没有出现红颗粒。直到现在，已经停药 20 多天，神经性头痛、坐骨神经痛、腰椎间盘突出症疼痛及中指关节肿痛都有所好转，头痛、眩晕之症也消失了。

前后 2 剂回阳救命汤加味，中间 2 剂独活寄生加芪附汤治好了母亲的病，感恩恩师德佑让母亲康复！

（杜亚鸿）

【446 辨证】“89 岁”，气血阴阳大虚的年龄。“感染新型冠状病毒后，头昏晕痛，眼花又摔了一跤”，新型冠状病毒属于寒湿郁热之毒，极易伤

人体阳气，阳气虚不养头，则诸症蜂起。“整个腰部以下白日夜晚痛，右侧坐、睡、行都痛，每天深夜痛得无法入睡”，阳气虚则夜间痛。“胃口很差，不想吃东西”，胃气弱。“穿得少，睡觉盖得也非常薄。母亲认为自己很热，家里照顾她的人也真认为母亲是热得很”，阳气虚浮的假热。“床上开着电热毯，而母亲手脚冰冷”，阳气虚。“头昏痛，眼花、眩晕、痛”，气血虚不能濡养头目。“舌小”，阴虚。“少红”，阳虚、气虚、血虚皆可导致。“苔白腻”，阳气虚不化寒湿。

【综合辨证】阳气大虚，脾胃虚弱，阴血不足，外有寒湿。

【确定治则】大补阳气，健脾养胃，略补阴血，散寒祛湿。

【确定性味】甘温热辛为主。

【确定方药】回阳救命汤与独活寄生加芪附汤交替服用。

【知识补充】我和学员治疗了几百例，验证大多数的新型冠状病毒属于中医学的外感寒湿、表里之间郁热的疫毒，特别容易直接损伤人体的阳气。

【疑点解惑】问：为什么用“独活寄生汤”后胃气会减弱呢？

答：辛能耗散胃中阳气和阴液。当归、熟地黄也会腻碍脾胃运化。

问：为什么服独活寄生汤眼睛会看不清呢？为什么会痒呢？是不是因阳气大虚不易过辛发散，辛发散伤了阴液而痒？

答：是的。

医案 4：腰腿痛 3 剂好了 90%

一方多效很神奇，道理本在自然中。

2023 年 3 月初，患者就诊：王某，男，35 岁。体格高大威武，工作是司机，半夜三四点也要上班。腰腿痛发作 1 个多月，冬天脚不容易暖热，膝盖凉，睡眠不好，头发油腻，乏力，舌淡红边有齿痕，脉浮弦尺脉无力。

【综合辨证】患者虽然年轻体壮，但常年夜班，容易消耗阳气和阴血。腰痛，下肢冬天暖不热，属于阳气亏虚。舌淡红，边有齿痕，尺脉无力，都属于阳气亏虚。

【确定方药】独活寄生加芪附汤。黄芪 120g，蒸附子 60g，独活 20g，桑寄生 20g，细辛 20g，防风 20g，秦艽 20g，当归 20g，川芎 20g，白芍 20g，熟地黄 20g，党参 20g，甘草 20g，杜仲 20g，牛膝 20g，桂枝 20g，茯苓 20g。3 剂。

3 月 21 日，患者复诊反馈：疼痛已经好了 90%，睡眠也特别好，头发油腻也好多了，想继续吃药巩固。

感恩周忠海老师奇方妙药，让我在治疗疼痛时又多了一个绝招。

【医案总结】我们在临床中可能会遇到很多失眠患者，有时误打误撞，患者失眠也治好了。假如患者没有腰腿痛，同样的舌苔脉象，我们如何来治疗他的失眠呢？风药治疗失眠古人多用之，唐代之前尤其多，近代也有人提出。

方中独活、秦艽、细辛、川芎、防风、桂枝，都有很好的祛风镇静作用，脉浮弦也说明外有风寒湿之邪。患者尺脉无力则说明下虚不固，肾主收藏，藏精，精足神自安。如此让大脑神经恢复正常，失眠自然可好。头发虽然油腻，但是舌淡红只是湿，一用风药，湿自然也消除了。

（祝俊波）

【446 辨证】“35 岁”，阴阳气血旺盛的年龄段。“体格高大威武”，形盛。“半夜三四点也要上班”，晚上阳气要回收体内需休息，强行运行，易伤阳气。“腰腿痛发作 1 个多月，冬天脚不容易暖热，膝盖凉”，阳气虚则凉，暖不热。“睡眠不好”，阳气虚也可导致失眠。“头发油腻”，有水湿不化。“乏力”，气虚。“舌淡红边有齿痕”，阳气虚。“脉浮弦尺脉无力”，浮为阳气虚浮或表有寒湿，无力为阳气虚。

【综合辨证】阳气亏虚，不温腰腿。

【确定治则】补阳益气，温运肢体。

【确定性味】甘温热辛。

【确定方药】独活寄生加芪附汤。

医案 5：独活寄生加芪附汤也可治疗虚寒型的前列腺炎

2018 年秋，王某求诊：男，50 多岁，青岛人。长期患有前列腺炎，到冬天尤其严重。

【446 辨证】“50 多岁”，气血阴阳已虚。“长期患有前列腺炎”，久病多气虚，虚而不运，易有气滞。“到冬天尤其严重”，阳亦虚，阳虚则易生寒湿。

【综合辨证】阳气亏虚，运化不足，寒湿易生，气阻易滞。

【确定治则】温阳益气，助化行运，祛寒除湿，下气导滞。

【确定性味】甘温辛热，佐苦燥湿。

【确定方药】独活寄生加芪附汤加味。蒸附子 40g，枳壳 20g，柴胡 20g，枳实 20g，桂枝 50g，炒白芍 50g，炙甘草 15g，姜半夏 25g，炒香附 15g，川芎 15g，党参 30g，生黄芪 100g，生石膏 60g，莪术 30g，麻黄 15g，独活 10g，桑寄生 10g，秦艽 10g，防风 10g，细辛 10g，当归 10g，熟地黄 10g，肉桂 10g，杜仲 10g，怀牛膝 10g，茯苓 10g，生姜丝 150g，大枣（去核）12 枚。6 剂，每日 1 剂。

【效果反馈】患者吃了 6 剂药，症状大大减轻，又连着吃了十几剂，整个冬天没有再犯病。

（三）验方医案提要总结与应用思路拓展

1. 医案提要

医案 1：患者是名女性，生理期刚结束，穿着较少出去跑步，体虚受寒导致膝盖肿胀，不能屈伸，不能下地，用药 7 天可以下地走路，10 剂痊愈。

医案 2：两名患者，一是穿 12 条裤子，裹着棉布脚套，还是觉得冷，一直卧床；二是一到冬天，腿痛得要命，膝盖很凉，判断皆是阳气虚为主，兼有寒湿，用独活寄生加芪附汤，并加大附子用量，而取效。

医案 3：患者 89 岁体虚，整个腰部以下，每天深夜痛得无法入睡，属于内阳气虚，外有寒湿，用回阳救命汤大补阳气，独活寄生加芪附汤祛寒除湿，而取效。

医案 4：患者 35 岁，体格高大威武，但腰腿痛，冬天脚不容易暖热，膝盖凉，乏力，舌淡红边有齿痕，脉浮弦尺脉无力，用独活寄生加芪附汤取效，因阳气虚兼寒湿导致的失眠也好了。

医案 5：患者，50 多岁，长期患有前列腺炎，到冬天尤其严重，符合独活寄生加芪附汤阳气亏虚、寒湿郁阻的病机，故而用此方也效。

2. 思路拓展

临床时，患者只要符合“阳气亏虚，寒湿郁阻”病机的病症皆可以使用独活寄生加芪附汤。例如，阳气亏虚者，畏冷祛风，稍遇凉风，则易外感，常鼻塞、流涕、喷嚏。虽夏季，亦不敢迎风贪凉（怕电扇空调），衣着每多于常人，或因冒受雨露，或坐卧湿地，或饮食生冷所致。临床表现为头身困重，关节疼痛并屈伸不利，无汗，神疲畏寒，或面浮身肿，腰以下尤甚，胃脘疼痛，大便多溏，或下利白多赤少，小便不利，舌淡，苔白润，脉濡弱。常见于胃脘痛、泄泻、霍乱、痢疾、痹病等疾病中。

七、阳和芪附汤

（一）验方简介

【方剂来源】周忠海根据《外科证治全生集》的阳和汤和临床经验加味而成。

【方剂组成】生黄芪 120～180g，蒸附子 30～90g，炒白术 30～50g，鹿角胶（用煮好的药汁冲化）10～30g，熟地黄 30～50g，麻黄 5～15g，白芥子（炒，研）5～15g，肉桂 10～20g，生（炙）甘草（有郁热用生甘草，无热用炙甘草）15～30g，炮姜炭 5～15g。

【方剂歌诀】芪附术鹿熟地黄，麻芥肉桂炮姜炭。甘草生炙对证用，虚寒溃疡舌淡白。

【用法用量】水煎服用，每日 1 剂，分 2～3 次服用。

【临床功效】大补气血，生肌长肉，温阳散寒，化痰消肿。

【常见病症】慢性溃疡、疥疮、慢性骨髓炎，多见于皮肤溃疡的肉芽组织增生期及组织重建阶段。疮面腐肉已尽，肉芽色暗淡不鲜，脓水清稀，新肌难生或不生，可伴神疲乏力，舌质淡，或有瘀斑，舌苔薄，脉细。

特别适合现代医学的慢性炎症和寒性炎症，如慢性骨髓炎、骨膜炎、慢性淋巴结炎、血栓闭塞性脉管炎、肌肉深部微脓疡等属阳气虚寒的患者。

临床常用于治疗骨结核、慢性骨髓炎、骨膜炎、慢性淋巴结炎、无菌性肌肉深部脓肿、坐骨神经炎、血栓闭塞性脉管炎、痛经等证属阳虚寒凝者。

【辨证要点】病史漫长，身体怕冷，气血不足，舌淡苔白，全身或局部不发热。

【禁忌病症】实热证的炎症、疮疡阳证、阴虚有热及破溃流黄脓，腥臭者，均忌用阳和芪附汤。只适用于阳气亏虚兼有阴血不足的慢性溃疡、溃烂。

（二）验方医案精选

医案1：顽固骨髓炎流脓最终扔掉双拐

本医案患者是我2009年从医以来，服用我开中药最多的一位患者。他当时所患疾病是慢性骨髓炎，由外伤引起。

患者于2007年受了严重外伤，小腿呈现粉碎性骨折并伴有严重的静脉血栓，在青岛某医院分别进行了4次大型手术。术后左腿无法站立行走，伤口不断流脓1年多，辗转求医，一直未有明显效果。患者通过我弟弟的朋友，找到我求诊。

当时我一看患者的腿部情况，不由倒吸一口冷气，粉碎性骨折的惨烈程度，太严重了，有3个不断流脓的伤口，用手一按，感觉骨头都是酥松的，患腿根本无法着地，必须拄双拐。骨髓炎太严重了，受外伤的时间又近2年。想恢复到站立的程度，真是希望渺茫。

可是我一看患者才40岁左右，如果不治疗，人岂不是废掉了，加上患者是从很远的地方前来求诊，不好让其失望。

我只好以阳和汤配上大补元气、生肌长肉的生黄芪，并用到了150g，让其服用，用来促进元气的恢复和伤口的愈合。患者吃了二三十剂药后，又找到我说："吃药后，全身的气力有所提升，且伤口流脓的部位和程度，都有所减轻。"当时我还没有体会到附子的重要性，故而没加。

我根据他的身体情况和病情略微调整了方子，然后说："你的病到如此程度，要想站立起来并行走，没有三五年的服药时间加上功能锻炼，是不可能恢复的。"

此次调整完方子后，我就去了温州，一直到 2015 年 8 月，才与该患者在青岛相见。

该患者此时已经丢掉拐杖，可独立行走。患者见到我后，双手握着我的手，十分高兴地说："周大夫，很感谢你，自从上次分开后，我就吃你开的药方，中间也吃过其他医院专治骨髓炎的药物，效果不明显。还是得吃你开的药方，一直坚持吃了 5 年，吃的药大约有 1000 剂。终于如你当年所说，能够站立起来行走了。"

我自己总结此医案的经验，本无希望的疾病，服药后能够站立行走，主要取决于 3 个方面。

第一，方剂用的是阳和汤，又加了大补元气、生肌长肉的生黄芪，方病对应，药量加味生黄芪用到 150g，起到了关键作用。

第二，患者坚持服了 1000 多剂中药，吃了 5 年，我治疗的癌症患者，目前也没有如此有耐心坚持服用的。

第三，服药到了一定程度，患者的身体功能得到改善，积极配合肢体恢复功能锻炼，起到了良好的辅助作用，但万万不可进行负重锻炼。

如此严重的小腿粉碎性骨折，经历了 4 次大手术，引发了慢性骨髓炎，最后得到康复，也真是不幸中之万幸。同时，作为医生，将患者从毫无希望，无法站立恢复到能够站立行走，这也是学医的最大欣慰。

正是：莫信此病治无望，阳和汤中生黄芪，患者耐心坚持服，千剂中药终克顽。

【知识补充】慢性骨髓炎早在《黄帝内经》中就已经有了病名和病因记载，至隋代《诸病源候论》称为"附骨痈""附骨疽"，并沿用至今。

明代著名医家陈实功在《外科正宗》中指出："夫附骨疽者，乃阴寒入骨之病也，但人之气血生平壮实，虽遇寒冷邪不入骨。"说明正气内虚，清邪侵袭，正不胜邪，邪毒不能外散反而身窜入骨，因此需用补益气血，扶助正气，托毒外出的治疗原则。卿氏运用加减托里消毒散为基础方治疗本病，方中重用黄芪、党参等补气，川芎、当归、白芍等补血。赵氏针对本病末期全身表现虚弱无力者，治疗以补气养血为主，佐以祛腐，内服八珍汤合四虫散。

医案2：慢性骨髓炎导致“红线上行”

2018年6月16日，患者求诊：男，中年人，2015年胫骨骨移植术后形成死骨，手术时没有取出死骨，导致慢性骨髓炎。身体乏力，腿上有条红线从伤口处往上走，一摸就痛。

【446辨证】“2015年胫骨骨移植术后形成死骨，手术时没有取出死骨，导致慢性骨髓炎”，久病多虚，阳气和阴液不充养患者，故而溃烂。“身体乏力”，气虚。“腿上有条红线从伤口处往上走，一摸就痛”，气血不充养伤口，而生败血、瘀血故痛，逆而上冲，则如水饮一样往上走。古书上有“赤线上攻于心则凶”的说法。

【综合辨证】阳气大虚，阴血不足，不养伤口。

【确定治则】补阳益气，滋阴养血。

【确定方药】阳和芪附汤去附子（附子要先煎，怕患者麻烦，考虑不用也能胜病，故而没加）。

熟地黄90g，肉桂20g，麻黄20g，鹿角胶（研碎冲服）20g，白芥子20g，炮姜炭20g，生甘草30g，生黄芪180g。水煮服用，每日1剂。嘱油腻辛辣发物少吃，寒凉少吃。

【效果反馈】2018年10月16日，患者反馈：吃完6剂药，创口愈合，伤口这几天有点痒，那条红线也消失了。

【知识补充】麻黄单独使用，容易耗气、伤阳、损阴、伤血，故虚证不可单用、重用。但是麻黄配上大量的黄芪、党参、附子、熟地黄、当归等就不受此限。

（三）验方医案提要总结与应用思路拓展

1. 医案提要

医案1：患者是外伤后，引起的长期慢性骨髓炎，用生黄芪加阳和汤后从拄拐到可以正常行走。

医案 2：患者是手术后，胫骨骨移植术后形成死骨，手术时没有取出死骨，导致慢性骨髓炎，用阳和芪附汤后，很快痊愈。

2. 思路拓展

现代医学的一切慢性炎症，除了“平时体实，忽得外感高热不退，舌红苔黄”为中医的热证，要以清热为主；只要一转成慢性，久病不愈的，“舌淡苔白，或厚，或有水湿”，无论是现代医学的何种炎病，大多数为元气虚，阳不化水饮，不养机体所致，切莫被炎症所迷而单用清热药或重用清热药。

现代医学的慢性炎症相当于中医学的久疮之患，治疗久疮非生黄芪莫属，此药价廉效优，实乃济世佳品。

故而，治疗慢性骨髓炎先以大补元气的生黄芪为君，后因病位在骨，以滋肾阴填精之熟地黄和温肾补阳之鹿角胶相助，如此大补元气，壮骨益髓，非先贤阳和汤不能成其妙，针对气虚再加黄芪，阳虚再加附子，效果会更佳。

八、三金莪豆排石汤

（一）验方简介

我在临床中发现各种泌尿系统的积水、结石、炎症、感染皆可以用“三金莪豆排石汤”治疗，可谓是泌尿系统结石和感染的速效方。

三金莪豆排石汤的特点：①组方安全。除了孕妇，任何人服用后，即使不对证，对人体也没有危害。②见效快。往往 3～7 剂药，病症皆可以减轻。③适应病症广泛。泌尿系统的结石、淋证、小便不利、水肿等，尿路感染、尿路结石、肾炎水肿、小便短赤，皆可以服用。④配方精妙。方中之药“扶正助祛邪，祛邪不伤正”，化石排瘀有山崩地裂之力，清热通淋有排山倒海之势。

【方剂来源】源自赵新乡老师的“三金排石汤”，周忠海结合实际临床经验，优化提练而成。

【方剂组成】金钱草 100g，鸡内金 30g，海金沙（布包）30g，生莪术 70g，赤小豆 150g，柴胡 15g，黄芩 15g，白茅根 30g，阿胶（烊化，分次兑服）15g，滑石 15g，泽泻 15g，猪苓 15g，茯苓 20g，枳实 10g，厚朴 15g，生大黄 10g，怀牛膝 20g，姜半夏 20g，车前子（包煎）15g，生黄芪 120g，生姜丝 25g。

【用法用量】每日 1 剂，每剂分 2～3 次空腹服用，连服 3～7 剂。

注：本方对各种肝胆结石也有效，但没有泌尿系统结石见效迅速。结石特别大的建议手术或激光粉碎，再服中药，中小型的结石可以直接服“三金莪豆排石汤”。

【方剂歌诀】三金莪豆柴芩茅，胶滑泽泻猪茯苓，枳朴黄牛半车芪，姜丝半两防凉胃。

（二）验方医案精选

医案 1：一次尿出 3 块结石

赵某患肾结石，我告诉他：“大的先粉碎，中小型的直接服用三金莪豆排石汤即可。”于是，患者先在医院行碎石术，然后服用三金莪豆排石汤。

金钱草 100g，鸡内金 30g，海金沙（布包）30g，莪术 70g，赤小豆 150g，柴胡 15g，猪苓 15g，茯苓 20g，泽泻 15g，滑石 15g，白茅根 30g，阿胶（烊化，分次兑服）15g，车前子（包煎）15g，怀牛膝 20g，厚朴 15g，枳实 10g，生大黄 10g，黄芩 15g，姜半夏 20g，生黄芪 120g，生姜丝 25g。每日 1 剂，分 2～3 次空腹服用，连服 3～7 剂。

【效果反馈】服药 3 小时内，大便稀，3 小时后，自行停止。第 4、5 剂药后，小便时突然感觉尿出 3 块小结石，后小便立马变得十分舒畅，所有结石引起的不适症状均消失。

医案 2：输尿管结石 3 剂药排下

2015 年 9 月 11 日，远在宁海的侄女发来她老公小葛患有结石的检查报告。

侄女：二叔，小葛现在吃不下饭，吃了就有点反胃，腹部胀痛，今天 B 超检查，结果显示左侧有点积水。

我：没事，吃上 3 剂三金莪豆排石汤减味。猪苓 15g，茯苓 20g，泽泻 15g，滑石 15g，阿胶（烊化，分次兑服）15g，车前子（包煎）15g，金钱草 100g，鸡内金 20g，怀牛膝 20g，厚朴 15g，枳实 10g，大黄 10g，柴胡 15g，黄芩 15g，半夏 20g，生姜 15g。每日 1 剂，连服 3 剂。

侄女：他吃不下饭，总是空腹吃药也不行吧？今天一天没吃什么。

我：空腹有利于排石。

侄女：好吧，先吃 3 剂看下。

我：好的。

【效果反馈】3 剂药后，侄女电话告知：二叔，小葛的结石排下来了。

【知识补充】结石适合手术的情况：①输尿管存在狭窄者；②双侧或单侧输尿管结石嵌顿伴感染引起尿闭者；③结石较大，肾积水严重，肾功能很差者；④体外震波不能定位或震波失败者；⑤临床不能除外肿瘤或结核；⑥结石嵌顿时，患者疼痛剧烈，病情危急。

医案 3：膀胱结石中西结合用“三金莪豆排石汤”1 剂效

2022 年 9 月 29 日，周克兵医生发来信息：周老师，我用您治疗泌尿系统结石和感染的速效方三金莪豆排石汤进行了临床验证，效果非常好。具体情况如下。

刘某，男，32 岁，2022 年 9 月 28 日急诊。下午 3 点左右突然出现肾绞痛，向膀胱和阴茎放射性疼痛，尿开始热灼涩痛，后出现尿液梗阻，患者热汗淋漓，辗转烦躁不安，口渴，舌红苔黄腻，脉弦数。表情痛苦，在医院 B 超检查为膀胱结石，结石为 0.8mm，根据结石的大小，有自行排石把握，并非手术之症。

急用三金莪豆排石汤加减，加大枳实剂量至 20g，生大黄（后下）15g，另加芒硝（后下）15g，桃仁 15g，煎 2 遍混合，在下午 6 点一次性服下，7 点小便开始点滴淋漓，疼痛再次加重，结石阻塞在尿道，气机瘀滞导致疼痛加重，因考虑患者疼痛难忍，急用呋塞米 1 支，肌内注射，以达到增加尿量的目的，8 点患者排尿逐渐增加，让其像练气功一样向阴茎施力，中药重剂药力三管齐下，结石排出。具体药方如下。

金钱草100g，泽泻15g，鸡内金30g，滑石15g，海金沙（布包）30g，白茅根30g，莪术70g，阿胶（烊化，分次兑服）15g，赤小豆150g，柴胡15g，怀牛膝20g，猪苓15g，厚朴15g，茯苓20g，车前子（包煎）15g，枳实20g，生大黄（后下）15g，黄芩15g，姜半夏20g，生黄芪120g，生姜丝25g，桃仁15g，芒硝（后下）15g。水煮服用。

医案4：三金莪豆排石汤医案

2021年8月19日，李某求诊：男，35岁，左侧腰痛，医院B超检查左肾结石，积水。舌质淡苔白腻，脉无力。患者每年都要发作1次，疼痛难忍，因其石头较小，无法行超声波碎石，医院只能给金钱草冲剂、肾石通颗粒、左氧氟沙星片等药物以缓解燃眉之急。后到处看中医，也吃了不少中药，石头就是排不掉。

【确定方药】三金莪豆排石汤。金钱草100g，鸡内金30g，海金沙（布包）30g，莪术70g，赤小豆150g，柴胡15g，猪苓15g，茯苓20g，泽泻15g，滑石15g，白茅根30g，阿胶（烊化，分次兑服）15g，车前子15g，怀牛膝20g，厚朴15g，枳实10g，生大黄（后下）10g，黄芩15g，姜半夏20g，生黄芪120g，生姜丝25g。每剂服用2天。

【疗效反馈】2021年10月15日，患者反馈：吃第1剂，疼痛减轻了许多，尿路刺激症状消失，肚子有点胀。我嘱咐药每次少喝点，增加频次，吃第2剂药的时候腰不痛了，腹部也不胀了。总共吃了10剂药后，到医院B超检查，左肾无结石，彻底治愈。

【疑点解惑】为什么前面中医开了那么多中药，吃了都排不出石头呢？这是因为一味化石排石，没有抓住肾气虚的病机，只有肾气虚，才会长石头。周老师在化石排石的时候，加了大量的补气药，让肾气充足，加强推动力，石头顺势而下。感谢老师，无私奉献留下良方，为更多患者解除痛苦，代代相传，把爱洒向人间。

（杨晓辉）

医案 5：脐尿管结石 2 剂不痛了

2023 年 3 月 27 日，医生发来一个患者的检查报告单，显示：韦某，男，27 岁，脐尿管结石，大于 0.6cm，现症见尿痛，结石脐下痛，要求止痛。于是让其服用三金莪豆排石汤，具体用量如下。

金钱草 100g，鸡内金 30g，海金沙 30g，莪术 70g，赤小豆 150g，柴胡 15g，猪苓 15g，茯苓 20g，泽泻 15g，滑石 15g，白茅根 30g，阿胶(烊化，分次兑服) 15g，车前子 15g，怀牛膝 20g，厚朴 15g，枳实 30g，生大黄 10g，黄芩 15g，姜半夏 20g，生黄芪 120g，生姜丝 25g，白芍 60g，延胡索 30g。1 剂。

【效果反馈】2023 年 3 月 30 日，医生发来反馈信息：之前脐尿结石的患者不痛了。

【知识补充】脐尿管多指脐正中韧带。脐尿管结石是指脐正中韧带部位存在结石。

由于脐正中韧带与膀胱及导尿管相连，如果长期受到局部感染或尿潴留等情况，就容易形成结石。另外，若存在肾结石及相近部位结石等，也可能在结石活动过程中滞留于脐正中韧带，从而引发脐正中韧带结石。

（三）验方医案提要总结与应用思路拓展

1. 医案提要

医案 1：患者肾结石，服第 4、5 剂药后，小便时突然感觉尿出 3 块小结石，所有不适症状消失。

医案 2：患者不但有结石，而且吃不下饭，一吃饭就有点反胃，腹部胀痛，左侧有点积水。3 剂药后，结石就排下来了。

医案 3：患者是膀胱结石，并出现肾绞痛，向膀胱和阴茎放射性疼痛，尿开始热灼涩痛，后出现尿液梗阻，患者热汗淋漓，辗转烦躁不安，口渴，舌红苔黄腻，脉弦数，在原方的基础上加大枳实剂量至 20g，生大黄（后下）15g，另加芒硝（后下）15g，桃仁 15g，结合呋塞米 1 支肌内注射，以达到增加尿量的目的，1 剂药，排下结石。

医案4：患者左肾结石并积水，左侧腰痛，舌质淡苔白腻，脉无力，每年都要发作1次，疼痛难忍，因石头较小，无法行超声波碎石。吃了2剂三金莪豆排石汤腰就不痛了，吃了10剂后，到医院行B超检查，显示左肾无结石，彻底治愈。

医案5：患者脐尿管结石，大于0.6cm，尿痛，脐下痛，3剂药后不痛。

2. 思路拓展

三金莪豆排石汤不仅对肾结石、膀胱结石、脐尿管结石、输尿管结石有效，还对湿热郁阻尿道引起的腹胀，吃不下饭，吃饭就有点反胃，体内积水，小便热灼涩痛，热汗淋漓，烦躁不安，口渴，舌红苔黄腻，脉弦数有效。

九、培元提气止血汤

（一）验方简介

临床每见青年气虚体弱之体，中年老龄之身，多有月经过多之病，甚至血崩之危症。此乃阳气虚不固摄之证而非实热证，且阳气虚导致的血崩在现实临床中的比例数量远远超过实热证的血崩。

阳气虚为何会血崩也？盖阳气虚体弱之体、中年老龄之身多是由阳气虚损所致。人体以无形之阳气为本，统摄有形之诸液为固，气为血帅，元气旺盛，则气统摄血液有权，血不妄自离经而下脱成血崩。人临死时，有大小便失禁先脱出者，皆是无形阳气脱离，不固有形身体物质所致，阳气虚型血崩，也是此理。

阳气为人身之本，阳气旺盛，封藏血液有司，则月事能按期而来，适度而止。若阳气虚而不摄，少而不固，统而无力，必致冲脉滑脱，则血下如崩，或漏下难止。阳气既虚，故见头晕肢冷、心悸气短、神疲乏力诸症，舌淡脉弱，诸多阳气不足之象。另外，血大下之后，血脱而气亦随之下脱，气虚导致血脱，血脱促进元气更加虚，进而互为因果，互相影响，走向恶性循环，重者性命堪忧！

古书上血崩而亡者，时有见闻，今人因有西医急救，虽然很少闻有单因血崩而死者，但缠绵不愈，耗损身体，变成诸病，因此而伤身短寿者，不计其数。故血崩实乃危害女性身心健康之大病也。

传统常用治疗血崩的方剂多是收敛固涩，见血止血之药，未抓住阳气亏虚之根本，配方不知有“培元（阳）提气止血”之一法。致使只用单纯止血之药组方，都难以达到小效，更不要说改变元气亏虚的根本原因。

我从临床中总结出一首应用多人的验方，方义是大补阳气，提气止血，佐以龙骨、牡蛎收敛固涩，其效如桴鼓。此方曾收录在我出版的第一本书中，很多中医同行，照方服用，为此方不断增加了新的案例，现收录于本书以便读者更好的理解和借鉴。

在整理此方剂时忽然发现，此方竟然包含《伤寒论》“桂枝附子汤，桂枝龙骨牡蛎汤”和时方“玉屏风散”三方，这三方都可治疗气虚汗出之症。奇哉！妙哉！

气虚汗脱和气虚血崩，这两者的病理不正相同吗？止汗也可止血也。但我临床时并没有这样想，当时只是想“元气亏虚，提气止血”。故我心喜之！悲之！

喜之：我与经方时方不谋而合。悲之：看似是自己别出心裁的领悟，其实并没有超出传统之外。

我以新方新名立世，本属多此一举，奈何，与同行交流和观察现有文献，发现能用、会用又引起重视者，寥寥无几。况且，新方又增加了自认为“下血需提气”之麻黄，“补血止血”之熟地黄，温补中焦的姜、枣，非单纯将桂枝附子汤、桂枝龙骨牡蛎汤和时方的玉屏风散合并而成。重新立一方名，只为引起有缘者的重视，有心者领悟，同时方便记忆。此方即名培元提气止血汤，也名培阳提气止血汤。

【方剂来源】根据经方、时方和实际临床经验总结而来。

使用此方特点有四：①组方安全。除了孕妇，一般人服用后，即使不对证，吃上 3 剂，对人体也没有危害。②见效迅速。3 剂药内，“血止痛缓”，作用明显。③药味精纯。全方加上姜、枣不过十一味药，容易记忆。④复制性强。我在临床中经常不用考虑，只要抓住阳气虚，大量复制使用，效果经得起考验。

【方剂歌诀】芪附培元麻防提，熟地补血止血佳。桂枝白芍阴阳调，龙牡炒术姜枣草。

【方药解析】方中生黄芪大培元气固血，治疗久疮不愈，慢性溃疡和糜烂，制附子温阳补虚摄血，麻黄提气导血上行，熟地黄补血止血，龙骨、牡蛎收敛固涩止血，桂枝助阳率血，白芍补血敛血，二者可以协调阴阳，和顺气血，防风理气提气止血下漏，炒白术补脾助统血，生姜温阳补脾胃，大枣补血养脾胃。

【方剂组成】生黄芪 180g，蒸附子 30～60g（有毒，必须高压锅蒸或先煮 90 分钟），麻黄 15g，熟地黄 30～90g，桂枝 50g，炒白芍 50g，炙甘草 30g，炒白术 30g，防风 15g，生龙骨 50g，生牡蛎 50g，生姜丝 150g，去核大枣 12 枚。

【用法用量】每日 1 剂，连服 3 剂。

【临床功效】大补阳气，滋阴补血，培元固本，提气止血。

【常见病症】阳气亏虚，不固阴血之血崩证。表现为血崩或月经过多，月经色淡质稀，舌质淡，脉细弱或虚大，脉微欲绝者。只要抓住气虚不固、多汗、多尿、下血、便血、脱肛皆可以应用。

现代常加减用于治疗功能性子宫出血，产后出血过多，宫颈糜烂，胃下垂，子宫下垂，宫颈溃疡病出血等，而见有上述证候者。

【要点提示】培补阳气，固摄阴液，止汗止血，止泻止尿。一切气虚不固引起的多汗、多尿、多泻，大便下血，尿血，怕冷畏风，心悸气短，易出虚汗，脾胃肠寒怕吃冷物，遇冷则腹泻，小便清淡，尿频尿勤，小儿遇冷则尿床，气虚不固之爱流清稀口水，皆可以加减应用。

【禁忌病症】体壮气足，舌红苔黄的血热妄行之崩漏者忌用本方。孕妇禁服，但如果是血崩病情严重且确为阳气虚弱者，方证相符时，也可考虑应用，因为“有故无殒亦无殒也”，否则大量失血，不但胎孕难保，而且孕妇性命堪忧。若服用“培元提气止血汤”，血止疼痛减轻，却常年反复发作，需到医院详查，是否有特殊病因。方中熟地黄甜腻有碍消化，若服药后，饭量减少，可以用怀山药 100g 代替。

（二）验方医案精选

医案 1：中医博士直叹神奇的案例

2021 年 8 月 11 日，史某就诊：女，46 岁，月经淋漓不尽已有五六年，每次月经来要 10 多天才结束。

舌质淡苔白，边有齿痕，脉沉细。大便偏稀，口不苦，不能吃凉的东西，一吃就腹泻，怕冷，面色萎黄，月经淋漓 10 天。四处求医，处方多是以清热凉血为主。

【综合辨证】元气亏虚，冲脉不固之血崩。

【确定方药】培元提气止血汤。蒸附子 60g，熟地黄 90g，其余药味药量未变。每剂服用 2 天。

【效果反馈】第 1 剂药吃完血就止住了，直叹太神奇了。

【医案总结】患者是本镇卫生院的一名护士，老公是中医药大学毕业的中医博士，现在在医院工作。患者找了多名老中医治疗过，我一听这个情况，也是进退两难。我沉下心想，既然那么多老中医用清热凉血止血法，效果一直不明显，那我换个思路看看能不能治好？

我就想起周忠海老师书中的培元提气止血汤。没想到患者吃了 1 剂药，血就止住了，特别好。从此他们也对我刮目相看了。

（杨晓辉）

【446 辨证】“46 岁”，四虚之年。“月经淋漓不尽已有五六年，每次月经来要 10 多天才结束”，久病多气虚不固摄血液导致。“舌质淡苔白，边有齿痕”，阳气虚。“脉沉细”，沉为阳虚，细为血虚。“大便偏稀”，阳气虚。“口不苦”，排除热证。“不能吃凉的东西，一吃就腹泻，怕冷”，阳气虚。“面色萎黄”，血虚。“吃过很多清热凉血药无效”，证明不是血热导致的。

【综合辨证】阳气大虚，虚不固摄，兼以血虚。

【确定治则】大补阳气，提气止血，滋阴补血。

【确定性味】甘温为主，辛热为助。

【确定方药】培元提气止血汤。

医案2：子宫出血中药6剂止

2023年2月7日，我在湖北接到我弟弟的电话说他老婆子宫出血，子宫肌瘤术后经常性出血，一直在医院治疗就是止不住血。询问我有什么办法解决。

我以为出血量少，就让她泡党参或人参水喝，后又用其他医生专治崩漏的方子，效果不佳后，再次打来电话。患者舌苔照片显示：舌淡胖大苔白。

附效果不佳的药方：黄芪30g，升麻15g，党参15g，益母草30g，女贞子20g，墨旱莲20g，枳壳10g，当归10g，龙骨30g，牡蛎30g。专治崩漏。

于是，我又改用周老师的培元提气止血汤，用原量3剂，每天加煮人参一颗。到现在为止，口服6剂中药，基本止血，巩固一下再开3剂。

附具体药量：黑附片（另包，先煮90分钟）30g，熟地黄60g，其余药味药量未变。每日1剂，连服3剂。

（罗育新）

【446辨证】“子宫肌瘤术后经常性出血”，术后多气虚，经常性出血则虚上加虚。“一直在医院治疗就是止不住血”，病情严重，气虚及阳，阳亦虚。“泡党参或人参水喝，后又用其他医生专治崩漏的方子效果不佳”，药轻力微，杯水车薪，药不胜病。“舌淡胖大苔白”，阳气虚。

【综合辨证】阳气大虚，固摄不足。

【确定治则】温阳益气，固摄血液。

【确定性味】甘温辛热。

【确定方药】培元提气止血汤加人参。

【医案总结】患者术后易气虚，舌淡胖大苔白为阳气虚，故而适合培元提气止血汤。前医所开之方虽然亦有补气的黄芪、党参，升提的升麻，固涩的龙骨、牡蛎，还有其他止血药和补益药，但与培元提气止血汤相比，药效还是不足的，故而效果不佳。

医案 3：月经过多 1 剂效

2022 年 9 月 19 日，湖南省周克兵医生发来反馈：易某，女，32 岁，在广东佛山务工。已婚，生育二胎，第二胎为剖宫产，已行宫内节育器放置术。

近 5 个月，每次月经量特别多，面色苍白，神疲乏力。8 月 17 日，子宫大出血送至急诊，输进口止血药止血，检查严重贫血。医院建议下个月提前用药，患者后来打电话询问我。我左思右想，决定用周老师书中的培元提气止血汤。

制附子（有毒，须先煮 90 分钟）30g，熟地黄 90g，其余药味药量未变。每日 1 剂，连服 3 剂。

我担心大剂量熟地黄壅胃运化，遂稍加砂仁 3g，陈皮 5g 以健胃运化。昨天患者月经来了，立即服用培元提气止血汤，除了昨天月经比较多，今天月经量已正常。患者欣喜若狂，万分高兴，来电致谢。

我也很开心，这全是周老师的功劳，我只是顺手应用而已。

【446 辨证】“生育二胎”，产后体质多虚。“近 5 个月，每次月经量特别多”，久病气易虚。“面色苍白”，阳虚。“神疲乏力”，气虚。“检查严重贫血”，血虚气也虚。

【综合辨证】阳气亏虚，虚而不固，阴血不足。

（周克兵）

医案 4：崩漏不断 4 个月 1 剂半止血

2018 年 10 月 15 日，忽然有位中医朋友发信息称有个群里的中医同行在讨论我，并发来微信群的名称。我一看是“经方自由交流群”，我也在此群中，但因我的群太多了，极少每天挨个看。

姚医生在群里分享自己应用培元提气止血汤的案例，摘录如下。

周忠海老师还在群里吗？我借用了他的崩漏升提汤（培元提气止血汤）加减，有奇效！

患者，女，23 岁，在北京上班，从正月开始出血不止，诊断为崩漏。医院为她进行刮宫术病理检查，未见异常。术后 1 个月，前来我处看诊，月经已经淋漓不断 4 个多月。服用雌激素、孕激素类药物，也止不住，舌色白，没有血色。手脚凉，腹泻。我用周老师的崩漏升提汤加减，并增加仙鹤草、阿胶、三七。

因使用配方颗粒，故要求药房使用双倍剂量，我开了 3 剂药，共 12 袋。患者服药后，反馈 1 剂半药，血就止住了。她赶着去北京上班，又调方抓了 10 剂，现在着重调理贫血。

周老师方中的黄芪、麻黄、附子、桂枝等热性药较多，治疗高血压也基本是用大量补气生阳药。我之前不敢用，现在用了几例，还真是有奇效，值得研究。

我用的只是周老师原方药量的 2/3，若用其原量，我估计 1 剂药血就止住了。

后有群友提问药方组成，故姚医生将培元提气止血汤原方发到群里。一位医生又问：亡血竟用大量麻、桂？

姚医生回复：是的，只要对证，效果奇好，我用过几例。周老师原方量大，我临床使用时适当加减，一般 3 剂药，血止后调方。

【446 辨证】“月经淋漓不断 4 个多月”，阳气虚不固摄血液。“舌色白，没有血色”，阳气虚。“手脚凉”，阳虚。“腹泻”，气虚。

【综合辨证】阳气大虚，不固血液。

【疑点解惑】问：亡血是禁用麻黄、桂枝的，为何在培元提气止血汤中用了麻黄和桂枝呢？

答：麻黄是辛温发散之药，适合外感寒邪的实证，如果是亡血证，如吐血、衄血、阳气虚不固摄的崩漏，单用或重用麻黄以后，会耗散阳气和阴血，进一步病情恶化，甚至有生命危险。

而培元提气止血汤有大量补阳气药物，如黄芪、炙甘草、炒白术、附子、生姜；益精血药物，如熟地黄、炒白芍、大枣，再加上有收敛固涩的生龙骨、生牡蛎，15g 的麻黄并不会耗散阳气和阴血，反而能更好地协助阳气宣发，起到升提止血作用，故配方比例很重要。

医案 5：月经量多 1 剂效

2020 年 8 月 22 日，李秀英老师发来反馈信息：周医生你好，培元提气止血汤的功效真神奇。

我嫂子 52 岁，尚未绝经，每次持续半个多月，乏力，头晕目眩，打针、喝中药效果均不明显。前天她说此次月经已持续 13 天，多如崩漏。我就照您的培元提气止血汤，让她喝 1 剂试试。意料之外，效果特别好。服药后，第 2 天经量大幅减少，几近于无。具体用量：蒸附子 30g，熟地黄 50g，其余药味药量未变。

嫂子常年三高，血压 190/110mmHg，现在面黄肌瘦，心动过速，整天担惊受怕，便秘，大便四五天 1 次，咨询我是否有药治疗？讲话费力，声音也变哑哑的。

我给她开了个保养的药方：生黄芪 120g，桂枝 30g，炙甘草 30g，炒白芍 30g，生姜丝 30g，大枣（去核）12 枚。水煮服用，每日 1 剂，服用时兑入麦芽糖 50～100g。

【446 辨证】“52 岁”，多虚证。“尚未绝经，每次持续半个多月”，气虚不固摄。“乏力”，气虚。“头晕目眩”，阳气虚不能上养头目。

【综合辨证】阳气亏虚，不固血液。

医案 6：经常性崩漏 1 剂效

2020 年 9 月 11 日，郭某求诊：女，四五十岁，经常性崩漏，曾用中药和针灸方式止血，但没有解决根本性问题，此次崩漏又持续大半月之久。

【446 辨证】“四五十岁”，多虚证。“经常性崩漏”，久病多气虚。“崩漏又持续大半月之久”，气虚不固摄。

【综合辨证】气虚不固血。

【确定治则】补气固血。

【确定性味】甘温为主，固涩为辅。

【确定方药】蒸附子（有毒，须先煮 90 分钟）90g，熟地黄 90g，其余药味药量未变。

【效果反馈】2020 年 9 月 15 日，患者反馈：周医生，我吃了 1 剂药就见效了。感恩您的慈悲！

【疑问解答】问：附子熬制 50 分钟服用，可以吗？

答：不行，附子有毒必须先煮 90 分钟。

问：先把附子煮 90 分钟后，再把其他的药放进去熬制 50 分钟，取出服用。这样理解对吗？

答：对。

医案 7：产后恶露量多血变红 1 剂效

2021 年 12 月 8 日，患者求诊：女，30 多岁，现产后 7 天，前几天挺好，使用缩宫素，配合药包，基本没有恶露，但从今天开始，血液变成鲜红色，量也增多。

【446 辨证】“产后 7 天”，产后气血阴阳皆或多或少会虚。“血液变成鲜红色，量也增多”，证明不是瘀血，而是好血，阳气虚不固摄导致。

【综合辨证】阳气大虚，血液不固。

【确定治则】大补阳气，固摄血液。

【确定性味】甘温为主，固涩为辅。

【确定方药】蒸附子（有毒，须先煮 90 分钟）60g，熟地黄 90g，其余药味药量未变。

其母亲是我的学员，询问：可不可以给她加点柴胡？我看她舌左边肿起来了。加 24g 柴胡，可以吗？会不会太凉？

我：可以。

【效果反馈】患者服 1 剂药后，感觉舌头有神，流血也少了。

【知识补充】本案患者是产后恶露血液变鲜红色，量增多，属于阳气虚不固摄。如果是下黑血甚至血块，腹痛，口、唇、舌、青紫有紫斑，属于内有瘀血者，就不可以单独服用本方。

医案 8：子宫溃疡出血 3 剂愈

2015 年王某求诊：女，40 多岁，宫颈与子宫交接处溃疡，大小为

1.5cm × 2cm，月经淋漓不尽四五年，同房后出血增多，胯骨疼痛，喝 3 剂“培元提气止血汤”后，出血停止，溃疡愈合。

蒸附子 60g，熟地黄 30g，其余药味药量未变。

【446 辨证】“40 多岁”，多虚证。“宫颈与子宫交接处溃疡，大小为 1.5cm × 2cm”，没有明显的实火证热象，故此处溃疡属于阳气虚不布阴血，肌肉组织失去温运滋养，糜烂而成溃疡。“月经淋漓不尽四五年”，久病多虚，阳气虚不固摄。“同房后出血增多”，劳累则加重，虚证也。“胯骨疼痛”，阳气虚不运化阴血滋养而疼痛。

【综合辨证】阳气大虚，血液不固。

【确定治则】大补阳气，固摄血液。

【确定性味】甘温为主，固涩为辅。

医案 9：中度宫颈糜烂 5 剂愈

患者为医案 8 患者的朋友，中度宫颈糜烂，月经淋漓不尽。王某略懂中药，将原方蒸附子减到 40g，让患者服用。5 剂药后，患者月经恢复正常，且经期血色非常好，不像以前有黑色血块。40 岁左右女性，患此类疾病特别多，本方对宫颈糜烂、同房出血、经期周期较长者，皆可以推广大面积使用。

【医案总结】本案是医案 8 患者王某转方让其服用的。王某不会辨证分析，感觉和自已的症状一样，就给其服用了。可见，在现实中，阳气虚不固摄导致的“宫颈糜烂，月经淋漓不尽”患病者的比例是很高的。即使出现王某一样的“盲用”，对证见效的比例也是很高的。

医案 10：痔疮便血 6 剂愈

2021 年 10 月 9 日，史某求诊：男，中年人，原有痔疮复发，我让其服用培元提气止血汤。

蒸附子（有毒，须先煮 90 分钟）30g，熟地黄 90g，其余药味药量未变。

【效果反馈】患者：服用 3 剂培元提气止血汤，已停药 4 天，现在没有便血了。肛门也没有坠胀感，只是偶尔会闪刺一下，这两天大便也不黏了，还需继续服用吗？

我：对！接着服用。

患者：再吃几剂？

我：3 剂吧。

患者：好的，谢谢老师。

患者按照指导又服了 3 剂，症状均已消失。

【医案总结】本医案患者信息提供的很少，我当时的应用依据是没有明显的实火证，又是旧病复发，多为虚证。因此，放心让患者服用，果然效果很好。

医案 11：内痔 4 年出血 1 剂止

2021 年 11 月 5 日，王某求诊：男，50 岁，内痔出血 4 年，舌淡润苔白而少。

【446 辨证】“50 岁”，气血阴阳四虚之体。“内痔出血 4 年”，久病多虚。“舌淡润苔白而少”，舌淡阳气虚，润为阳气虚不化水湿，苔白而少，阳气虚不输布阴液，同时排查不是实火、阴虚、血瘀证。

【综合辨证】阳气虚不固摄血液。

【确定治则】大补阳气，固摄止血。

【确定性味】甘温为主，兼以固摄。

【确定方药】培元提气止血汤。蒸附子（有毒，须先煮 90 分钟）30g，熟地黄 90g，其余药味药量未变。

【效果反馈】2021 年 11 月 8 日，患者反馈：您好，老师！用了您的药当天晚上血就止住了，现在 3 剂都服完了，感觉痊愈了。

医案 12：便血 3 剂止

2023 年 1 月 4 日，黄某求诊：女，50 多岁，体形偏胖。今晨上厕所，便血，自觉肛门硬，乏力，下坠感强烈。舌淡红湿润苔白而少。

【446 辨证】“50 多岁”，偏虚的年龄。“体形偏胖”，阳虚多身体畏寒，

气虚多水湿不化而胖，阴虚多五心烦热，血虚多面色萎黄，故此为气虚。“便血”，阳气不固摄。“自觉肛门硬”，阳气虚不运则郁阻而肿。“乏力”，气虚。“下坠感强烈”，气虚则不升。“舌淡红湿润苔白而少”，舌淡红为正常，湿润为水湿不化，苔白而少，阳气虚不布阴液上达。

【综合辨证】阳气亏虚，气虚不升，痰湿郁阻。

【确定治则】大补阳气，益气升清，化痰散郁。

【确定性味】甘温为主，辛以升清，理气化痰。

【确定方药】培元提气止血汤加升清止泻的葛根，加理气化痰的枳实，加益气生阴的怀山药。

麻黄 10g，葛根 40g，炒枳实 30g，熟地黄 90g，制附子（有毒，须先煮 90 分钟）80g，其余药味药量未变。

【效果反馈】2023 年 1 月 6 日，黄某反馈：服药 3 剂后，小便不痛了，血也止住了，但肛门处仍胀痛，难以忍受。

于是，改用补气生阳的黄芪配活血化瘀的莪术；再加清热利水消肿的赤小豆；加滋阴补血，缓急止痛的炒白芍；加益气缓急止痛的炙甘草。

生黄芪 240g，莪术 120g，炒白芍 60g，炙甘草 60g，赤小豆 100g。水煮服用，每日 1 剂。

当天黄某反馈：药很管用！肛门有凉凉的感觉，但又很胀痛。舌淡暗红紫；苔白厚。肛门上起血疱，胀痛。今天下午第一次吃新方子，感觉有股凉气，很舒服。但过了一会再次胀痛，小腿及脚踝处酸胀。前几天腹股沟较其他位置热，腋中线疼痛。

我：制附子（有毒，须先煮 90 分钟）80g（因患者怕附子太热，故没用），炒白术 60g，柴胡 40g，黄芩 30g，姜半夏 30g，生大黄 30g，赤芍 30g，生黄芪 240g，莪术 120g，炒白芍 60g，炙甘草 60g，赤小豆 100g。水煮服用，每日 1 剂。

2023 年 1 月 9 日，黄某反馈：我好多了，多亏有你。原来肛门胀痛，服用镇痛药后仍痛得冒虚汗，现在感觉肛门湿润，躺着不动就不痛。

医案 13：麝香胜金效无价，痔疮便血 3 剂止

李某妻子，42 岁，于 2023 年 3 月 10 日痔疮便血疗效不佳与我闲聊。

李某说："间断性便后出血 4 个月余，用马应龙麝香痔疮膏、九华痔疮栓等药物效果不佳。这 2 个月没有出血，3 月 7 日又开始便后出血，后用美辛唑酮红古豆醇酯栓效果不佳。9 日将麝香（价超黄金）放入出血点，出血量减少。"

我说："我师父有专方治疗此病，你如果相信我就照方抓药。"她说："可以。"于是，我将周老师的培元提气止血汤发给他，让其抓药。方药如下。

制附子（有毒，须先煮 90 分钟）30g，熟地黄 90g，其余药味药量未变。

【效果反馈】3 月 11 日出血量明显减少，13 日后再无出血，嘱其再抓 3 剂巩固疗效。

（卢映强）

正是：痔疮出血效不佳，麝香远超黄金价，病苦来时用不惜，验方有缘今相逢，1 剂见效 3 剂止，世上良药如何鉴，祛病价廉方济世，无效高价是商医。

【446 辨证】"42 岁"，多虚证。"间断性便后出血 4 个月余"，久病多气虚。

【综合辨证】气虚不固。

【确定治则】补气固血。

【确定性味】甘温为主。

【确定方药】培元提气止血汤。

医案 14：痔疮喷血功效良

2023 年 4 月 9 日，星莲老师发来信息：周老师您好！上次我跟您提起一位患者痔疮喷血，之前有过此症状，服用凉血类药（桂花、茜草、生地黄）也能慢慢止住。这次，服用 1 剂培元提气止血汤，吃了 1/3 的量，血就止住了，老师研发的方真的很好用。具体用量如下。

制附子（有毒，须先煮 90 分钟）60g，熟地黄 60g，其余药味药量未变。

【知识补充】实火湿热型的痔疮才可以用寒凉药、苦寒药，而不可以用培元提气止血汤。鉴别要点是大便干结，血色鲜红，同时肛门有肿物外脱，红热肿胀、肛门瘙痒，伴有口干咽燥，灼热疼痛，舌红，苔黄。多用凉血地黄汤，槐花散加减，可达到清热泻火，凉血止血的作用。

【医案总结】本医案患者信息比较少，但可以反推患者应该是年高、久病，或有气虚的表现，舌淡胖大苔白，脉弱无力等。

医案 15：半夜咳血服药自救 1 剂止

4 月 10 日夜间，本人在接一位患者电话时，突然感觉一口气提不上来，咳嗽阵作，并咳吐血团，紧接着每咳一下，就吐一团血，同时只能呼气，不能吸气，看情况不妙，马上挂断患者的电话。当时已快十点半，不敢惊动家人，悄悄关上其他房间的门，以免声响过大，让年近九旬的母亲知道。心想一定要在天明前止住血，尽量不让家人操心。

虽然舌苔偏暗红黄腻，水滑，但也照着恩师书中所述，抓取培元提气止血汤。

事不凑巧，食物秤坏了，只能凭手感抓药，抓了四把生黄芪，一把半蒸附子，麻黄五指一撮，熟地黄一大把，桂枝两把，炒白芍一把半，炙甘草一把，炒白术一把，防风小半把，生龙骨一把，生牡蛎一把，生姜丝大拇指一块，大枣（去核）12 枚，一心祈求恩师德佑：天亮前止住血。

我熬好药，已深夜十二点半左右，喝了小半碗，半小时后咳减轻，吐血量减轻。

凌晨 4 点左右，又加量喝了大半碗后到天亮，咳血止住了。喝完 1 剂药后，血全部止住了。又有些想呕，估计是生姜丝量偏少的缘故，仅为了方便，后用元阳升降膏调理，效果很好。

孩子从外地回来，又抓 2 剂炙甘草汤加量熬来喝，服药 1 个多月，完全康复了。

这次生病经历整个虚的过程，从 2022 年 12 月感染新型冠状病毒痊愈后，就感觉平常有些无力。春节期间发现白带增多，清稀色白乳不臭。春节后就有些头昏，视物模糊，3 月发现胸部气短，睡觉时，口水就开始不自主往外流，平常感觉心跳过速，胸口在不断地抖动。饮食明显减少，胃口不好，大便完谷不化，小便无力。但精神状态一直比较好，一点看不出来有病。

本来计划周末利用汤药调整，但直到发现虚到不能固血，才想起用药，幸亏学了“四虚四实六外感”，看了恩师的书，方得自救。

深深体会，生命无常。学什么都不如学习中医“四虚四实六外感”，在关键时可以守护自己与亲人、朋友的健康；修什么都不如修当下的这颗心，如月如日，利人利己。

（杜亚鸿）

【疑点解惑】问：药前舌苔偏暗红略黄腻，这是实证之状，但吐血后用 1 剂培元提气止血汤后，舌苔的红黄一下没有了，甚至舌淡，这是为什么呢?

答：阳气虚浮之热，痰饮不化之热，阴虚之热，皆可以导致舌苔偏暗红略黄腻。培元提气止血汤中有大量补阳气药，又能运化痰饮，还有熟地黄、白芍滋阴，故而舌苔恢复。

问：服用培元提气止血汤后，有些想呕是生姜量少不运化胃上的水，又因生姜少，熟地黄没有更好运化，壅塞在胃导致，是吗?

答：熟地黄腻碍不化则呕，生姜可以纠正，故生姜不可少。

（三）验方医案提要总结与应用思路拓展

1. 医案提要

医案 1：患者 46 岁，月经淋漓不尽已有五六年，舌淡苔白，边有齿痕，脉沉细。大便偏稀，不能吃凉的东西，一吃就腹泻，怕冷，面色萎黄，属于阳气大虚，不固摄血液，用药 1 剂血就止住了。

医案 2：患者子宫肌瘤术后经常性出血，泡党参或人参水和专治崩漏的方子效果不佳，用培元提气止血汤后，血止。

医案 3：患者近 5 个月来月经量特别多，面色苍白，神疲乏力，服药后第 2 天血止。

医案 4：患者 23 岁，出血不止，崩漏，医院行刮宫术病理检查，未见异常。术后 1 个月，前来我处看诊，月经已经淋漓不断 4 个多月，吃雌激素、孕激素类药物也止不住，舌色白，没有血色，手脚凉，腹泻，用培元提气止血汤 1 剂半止血。

医案 5：患者 52 岁，月经持续半个多月，乏力，头晕目眩，打针、喝中药效果均不明显，用培元提气止血汤，服药后第 2 天出血量大幅减少，几近于无。

医案 6：患者，女，四五十岁，经常性崩漏，曾用中药、针灸方式止血，但没有解决根本性问题，此次崩漏又持续大半月，用培元提气止血汤，1 剂就见效了。

医案 7：患者 30 多岁，产后 7 天，经血颜色变成鲜红色，量也增多，用药 1 剂流血即少。

医案 8：患者 40 多岁，宫颈溃疡，大小为 1.5cm × 2cm，淋漓不尽四五年，同房后出血增多，胯骨疼痛，服用 3 剂培元提气止血汤后，出血停止，溃疡愈合。

医案 9：患者中度宫颈糜烂，月经淋漓不尽，5 剂药后，月经恢复正常，不像以前有黑色血块。可见此方对阳气虚生内寒，血寒则凝结为黑色血块的病症也有效。

医案 10：患者原有痔疮复发，推测是阳气虚不固摄，故用培元提气止血汤，3 剂而血止。

医案 11：患者 50 岁，内痔出血 4 年，舌淡润苔白而少，符合阳气虚不固摄，故 1 剂培元提气血汤即见效。

医案 12：患者 50 多岁，体形偏胖，便血，自觉肛门硬，乏力，下坠感强烈，舌淡红湿润苔白而少，用培元提气止血汤后，3 剂血止。

医案 13：间断性便后出血 4 个月余，用诸药效果不佳，改用培元提气止血汤，3 剂后再无出血。

医案 14：患者痔疮喷血，吃了培元提气止血汤 1 剂的 1/3 量，血就止住了。

医案15：杜老师半夜突然一口气提不上来，咳嗽阵作，咳吐血团，每咳一下，就吐一团血，同时只能呼气，不能吸气，情况危急，即使舌苔偏暗红黄腻，水滑，像极实证，也照用培元提气止血汤，补阳气，固阴血，结果1剂药急救回阳止血。

2. 思路拓展

培元提气止血汤不仅对阳气虚的崩漏有效，对子宫肌瘤术后经常性出血、月经量特别多、产后经血鲜红色，经量增多、宫颈溃疡、宫颈糜烂、痔疮复发、内痔出血、便血、间断性便后出血、痔疮喷血、咳血、吐血、衄血等也有效。

推而广之，一切阳气虚不固摄血液的病症，皆可应用培元提气止血汤。

十、温阳散寒汤

（一）验方简介

【方剂来源】茯苓四逆汤、三味阳气汤、周氏三味降压汤、葛根汤、玉屏风散合方而成。

【方剂组成】温阳散寒汤原方。制附子（有毒，须先煮90分钟）50g，桂枝50g，干姜50g，生黄芪180g，炒白术20g，茯苓50g，防风15g，麻黄15g，葛根60g，炒白芍50g，生姜丝100g，大枣（去核）12枚，炙甘草50g。

【方剂歌诀】温阳散寒附桂干，补气化湿芪术苓。风寒防麻葛升清，缓痛白芍滋阴血。生姜散寒枣养血，益气止痛炙甘草。

【用法用量】水煮服用，每日1剂，早晚各服1次。服完药后，再喝三两热的白米粥，静卧2小时，盖被出微汗效果佳，但不可以出大汗。

【适用证型】阳气亏虚，外寒侵袭，水湿不化，阴血略虚。

【常见病症】①阳气亏虚者，畏冷怯风：稍遇凉风，则易外感，常鼻塞、流涕、喷嚏。虽夏季，亦不敢迎风贪凉（怕电扇、空调），衣着每多于常人。②阳气亏虚者，形寒肢冷：因四肢为诸阳之末，故手足冰冷较为明显。阳气亏虚者多腹冷、背凉，症状常在夜晚加重，冬季尤甚。阳气亏虚者，需保暖，常关门闭户，厚衣重被，卷曲俯卧。阳气亏虚者，喜热资助，饮食喜温热燥辣，恶生冷清稀；喜晴天、白昼、阳光，恶阴天、夜晚、寒冷。

气色苍白乃阳气亏虚之症，望诊时，察颜、观色不可忽视。阳气亏虚者，唇淡、面白、小便清，舌淡、苔白、爪甲暗。阳气亏虚者，多嗜卧懒动，神疲乏力，语声低怯。

寒湿侵袭：患者多见头痛身重，恶寒发热，畏寒喜暖，关节疼痛等。患者多见头、颈、项、后背疼痛，全身关节遇风受寒，阴天下雨严重；不能吹空调、风扇，手不能见冷水，早上、雨天手有麻木的症状，手脚关节不能露外。腰部冷重而痛，遇冷加重，得热痛缓等。

【禁忌病症】实火证，阴虚证，外火，外暑，温燥严禁服用。

（二）验方医案精选

医案1：全身怕冷2剂效

2020年8月26日，一网友替朋友求诊：方某，女，54岁，身高150cm，体重56kg，体温、血压、血糖正常。背上出虚汗，喜热不喜寒，不能吹空调、风扇，手不能见冷水，早上、雨天手有麻木的症状，手脚关节不能露外，怕风吹，眼睛如有雾、干涩、因病视力有所下降，西医检查有轻微的小三阳（乙型肝炎病毒表面抗原、乙型肝炎病毒e抗体、乙型肝炎病毒核心抗体均为阳性、乙型肝炎病毒e抗原为阴性），不吃燥热的食物，口干舌燥，早上须喝蜂蜜水润口，全身怕冷，小便不正常，每天小便六七次，量少。已闭经。腰椎间盘突出。亚健康状，神疲体倦，寒热交替，口苦厌食，自汗盗汗，健忘失忆，嗜睡失眠，舌淡苔白而湿润。

【446辨证】“54岁”，气血阴阳衰退的阶段。“背上出虚汗，喜热不喜寒”，阳气虚不固摄则出虚汗，阳气虚则喜热而不喜寒。“不能吹空调、风扇”，气虚则怕风吹。“手不能见冷水”，阳虚。“早上、雨天手有麻木的症

状”，阳气虚则寒湿侵袭。“手脚关节不能露外”，阳虚不耐冷。“怕风吹”，气虚。“眼睛如有雾、干涩、因病视力有所下降”，气虚则眼睛如雾，视力下降，阳气虚不输布阴液上达则干涩。“不吃燥热的食物，口干舌燥，早上须喝蜂蜜水润口”，阴液亏虚。“全身怕冷”，阳虚。

“每天小便六七次”，阳气虚固摄力弱。“量少”，阳气虚排尿推动无力故而量少。“已闭经”，阳气虚，阴液少则闭经，中医讲顺其自然，年龄到而闭经，可以不用治疗，提前断经则需治疗。“腰椎间盘突出”，气血阴阳虚，外邪侵袭，经络不通。“神疲体倦”，气虚则不养神，气虚力少则体倦。“寒热交替”，阳虚则寒，阴虚则热，阴阳两虚则寒热交替，但综合起来，以阳虚为主。“口苦”，阳气虚不运化则易产生郁热。“厌食”，气虚脾胃功能弱。“自汗”，阳虚不固摄阴液。“盗汗”，阴虚则晚上阳气入内蒸发阴液而盗汗。“健忘失忆”，气虚不养脑。

“嗜睡”，气虚不升清。“失眠”，阴血虚阳气虚皆可以导致，可惜很多中医师仅知道阴虚实火，而不知阳气虚也可以导致失眠。“舌淡苔白而湿润”，水饮不化。

【综合辨证】阳气亏虚，外有寒湿，水饮不化，兼有阴虚。

【确定治则】大补阳气，散寒祛湿，利水消饮，兼以滋阴。

【确定性味】大甘大温，大热大辛，淡利水饮，兼以甘凉。

【确定方药】温阳散寒汤原方（略）。

【效果反馈】2020 年 9 月 4 日，患者反馈：2 剂吃完，以前怕冷的症状有很大好转，骑摩托车不怕风吹了。

2020 年 9 月 19 日，患者再次反馈：身体恢复正常，开始工作，感谢医生。

【医案总结】“背上出虚汗，喜热不喜寒，不能吹空调、风扇，手不能见冷水，早上、雨天手有麻木的症状，手脚关节不能露外，怕风吹”，表虚自汗，虚人腠理不固，易感风邪，用防风、黄芪、白术（玉屏风散）。

“喜热不喜寒，全身怕冷，小便不正常，每天小便六七次，量少”，阳虚，典型的附子证，用四逆汤、桂枝甘草汤。

“不吃燥热的食物，口干舌燥，早上须喝蜂蜜水润口”，阴虚，用芍药甘草汤。

“神疲体倦，寒热交替，口苦厌食，自汗盗汗，健忘失忆，嗜睡失眠”，气虚，补气用黄芪、党参之类。

“寒热交替，口苦”，个人觉得要加柴胡。

【疑点解惑】问：方中加茯苓，为何意？加葛根、麻黄难道是推测有外感？

答：方中加茯苓是为了化水饮，外加益气；加葛根升清止泻，麻黄宣发阳气散寒。

问：老师，这里看不出有痰饮？

答：舌淡苔白而湿润多是水饮不化。

医案 2：眼睛冷睡眠差 2 次效

2022 年 12 月 2 日，蒋某求诊：女，三四十岁，经常感觉眼睛冷。怕冷，喜热饮，月经少而暗，头发掉很多，晚上喉咙干痛，感觉眼睛冷，月经前有点头痛。舌淡胖大边有齿痕，苔薄白。

【446 辨证】“三四十岁”，身体开始偏虚。“经常感觉眼睛冷”，久病多气虚，冷为阳虚。“喜热饮”，阳虚。“月经少而暗”，少为阳气虚不化血，暗为阳虚则寒凝而暗。“头发掉很多”，阳虚不固摄。“晚上喉咙干痛”，晚上天气寒凉，伤阳气，阳气不能输布阴液到咽喉则干痛。“月经前有点头痛”，气虚不推动血液上达于头。“舌淡胖大边有齿痕，苔薄白”，阳气虚，同时排除阴虚、实火、血瘀证。

【综合辨证】阳气亏虚，寒从内生，兼有血虚。

【确定治则】大补阳气，祛寒补血。

【确定性味】甘温为主，辛热散寒，酸甘补血。

【确定方药】温阳散寒汤原方（略）。

【效果反馈】2023 年 2 月 16 日，患者反馈：昨天喝了 2 次，晚上睡眠好些了，眼睛也没那么冷了。

医案3：小便有异味3剂效

2020年9月6日，一黑龙江省的亲友为朋友求诊。张某，男，四五十岁，小便有异味，分泌物多，舌淡嫩苔白。

【446辨证】“四五十岁”，阳气阴血开始不足。“小便有异味”，阴虚有热或有郁热。“分泌物多”，阳气虚不固摄或有痰饮水湿，“舌淡嫩苔白”，阳气虚。

【综合辨证】阳气虚不固摄，痰饮水湿不化，阴虚有热。

【确定治则】补气温阳，化痰消饮，升清降浊，滋阴清热。

【确定性味】甘温为主，辛开苦降，略凉清热。

【确定方药】温阳散寒汤原方（略）。

【效果反馈】2020年9月16日，患者服3剂药后反馈：小便异味大，分泌物多，服药后基本痊愈。准备续服3剂，巩固一下。

医案4：用遍诸方无效，温阳散寒汤1剂效

2020年9月16日，一位中医同行替患者求诊。江某，男，45岁。目前主要症状是大便不畅，黏液便；小便可，有时黄。腹胀，西医检查诊断为结肠炎。口和，有时会发干，眼干，睡眠早醒，手脚自温，小腿自觉酸楚发凉，吸烟多了频发期前收缩，脉弦缓滑，寸实关尺重按无力。以前想到的方子医生几乎都用过，包括黄芩汤、芍药汤、温脾汤、大温脾丸、木香流气饮、宣清导浊汤等，效果不佳。

【446辨证】“45岁”，人体气血阴阳下降的阶段。“大便不畅”，实火证或阳气虚不运化。“黏液便”，阳气虚不运化水湿。

“小便可，有时黄”，基本正常。“腹胀”，阳气虚不运化则阻滞。“西医检查诊断为结肠炎”，肠胃中的阳气虚。“口和”，排除实火证。“有时会发干，眼干”，阴液亏虚或阳气不夹阴液上布。“睡眠早醒”，阳气虚可以导致心神不宁。“手脚自温”，阳气虚但没有影响到手脚。“小腿自觉酸楚发凉”，阴血虚则酸楚，阳气虚则发凉。“吸烟多了频发期前收缩”，阳气虚不充养心脏则容易出现期前收缩。“脉弦缓滑”，弦则气滞，缓则气虚，滑则痰饮。“脉象寸实”，心肝有气滞，痰饮。“关尺重按无力”，阳气虚得很。“黄芩汤、芍药汤”，清热方药无效，证明不是热证。“温脾汤、大温脾丸”，温脾方药无效，证明不是单纯的脾胃虚弱，而是整体阳气虚。“木香流气饮”，此方具有行气调中，健脾化痰之功效，用后无效，证明不是气滞痰饮停滞。“宣清导浊汤”，主治湿温久羁，三焦弥漫，神昏窍阻证，用后无效，证明不是湿温证。

【综合辨证】阳气虚损，不化水湿，兼有阴液不足。

【确定治则】补阳益气，利水化湿，兼以滋阴。

【确定性味】甘温热为主，淡利辛化湿，略凉以滋阴。

【确定方药】温阳散寒汤原方（略）。

【效果反馈】患者服药 1 剂，腹中已舒适，大便量较多，但排便还是不畅，排出稀溏、黏液、果酱样便，感觉药已中病。

医案 5：双眼内侧、太阳穴胀痛

2020 年 9 月 4 日，王某求诊：男，中年，双眼内侧、太阳穴处常感觉胀痛，用泰国产青草膏有效果，但不能完全好转。舌粗糙苔白、口不苦。去年夏季开始，遇雨天，胳膊、大腿疼痛，天晴则疼痛消失。

【446 辨证】“双眼内侧、太阳穴处常感觉胀痛”，阳气虚不推动气血运行可以导致虚胀，与脾胃阳气弱不运化则胃胀原理相同，虚证的痛多轻，实火、瘀血多重，故多是虚证。“用泰国产青草膏有效果，但不能完全好转”，活血化瘀的方药有效，证明有瘀滞，但不能痊愈，表示瘀滞不是主因。“舌粗糙”，气血阴阳不足不充养则粗糙。“苔白”，排除实火证，因为实火证是苔黄。“口不苦”，排除肝胆有热。“去年夏季开始，遇雨天，胳膊、大腿疼痛，天晴则疼痛消失”，久病多虚，外有寒湿侵袭机体，内有阳气虚。

【综合辨证】阳气亏虚，不化寒湿，经络瘀滞。

【确定治则】补阳益气，散寒祛湿，疏经通络。

【确定性味】甘温热为主，辛散苦燥湿，辛温通经络。

【确定方药】温阳散寒汤原方（略）。

【效果反馈】3 天后患者反馈：药吃完后，眼内侧症状好很多了，太阳穴处还是微痛，服药期间，大便每天 2 次（以前是每天 1 次）。

我：继续服用就可以，大便每天 2 次是药效所致（阳气充足排寒除湿）。

医案 6：温阳散寒汤治疗老年痴呆的效果

2020 年 9 月 17 日，中医同行陈大夫替患者求诊。

患者，女，68 岁，高血压，糖尿病，耳聋病史 10 余年，老年痴呆早期症状，有时糊涂，有时明白，明白的时候居多，有时还吃孩子的零食，偶有尿床，舌老苔白夹黄而湿。

【446 辨证】“68 岁”，气血阴阳皆虚。“高血压”，多为气虚。“糖尿病”，早期多为阴虚，长期多为气虚。“耳聋病史 10 余年”，气虚不充养于耳。“老年痴呆早期症状，有时糊涂”，阳气虚不养脑则神昏。“有时还吃孩子的零食”，阳气虚神昏则自主意识差。“偶有尿床”，阳气虚不固摄。“舌老苔白夹黄而湿”，老为阳气虚不布阴血，苔白阳气虚为主，夹黄为有阳气虚不运化产生的郁热，湿为阳气虚不化水湿。

【综合辨证】阳气虚为主，阴血不足，不养于脑，郁热不化。

【确定治则】温阳补气为主，兼滋阴补血，升清养脑，散郁清热。

【确定性味】甘温热为主，酸甘化阴补血，辛温升清，辛凉散郁清热。

【确定方药】温阳散寒汤原方（略）。

【效果反馈】2020 年 9 月 21 日，中医同行反馈：服后有小效，继续用药还是加量？感觉糊涂的程度有所减轻。

我：继续服用即可。久病“冰冻三尺非一日之寒”，需慢慢补养。

问：老师，我看不懂，方子的配伍思路是什么？

我：阳气虚为主，不养心脑。

2020 年 12 月 3 日，中医同行陈大夫反馈：周老师好，我上次请教你的患者后来一直间断服药，效果还可以。但我有个问题，患者怕热不怕冷，跟糖尿病有关吗？需要改处方还是调整处方呢？临床遇到很多这样的患者，虽然是阳虚气虚，但都怕热不怕冷，其中以糖尿病患者居多，不知道该如何调理，还是我的诊断有问题呢？

我：阳气虚浮，浮热在外在表，故反而怕热不怕冷，但这属于个别现象，大多数阳气虚患者还是怕风怕冷的。

医案 7：右侧面神经炎治疗

2020 年 9 月 17 日，周克兵医生为患者求诊：黄某，女，47 岁，因晚上吹电扇受凉引起右侧面神经炎（特发性面神经麻痹），已 14 天左右。说话时向左歪斜，麻木感明显，这是第三次发作。第二次发作时用补阳还五汤合牵正散加减痊愈。这次发作，周克兵医生仍用补阳还五汤合牵正散 10 天，配合针灸、按摩等，效果不明显。

【446 辨证】“47 岁”，多虚。“因晚上吹电扇受凉引起右侧面神经炎，已 14 天左右”，风邪侵袭经络。“说话时向左歪斜，麻木感明显”，风邪阻碍阳气输布。“用补阳还五汤合牵正散 10 天，配合针灸、按摩等，效果不明显”，病重，方药仅从补气和活血化瘀入手，即使加上针灸、按摩，也达不到治疗的效果，必须增加大补阳气和辛温疏经通络的药物。

【综合辨证】外有风邪侵袭，气血运达经络受阻，内里阳气虚。

【确定治则】祛风散邪，疏经通络，大补阳气，兼以补血。

【确定性味】甘温热为主，酸甘化阴补血，辛温散风邪通经络。

【确定方药】温阳散寒汤原方（略）。

【效果反馈】9 月 29 日，周医生反馈：周老师，你好。面神经炎患者已经大有好转。

医案 8：怕冷肩膀痛膝盖两侧筋痛 5 剂愈

2023 年 3 月 27 日，一潍坊的朋友替患者求诊：周老师您好，一女患者，56 岁，怕冷，肩膀痛，膝盖两侧筋痛，经常夜里 1—3 点醒后就无法再次入睡，大便不成形。这种情况该如何组方呢？麻烦您指导一下。

【446 辨证】“56 岁”，四虚之体。“怕冷”，阳气虚。“肩膀痛，膝盖两侧筋痛”，内阳气虚，外有寒湿。“经常夜里 1—3 点醒后就无法再次入睡”，阳气虚也可导致失眠，“大便不成形”，阳气虚不化寒湿故大便稀，不成形。

【综合辨证】阳气亏虚，外寒侵袭，水湿不化。

【确定治则】温阳益气，发散外寒，温化水湿。

【确定性味】甘温辛热。

【确定方药】温阳散寒汤原方（方略）。

【效果反馈】2023年4月20日，朋友发来信息：56岁，肩膀痛、膝盖两侧筋痛的女患者服药5剂后告诉我不适症状均已消失，感恩您的指导！

医案9：头痛如裂恶心呕吐3剂愈

2020年10月17日，吴某求诊：女，50岁，偶尔性头痛，发作时浑身无力，恶心，呕吐，食不下咽。头痛欲裂，头晕时作，一年四季都这样。一般睡一觉，第2天头痛就好多了。舌淡少红，苔白滑偏水湿。医院进行脑部CT检查未明确原因。

【446辨证】“50岁”，气血阴阳偏虚的年龄。“偶尔性头痛”，四虚四实六外感的病因皆可以导致。“发作时浑身无力”，气虚。

“恶心，呕吐，食不下咽”，气虚或有痰饮水湿。“头痛欲裂”，阳气虚不运化脑部水饮则虚胀而裂。“头晕时作”，气虚不充养头部，故而头晕。“一年四季都这样”，长年发病，多虚证。“舌淡少红”，阳气或血不足。“一般睡一觉，第2天头痛就好多了”，休息后减轻，证明是气血阴阳的亏虚证。“苔白滑偏水湿”，苔白多阳气虚证或寒证，滑偏水湿代表有痰饮水湿。

【综合辨证】阳气大虚，水饮不化，阻滞于头，停饮于胃。

【确定治则】大补阳气，化饮消水，升阳于头，降胃止呕。

【确定方药】温阳散寒汤加桑枝30g通经络，加生龙骨、生牡蛎各30g重镇降水饮（其余见原方）。水煮服用，每日1剂，早晚各服1次。服药后，需静卧2小时，出微汗效果佳，但不可以出大汗。

【效果反馈】2020年12月8日，患者反馈：好多了，自服药后，最近一直未再头痛。

医案 10：耳朵疼痛两三年 3 剂效

2020 年 12 月 1 日，张某求诊：男，中年，耳朵疼痛两三年了，就是治不好，以前一痛用手擦会有好转，但现在反而疼痛加重。

晚上睡觉，耳边好像车开一样响，呼呼的。白天左侧还好，右侧痛重，有时似物遮盖，有呼呼声，劳累生气加重，天冷更重，腰痛，口不苦但干，喉咙也痛。有些医生认为是肾虚，可开的药吃了效果不佳。

【446 辨证】“中年，耳朵疼痛两三年了”，中年久病多虚证。“以前一痛用手擦会有好转”，虚证喜按。“但现在反而疼痛加重”，病情越来越重了。

“晚上睡觉，耳边好像车开一样响，呼呼的”气虚生风。“白天左侧还好，右侧痛重，有时似物遮盖，有呼呼声”，阳气不足，不能充养右边，与治疗半身不遂的补阳还五汤，同属于阳气大虚。“劳累加重”，气虚。“天冷更重，腰痛”，阳气虚抗寒力弱。“有些医生认为是肾虚，可开的药吃了效果不佳”，整体阳气虚，非仅肾一脏虚。

【综合辨证】阳气虚损，不耐外寒。

【确定治则】温阳益气，扶正抗寒。

【确定性味】甘温热辛。

【确定方药】温阳散寒汤加生石膏 60g，防止辛温热药太燥（其余见原方）。水煮服用，每日 1 剂，早晚各服 1 次。吃完后要静卧 2 小时，出微汗效果佳，但不可以出大汗。

【效果反馈】2020 年 12 月 14 日，张某反馈：我吃了您开的药 3 剂，耳朵不痛了，第 2 剂吃完就已几乎不痛。但嗡嗡作响，特别是睡觉时耳边如开车吹风一样，后腰酥软，上夜班时，三四点会咳嗽，耳边嗡嗡作响，也比吃药前有所减轻。我调方如下。

柴胡 40g，黄芩 15g，姜半夏 30g，党参 50g，吴茱萸 15g，杏仁 16g，厚朴 20g（其余见原方）。水煮服用，每日 1 剂，早晚各服 1 次。吃完后要静卧 2 小时，出微汗效果佳，但不可以出大汗。

医案 11：病症减轻不问不知

2022 年 6 月，洪某求诊：男，44 岁，身高 177cm，体重 55kg 左右。患者长期服用安定片（地西泮），近 3 年口服氯硝西泮，说话费劲，自觉说不出话，走路颤抖不稳，双手臂抖动。早上起来舌头干，觉得整个舌头都快麻木了。全身耐热不耐寒，手端碗抖动，不是有规律地抖动。记忆力减退，走路腿无法打弯，只有服用安定片，才能感觉舒服些。具体自诉如下。

我感觉不是腿不能打弯，而是有一股力量控制着我，特别是右半边，全身从中间分左右两边，左半边现在也受制于右半边。说话口吃，别人听是口吃严重。我觉得腿、手、口是一体，一好百好，一损俱损，主要是右半边难受。一紧张手脚都出汗，右手食指写字，手伸展不端正。胆小严重，一紧张就战栗，觉得两肋和肝侧区不舒服疼痛。夜尿有时也多，小便黄有泡沫。

背部油腻，刚洗完澡停一会儿就觉油腻，胸部、脸部和颈部好一些，冬天舒服一点。人越多越紧张，越不知道手脚往哪放了。自觉身上、手足放点石头才能好些。

大便不成形，近一两年早上刚醒，感觉整个舌头硬木，缓 1 分钟左右才能感觉到这是舌头。

身体虚弱，四处求医，有时真想放弃。我买了您的书，又加了您的微信，不求好，只求两只手能解放出来。

于是，我将温阳散寒汤加收敛固涩、重镇安神的生龙骨、生牡蛎各 50g（其余见原方）的方子发给了患者。水煮服用，每日 1 剂。早晚各服 1 次，吃完药后静卧 2 小时，出微汗效果佳，但不可以出大汗。

【效果反馈】洪某：周大夫昨天药喝完了，喝了 3 天，腹泻了 3 天。

我：病症有没有减轻？

洪某：说不上来，觉得有减轻，但具体哪儿减轻了还真不知道。

我：那继续服用和观察。“一紧张就战栗，觉得两肋和肝侧区不舒服，疼痛”有没有减轻？

洪某：减轻了。你不说我还真没注意。

我："大便不成形，早上刚醒，感觉整个舌头硬木，缓 1 分钟左右才能感觉到这是舌头"有没有减轻？

洪某：减轻了。阴茎龟头好像也热了些。反正所有症状都减轻了。

我：继续服用和观察。病好大半后，也可以将熬好的药浓缩，后加蜂蜜熬成膏方，坚持服用。

医案 12：坐骨神经痛 3 剂药好转 90%

2023 年 4 月 1 日，付某求诊：女，坐骨神经痛，大腿痛，已经 3 天了，无法睡觉，屁股、大腿很凉。

【446 辨证】"屁股、大腿很凉"，阳气虚生内寒。

【综合辨证】阳气亏虚，经络不通。

【确定治则】温阳益气，疏经通络。

【确定性味】甘温辛热。

【确定方药】温阳散寒汤加活血化瘀，引血下行的怀牛膝 50g（其余见原方）。嘱其服药后静卧 2 小时，出微汗效果佳，但不可以出大汗。

【效果反馈】2023 年 4 月 4 日，付某反馈：抓了 2 剂药，坐骨神经痛基本好了 90%。

医案 13：梅核气 10 来年 6 剂效

2023 年 3 月 16 日，王某求诊：女，43 岁，患梅核气 10 来年，近 1 年生气后出现胸、背、两胁闷胀痛，最开始吃一两天逍遥丸就好了，现在感觉吃逍遥丸也没效果，四肢不温，怕冷，时常失眠，多梦，小便尿不尽，大便不成形，脉细无力。舌淡嫩湿润苔白。患者有肺结节、乳腺结节、子宫囊肿病史。

【446 辨证】"43 岁"，气血阴阳开始虚。"患梅核气 10 来年"，外病耗气而虚。"近 1 年生气后出现胸、背、两胁闷胀痛"，伴有气滞证。"最开始吃一两天逍遥丸就好了"，有气滞的病因故用理气的药方见效。"现在感觉吃逍遥丸也没效果"，久病已经有气虚，故而再单用理气的药方无效。"四肢不温，怕冷"，阳气虚。"时常失眠，多梦"，阳气虚也可导致失眠。

“小便尿不尽”，阳气虚排尿不尽。“大便不成形”，阳气虚不化水饮，下注大肠而便稀不成形。“脉细无力”，气虚。“舌淡嫩湿润苔白”，阳气虚。“患者有肺结节、乳腺结节、子宫囊肿病史”，气滞血瘀、阳气虚不运化，皆可导致。

【综合辨证】阳气大虚，兼有气滞。

【确定治则】大补阳气，兼以理气。

【确定性味】温热辛甘。

【确定方药】温阳散寒汤与疏肝理气的四逆散合方。炒枳实 30g，柴胡 30g（其余见原方）。嘱服药后静卧 2 小时，出微汗效果佳，但不可以出大汗。月经期暂停服药。

【效果反馈】经期前 2 天喝了以后，感觉胸口闷、堵的症状有减轻，但喉咙处感觉更堵了。刚喝完药后盖厚被子都觉得有点冷，三四个小时后开始微微出汗，经期后再喝就没有出过汗了，胀痛的感觉还没有完全消失，可能和中间又生过气有关。于是，我在前方基础上再加生莪术 100g（其余见原方）。

2023 年 4 月 9 日，患者反馈：喉咙堵的感觉已经好了很多，只是再有生气还是会嗳气，但胸背顶痛感减轻。从喝第 1 剂药开始，晚上睡觉就像在打盹，一晚上要醒 10 来次，现在还是会醒三四次，睡眠时间和质量都不太好，但第二天精神很好。也不知是喝药的反应？还是正好到了我该失眠的时候？我以前也经常失眠。喝药期间有点腹泻，每天三四次，小便尿不尽也有好转。

我：继续服用巩固疗效，可以配合茯苓薏苡仁膏促进睡眠。

医案 14：曾吃 200 剂中药无效对证 3 剂见效

谭某，女，33 岁，上学的时候太节约了，导致身体抵抗力下降。2005 年，连续感冒 2 次后就得了鼻窦炎，后太阳穴、头顶胀痛，如戴紧箍，自觉头顶堵塞不通。

头顶痛时舌头发麻，口干。早上起来没有精神，手脚发软，整天想睡觉睡不醒，脸黄发青。如果不睡午觉，下午头痛更重，要爆炸似的。

舌边有齿印，舌头颜色偏白，大便不成形。冬天手脚冰凉，从来不出汗，跑 2 公里也不会出汗，有痔疮史。

慢性鼻窦炎，晚上睡觉往哪边睡就哪边堵。之前用姜水洗头，好了几天又复发，吃了很多中药未见效果。患者久病多次检查，未明确病因，四处求医，服药不佳，十分苦恼。

【446 辨证】“身体抵抗力下降”，多是气虚。“连续感冒 2 次后就得了鼻窦炎”，外感风寒，损伤阳气则易成鼻窦炎。“后太阳穴、头顶胀痛，如戴紧箍，自觉头顶堵塞不通”，外有风寒郁阻则胀痛，同时阳气不能运达充养。“头顶痛时舌头发麻，口干”，阳气虚不能运血到舌则麻，阳气虚不夹阴液上布口腔则口干。“早上起来没有精神”，阳气不足，早上升发不足则没有精神。“手脚发软”，气虚不运达四肢则手脚发软。“整天想睡觉睡不醒”，阳气虚不养脑。“脸黄发青”，血虚则脸黄，阳虚则发青。“如果不睡午觉，下午头痛更重，要爆炸似的”，阳气虚不充养头，劳则加剧。“舌边有齿印”，阳气虚则舌头易胖大而牙齿挤压有齿印。“舌头颜色偏白”，阳气虚充养舌不足故舌淡偏白。“大便不成形”，阳气虚运化水湿不足，下注大肠导致大便不成形。“冬天手脚冰凉”，阳气虚不温煦手脚故冰凉。“从来不出汗，跑 2 公里也不会出汗”，阳气虚则输布汗液到体表不足，故而不能正常汗出。“有痔疮史”，阳气虚不能推动气血则郁阻不通而成痔疮。“慢性鼻窦炎，晚上睡觉往哪边睡就哪边堵”，阳气不足水饮则堵塞鼻窍，水饮往低处流，故而往哪边睡，哪边的鼻窍就在下面，水饮下流，哪边就堵。“用姜水洗头，好了几天又复发”，姜是热性的，洗了减轻，更加确实阳气虚而有寒，故而又复发。“患者久病多次检查，未明确病因，四处求医，服药不佳，十分苦恼”，久病多虚，辨证不准，方药不符，服再多亦无效。

【综合辨证】阳气大虚不升于头，外有风寒之邪阻碍经络。

【确定治则】大补元阳元气，外散风寒通经络。

【确定方药】温阳散寒汤加减。

葛根 30g，川芎 15g，白芷 15g，麻黄 15g，制附子（有毒，须先煮 90 分钟）50g，干姜 50g，炒白芍 30g，吴茱萸 15g，炙甘草 30g，茯苓

30g，桂枝 30g，炒白术 20g，生黄芪 180g，防风 15g，生姜丝 100g，大枣（去核）12 枚。水煮服用，每日 1 剂，早晚各服 1 次。服药后静卧 2 小时，出微汗效果佳，但不可以出大汗。

注意：附子有毒必须先煮 90 分钟，第一顿先喝 1/10，身体适应就可以加量多喝。

【效果反馈】吃药后的第 2 天，患者感觉见效了，精神好转，症状减轻。患者没有想到见效如此之快，十分开心。后来，我在成都举行“四虚四实六外感”培训班时，患者前来面诊。我的学员们给患者开了下方：生黄芪 180g，麻黄 10g，制附子 30g，细辛 20g，吴茱萸 15g，党参 20g，生姜丝 30g，大枣（去核）12 枚。患者吃了同样有效。

可见，一个病是可以用不同的方子治疗的，只要符合中医的病因即可。

注：患者虽然 3 剂见效，但离彻底痊愈还是有一段时间的。

后期患者反馈：你好，周老师！请允许我简单介绍下我的病情。上学时太节约了，导致身体抵抗力下降。2005 年，连续感冒 2 次后就得了鼻窦炎，左侧鼻子堵，后头顶胀痛（左侧严重），如戴紧箍，头顶痛时舌头发麻，太阳穴胀痛，口干，早上起来没有精神，手脚发软，整天想睡觉睡不醒，脸黄发青，自觉头顶堵塞不通，如果不睡午觉，下午头痛更重，要爆炸似的。舌边有齿印，舌头颜色偏白，大便不成形，冬天手脚冰凉，从来不出汗，跑 2 公里也不会出汗，有痔疮史。吃完 3 剂药后的第 2 天感觉就见效了，精神好些了，吃了 6 剂药后，又减轻了些，吃了 20 多剂后感觉好了 7 成。又反反复复吃了七八十剂，但贫血严重到血红蛋白只有 30g/L，当时站都站不稳感觉要死了，后去医院输血，在家养了几个月后好多了。输血后我又用了大量生黄芪、大枣、龙眼肉、枸杞子。2 周后，血红蛋白又降了很多，经过这个教训我认为药量太大了可以短期吃，长期服用会损伤身体，你认为呢？现在发现左边瘀堵严重，左眼角有结节，左边眉骨上也有结节，左边头顶到后脑勺一条线按压胀痛，每天用砭石按压能减轻一些，也很乏力，很困的时候脸黄发青，下午睡不醒。

以前没有发现瘀堵，去年发现左手臂有个大结节，像汤圆那么大，右手臂有个小结节，今年用砭石按了大概 10 次，右侧结节基本消失，左侧结节好转 80%。

注意：患者后期服用大量的生黄芪、龙眼肉、大枣和枸杞子，自身血红蛋白下降的现象很少见，但确实要引起重视。可能是后期体内阳气足了，但阴血没跟上。患者参加“四虚四实六外感”培训班成了我的学员，开始自行调理身体，且效果比我调的还好，真是应了那句“久病成医”。

医案 15：头昏沉疲倦多种病症 3 剂效

2022 年 4 月 15 日，伍老师在微信上求诊：男，48 岁，高血压已有 7 年。刚开始吃 1 粒厄贝沙坦降压药，2021 年初血压不稳定，又增加了 1 粒苯磺酸氨氯地平。血压有时达 180/110mmHg，现在 2 种药联用，血压也不稳定。早上起床，有时两手手指麻木，中午和晚上饭后感觉头部昏沉，主要是两侧太阳穴，神疲体倦嗜睡。平常不能吃热的和辣的东西，吃完后第 2 天肠胃不适，胃口还可以。睡眠不好，因为工作原因，经常很晚才睡。大便有时偏稀，舌头偏红，性功能比较差，阳痿早泄，血脂有点高，肝内钙化。之前还有心慌、心率较快的情况。

有时出现口干，口苦，胸闷气短，眼睛干涩，视物模糊，疲乏无力，记忆力减退。

【446 辨证】“48 岁，高血压 7 年”，年高久病，阳气多虚。“血压有时达 180/110mmHg”，长期中老年高血压多是阳气虚。“早上起床，有时两手手指麻木”，早上阳气升发充养不足，故麻木。“中午和晚上饭后感觉头部昏沉，主要是两侧太阳穴，神疲体倦嗜睡”，阳气虚。“平常不能吃热的和辣的东西，吃完后第 2 天肠胃不适”，肠胃有郁热。“大便有时偏稀”，阳气虚不化水湿。“舌头偏红”，有郁热或阴虚。“性功能比较差，阳痿早泄”，气血阴阳皆虚。“心慌、心率有时较快”，阳气虚不养心。

“有时出现口干”，阳气虚不布阴液或有阴虚。“口苦”，有郁热实火。“胸闷气短，眼睛干涩，视物模糊，疲乏无力，记忆力减退”，气虚。

【综合辨证】阳气亏虚，兼有郁热。

【确定治则】温阳益气，散郁清热。

【确定性味】甘温热为主，兼以寒凉。

【确定方药】新冠退热方去麻黄。葛根 40g，苍术 20g，桂枝 20g，生姜丝 30g，柴胡 40g，黄芩 15g，生石膏 30g，生黄芪 180g，党参 30g，大枣（去核）12 枚，炙甘草 30g，炒白芍 20g，姜半夏 30g，茯苓 60g。水煮服用，每日 1 剂，2～3 次分服。

【效果反馈】2022 年 4 月 20 日，伍老师反馈：服药 3 天，两侧太阳穴昏沉好转，神疲体倦嗜睡也有些改善，其他情况暂时没有明显改善。

自我反思是补阳气药力不足，寒凉药又有牵制，于是改用温阳散寒汤加减。

葛根 40g，麻黄 10g，制附子（有毒，须先煮 90 分钟）40g，炒白芍 20g，炙甘草 30g，茯苓 60g，桂枝 20g，生黄芪 180g，生姜丝 30g，大枣（去核）12 枚，党参 30g，姜半夏 30g，苍术 20g。水煮服用，每日 1 剂，2～3 次分服。

2022 年 4 月 25 日，伍老师再次反馈：喝完第二次开的药，整体都有些改善，但因有抽烟的习惯，近期感觉喉咙痰多，干咳。

我让其在原方基础上加陈皮 30g，少抽烟。

【医案总结】本医案患者最后用的是温阳散寒汤加减取效，辨证分析请大家自己思考，以作启发。

（三）验方医案提要总结与应用思路拓展

1. 医案提要

医案 1：患者 54 岁，背上出虚汗，喜热不喜寒，不能吹空调、风扇，手不能见冷水，早上、雨天手有麻木的症状，手脚关节不能露外，怕风吹，眼睛如有雾、干涩、视力下降，轻微小三阳，全身怕冷，神疲体倦，口干舌燥，寒热交替，口苦厌食，自汗盗汗，健忘失忆，嗜睡失眠，舌淡苔白而湿润，诸症虽多，总体以阳气虚为主，故用温阳散寒汤 2 剂，怕冷有很大的好转，骑摩托车不怕风吹了，十几天后病愈。

医案 2：患者三四十岁，经常感觉眼睛冷。月经少而暗，掉发很多，晚上喉咙干痛，舌淡胖大边有齿痕，苔薄白，睡眠也不好，很明显是阳气亏虚，寒从内生，用药 2 次即效。

医案 3：患者四五十岁，小便有异味，分泌物多，舌淡嫩苔白，属阳气虚不固摄，痰饮水湿不化，阴虚有热，用药 3 剂后减轻，基本痊愈。

医案 4：患者 45 岁，主症是大便不畅，黏液便，腹胀，小腿自觉酸楚发凉，西医检查为结肠炎，同样属阳气不足，寒湿不化，用药 1 剂效。

医案 5：患者中年，双眼内侧、太阳穴处常感胀痛，舌粗糙苔白，去年夏季开始，遇雨天，胳膊、大腿疼痛，天晴则疼痛消失，属阳气亏虚、不化寒湿、经络郁滞，用药 3 天，症状都好了很多。

医案 6：患者 68 岁，老年痴呆早期症状，有时糊涂，有时明白，明白的时候居多，偶有尿床，舌老苔白夹黄而湿，属阳气虚不养心脑，开方后一直间断服药，效果还可以。

医案 7：患者因晚上吹电扇受凉引起右侧面神经炎，说话时向左歪斜，麻木感明显，属外受风寒，阳气受损，用药 10 天后，已经大有好转。

医案 8：患者 56 岁，怕冷，肩膀痛，膝盖两侧筋痛，经常夜里 1—3 点醒后无法再次入睡，大便不成形，属阳气虚不耐冷，用药 5 剂，病症消失。

医案 9：患者 50 岁，偶尔性头痛，发作时浑身没力，恶心，呕吐，食不下咽，头痛欲裂，头晕时作，舌淡少红苔白滑偏水湿，属阳气亏虚、水饮不化，用药后一直未再头痛。

医案 10：耳朵疼痛两三年了，白天痛重，右边有时好像有物遮盖，有呼呼声，劳累生气加重，天冷更重，腰痛，属阳气虚损不耐外寒，3 剂药后，耳朵虽不痛了，但嗡嗡作响。

医案 11：患者 44 岁，说话费劲自觉说不出话，走路颤抖不稳，双手臂抖动。早上起来舌头干，觉得整个舌头都快麻木了，全身耐热不耐寒，手端碗抖动，不是有规律地抖动。记忆力减退，走路腿无法打弯，明显是阳气亏虚，经络不通，用药后诸症减轻。

医案 12：患者坐骨神经痛，大腿痛，屁股、大腿很凉，属阳气亏虚，经络不通，2 剂药后，坐骨神经痛基本好了 90%。

医案13：患者43岁，梅核气10来年，近1年生气后出现胸、背、两胁闷胀痛，四肢不温，怕冷，大便不成形，脉细无力。舌淡嫩湿润苔白，属阳气虚兼气滞血瘀，用药后堵的感觉已经好很多了，但再次生气还是会嗳气，胸背顶痛减轻。

医案14：患者诸症颇多，总以阳气亏虚为主，吃药后第2天感觉见效，精神好转，症状减轻了，患者没有想到见效如此之快，十分开心。

医案15：患者48岁，高血压7年，早上起床，有时两手手指麻木，中午和晚上饭后感觉头部昏沉，主要是两侧太阳穴，神疲体倦嗜睡，胸闷气短，眼睛干涩，容易疲劳，视物模糊，疲乏无力，记忆力减退，亦属阳气虚，用药后诸症好转。

2. 思路拓展

温阳散寒汤适合一切内阳气亏虚，外有风寒湿的症状，如全身任何部位喜热不喜寒，不能吹空调、风扇，手不能见冷水，以及吹电扇受凉引起面神经炎，说话时口歪斜，麻木感明显，全身怕冷，肩膀痛，膝盖两侧筋痛，早上、雨天手麻木，手脚关节不能露外，怕风吹，头痛如裂，头晕时作，走路颤抖不稳，说话费劲，双手臂抖动。早上起来舌干，整个舌头麻木，全身耐热不耐寒，健忘失忆，记忆力减退，走路腿无法打弯，神疲体倦，嗜睡失眠，腹胀遇冷严重，小腿自觉酸楚发凉，老年痴呆病症，有时糊涂，有时明白，尿床，眼睛冷，晚上喉咙干痛，小便有异味，分泌物多，女性白带多，宫寒痛经，大便不成形，遇冷性头痛，发作时浑身无力，胃寒胃痛，恶心，呕吐，食不下咽，遇冷严重的咽喉炎、梅核气，头重昏沉，胸闷气短。

舌淡胖大边有齿痕，舌淡苔白而湿润，舌淡嫩湿润苔白，舌淡少红苔白滑偏水湿，脉细无力。只要辨证属阳气虚者，皆可以服用温阳散寒汤。

十一、元阳升降汤

（一）验方简介

元阳升降汤堪比青龙虎啸汤，是一首应用十分广泛的临床验方。此方虽然主要针对心脑血管疾病，但对全身的很多疾病也有治疗作用。无论何病，只要符合“阳气大虚、兼有郁热、痰饮不化、气滞血瘀，清阳不升，浊阴不降”的病机，皆可以服用。

元阳升降论，即万物始于阳，终于阴，人活则体温，人死则身凉。故中医治疗疾病，先以“元气不虚，少阴阳旺”为基，而后“阳主阴从”，阴阳相济，互升互长，阴阳和合，寒温不偏，气机调达，血脉和畅，从而五脏自安，六腑自通，体自安泰。

清阳上升，浊阴下降，升降不乱，头无昏晕，脚不失衡，升清降浊，此为安脑之法。体内气机，升降有序，五脏六腑功能方不失常；元阳充沛，是一身之动力。

人体之外，有四气六淫而伤之；人体之中，有七情六欲以乱之。故人体之元阳，一到中晚年，元阳只能一天天减损，断无增加之理，即使偶有一时之热证，但人体之元阳比之自己青壮年时，只能是减损。这是人体生理的普遍规律，也是不可违反的人体自然规律。

临床时需要观察每个患者的元阳，盛衰程度是有个体差异区别的，有青壮年，亏损如中老年者；也有中老年，尚强过青壮年者。

为医者，须知常，也须知异，知常达变，方可辨证观病，视人察体而不失误亦。

现代医学所谓心脑疾病，于中医学来说，不外乎“元气虚，少阴衰，升降反”，遣药不外乎“补之、温之、升之、降之、兼以清之”，心脑之治，仅此而已。

生老病死，自然之律，心脑疾病，大势所趋，虽难逆转，补气温阳，升降不失，不能永生，却可延年！

余持“补元温阳，升降复常，偶或清热”之理法而立方，方名为“元阳升降汤”。用“元阳升降汤”，而心脑之诸症复归调顺，此即“执简驭繁”“寻病溯源”之道也。

正气存内，邪不可干，心脑诸虚，宜元阳升降汤，温和气血，安调五内，恢复正常体质。心脑诸疾，一方调治，这就是捷径疗法。以至简之法，用至廉之药，医至多之病。此方，就是元阳升降汤。

元气不虚，少阴阳旺，升降不失，心脑诸病潜消，是治疗现代医学心脑血管之大法也。元阳升降汤是治疗现代医学心脑血管病的仙汤，又名心脑乾坤汤。

患心脑血管疾病的普遍是中老年患者，此病从中医角度来看，属本虚，即“元气大亏，少阴阳虚”，往往兼有“气滞血瘀痰涌，清不升，浊不降”，也有少数患者夹有热郁肠阻。由此，周忠海研创出“大补阳气为主，活血化痰为辅，升清降浊为枢，极少数者或兼以清热通便为助”的元阳升降汤。

周忠海将历代治疗心脑血管疾病的方剂，补阳还五汤、镇肝熄风汤、大小续命汤、血府逐瘀汤、地黄饮子等太阳病和少阴病方，在临床中融会贯通，提练开创出“补气温阳为主，活血化痰为辅，升清降浊为枢，滋阴清热通便为助”的元阳升降汤。

除了大量的急性脑出血和急性心脏猝死，元阳升降汤在对心脑血管的预防、治疗及后遗症恢复方面，也大大提高了疗效。

元阳升降汤分模板方和活用方。模板方适合没有中医基础者使用，只要抓住患者“舌不红，苔不黄，体形体力偏弱，过了四五十岁”，皆可以使用。如果担心药量大，药味多，服用时可以先从小剂量开始服用，感觉良好，就可以逐步加大服用量，放心服用。活用方适合有中医基础者，能够灵活加减者使用。现将模板方的 11 个医案、加减方的 25 个医案公布出来，以便大家更好领悟此方应用范围。

1. 元阳升降汤模板方

元阳升降，模板照搬，一药不增，一药不减，一克不多，一克不少，辨证准确，大胆应用。

【方剂组成】生黄芪 180g，桂枝 50g，炒白芍 50g，制附子（有毒，须先煮 90 分钟）40g，生龙骨 50g，生牡蛎 50g，干姜 20g，炙甘草 30g，生地黄 30g，川芎 15g，黄芩 15g，柴胡 30g，姜半夏 25g，党参 30g，炒白术 30g，茯苓 30g，泽泻 36g，栀子 15g，淡豆豉 30g，怀牛膝 30g，葛根 60g，麻黄 15g，细辛 15g，白芷 15g，生姜丝 50～100g，大枣（去核）12 枚，赤小豆 100g，核桃仁 100g。

【用法用量】每日 1 剂。

注意：方中药量非常大，第一顿先喝 1/10 药量，身体没有不适，再逐步加大药量，即“重剂分服法”。

【临床功效】大补元气，温补元阳，升清降浊，活血化痰。

【常见病症】脑供血不足、脑缺血、老年痴呆、脑梗死，心律失常、心肌梗死、动脉硬化、冠心病、心绞痛、先天性心脏病，中风之气虚血瘀证。头晕目眩，恶心，心慌气短，浑身无力，半身不遂，口眼㖞斜，语言謇涩，口角流涎，小便频数或遗尿失禁，舌暗淡，苔白，脉缓无力。临床常用于治疗脑血管意外后遗症或脑外伤引起的偏瘫、截瘫，或单侧上肢，或下肢痿软等属元气亏虚，元阳不旺，血瘀痰盛者。

【辨证要点】只要患者舌不红，苔不黄，体形体力偏弱，年过四五十岁，皆可以使用。如果担心量大，可以先从小量开始服用，感觉良好，就可以逐步加大药量，放心服用。

【要点提示】制附子先用冷水浸泡 45 分钟，猛火煮开，改成小火，再煮 90 分钟。其他中药用冷水浸泡 45 分钟，别忘记放生姜丝和大枣。猛火煮开，然后把煮过 90 分钟的附子一起倒入并再次煮开，改成小火再煮 40 分钟，倒出药汁。再加开水，猛火煮开，改成小火再煮 30 分钟，倒出药汁。将两次的药汁合并，放到火上浓缩成 500ml。早上空腹和晚上临睡前各喝 1 次，效果最好。因为药量大，所以喝第一顿时，可以先少喝，等身体适应后再逐步加量。

重剂分服法：将煮好的药汁平均分成 5～10 份，第一次先服用其中的 1 份，身体能够适应，没有不适的话，第二次服用就可以加大药量。喝药后，大便稀，次数不超过 3 次，全身没有出现无力加重的情况为正常现象，不用害怕。汤药可以一天之内喝完，若有不适，就可以减量或分 2～3 天喝完。

据我所知，患者应用此方人次最多的除我之外，莫过于黑龙江省的张洪强医生。

2021 年，张洪强医生来参加“四虚四实六外感”全新中医培训时，就已经应用在几十例患者身上，且都是原方原量，服用的仅是粉剂，也取得了很好的效果。后附有张洪强医生的采访记录。

2. 元阳升降汤活用方

补气温阳药：生黄芪 80～240g，蒸附子 30～120g，干姜 30～60g，炙甘草、桂枝、炒白术、党参、茯苓多为 30g，巴戟天、山茱萸、肉苁蓉、肉桂各 10～30g。

活血化痰药：莪术 75～20g，姜半夏 20～30g，丹参 20～30g，桃仁、红花、当归、川芎、桔梗各 10～15g。

升清药：麻黄、细辛各 10～20g，葛根 30～80g。

降浊药：怀牛膝（镇肝阳引血下行）30～80g，生龙骨、生牡蛎、枳实各 30～60g，厚朴 10～30g。

滋阴清热通便药：炒白芍 30g，生地黄、石斛、麦冬、石菖蒲、远志各 10～30g，生石膏 20～120g，栀子、黄芩、芒硝各 10～15g，柴胡、淡豆豉、生大黄各 10～30g。

纠偏药：辛热药防止过燥，配以生石膏 30～80g；麻黄提气太过导致小便少，配以赤小豆 50～100g；和胃配以药引（健脾温胃化饮，益气补血）用生姜丝 50～150g，大枣（去核）12 枚。

配方要点把握：补元气，非生黄芪莫属；温少阴，舍制附子难当。舍此二物，元阳难复。

配方组药原则：寒体进热药要有度，莫生燥；热体进凉药不可过，防伤阳；虚体进补药需能化，戒成壅；实体进伐药要知止，忌伤正，否则，皆失中和之道。中和非仅指用药平和，更是指用药之偏，恰能纠正病与体之偏，此乃中和之真义。

注意事项：①采取重剂分服法，逐步加量法。②大便稀，排泄多是正常现象，一，喝的药水总要排出；二，这是推陈出新，排瘀滞的好现象。针对大便稀，排泄多的情况，要顺其自然，注意临床观察，若较严重，则减少药量，加炒车前子、怀山药。③患者急性脑出血达危险指数时，或急性脑出血持续恶化，必须配合西医急救，这既是对患者的负责，也是对自己的负责，切莫逞强，于患于己皆是有害无利的。只要患者度过危险期，无论是发病前还是发病后，皆可以放心大胆使用元阳升降汤。

脑出血的危险指数：通常出血量，大脑半球大于 30ml，小脑大于

20ml，丘脑大于 10ml，脑干大于 5ml，十分危险。脑内颞叶血肿可能对侧裂静脉造成压迫引起严重脑水肿，出血量大于 20ml 就算危险。

心脑血管疾病的预防：心脑之诸疾，年老体衰，元阳渐息，急时非大剂周全之方难以取效，平时需常服久服，提前预防和巩固。

“善师者不让后学，困于己言，善教者不让阅者，死于句下”，故而附注大量元阳升降汤的加减临床应用医案，从而更好地融会贯通和灵活发挥，防止局限。

（二）元阳升降汤模板方医案精选

医案 1：腔隙性脑梗死 13 剂痊愈

邓某，男，诊断为腔隙性脑梗死，服药 13 剂，检查结果前后对比，证明基本康复。

当时，邓某找我看病时，其亲友只是在微信上发了医院的门诊病历，诊断为腔隙性脑梗死。在医院治疗半个月，头痛呕吐一直未完全缓解，我就将经常治疗心脑血管病的元阳升降汤模板方发了过去。

【效果反馈】患者吃到四五剂，头不痛，不呕吐，1 剂药，分 3 天服用。我嘱脑梗死病多是本虚标实，可将该方打成粗粉，常服以巩固疗效防止复发，患者连连感谢！

【医案总结】此医案是转述，当时只给了两个病症“头痛和呕吐”的信息。此处围绕这两个主症，探讨一下。

中医学头痛主要分为外感与内伤两大类。头痛既是一种常见病，也是一个常见症状，可以发生于多种急慢性疾病过程中，有时亦是某些相关疾病加重或恶化的先兆。《东垣十书》指出，外感与内伤均可引起头痛，据病因和症状不同又分伤寒头痛、湿热头痛、偏头痛、真头痛、气虚头痛、血虚头痛、气血俱虚头痛、厥逆头痛、太阴头痛和少阴头痛。总之，头痛的病因十分复杂，仅凭头痛一症是无法开方下药的。

呕吐是胃失和降、胃气上逆所致，以饮食、痰涎等胃内之物从胃中上涌，自口而出为临床特征的一种病症，病因同样复杂。《症因脉治》曰：“痰饮呕吐之因，脾气不足，不能运化水谷，停痰留饮，积于中脘，得热则上炎而呕吐，遇寒则凝塞而呕吐矣。"《济生方》曰："若脾胃无所伤，则无呕吐之患。"《温病条辨》曰："胃阳不伤不吐。"呕吐的病位在胃，与肝脾有密切的关系。

总之，仅根据头痛和呕吐两个症状是不好开方用药的。我根据多年临床总结了一首"大补元阳为主，升清降浊为辅，化痰活血为助"心脑同治，兼以调理肝胃的验方元阳升降汤，勉为其难的开给患者，没想到效果出奇好。

医案 2：前庭神经元炎 3 剂效

2017 年 3 月 16 日，林大姐发信息询问：忠海老师，你睡了吗？前庭神经元炎可以吃什么中药？

我回复：可以中药治疗，但还需要提供详细症状信息和舌苔照片。

林大姐便发来舌苔图片（可惜目前已经遗失），并说：忠海老师，这是我姐姐的神态照片，她比我大 2 岁。昨天，她到医院进行脑 CT 检查，结果显示颅脑内未见出血，医生诊断为前庭神经元炎。

我：还需要提供详细症状。

林大姐：现在头晕，恶心，呕吐，人很瘦。

我：一会儿开个方子给你。

林大姐：好的，非常感谢忠海老师。我姐姐想用西药泼尼松，我没让她用，害怕激素类药物导致人虚胖。她 48 岁，这几天便秘，月经也推迟了。

我：先治疗前庭神经元炎，月经以后再说。

患者，女，48 岁。头晕，恶心，呕吐，人很瘦，便秘，月经推迟，舌苔不是舌红苔黄。

【446 辨证】"48 岁"，人体阳气处于下降阶段。"头晕"，阳气不升于头或痰饮不降皆可导致。"恶心，呕吐"，胃气不降，或胃有水饮。"人很瘦"，身体弱，慎单独使用攻伐药。"便秘"，气虚，大肠的新陈代谢功能弱。"月经推迟"，气血不足。"舌苔不是舌红苔黄"，排除实热证。

【综合辨证】元阳不足，痰饮不化，胃气不降。

【确定治则】大补元阳，化痰消饮，养胃降气。

【确定性味】甘温为主，辛开苦降为佐。

【确定方药】元阳升降汤模板方。

【效果反馈】2017 年 3 月 19 日，林大姐发来信息：我姐姐吃完 3 剂药，效果非常好，月经也来了。头晕、恶心、呕吐，服药后均有所好转，气色也变好了。

【医案总结】前庭神经元炎，我也是第一次听说，但是我按中医辨证，进行理法方药，治疗效果不错。可见，中医治疗病症的神奇之处在于辨证，从而进行有效治疗。

正是：西医万变应万变，中医不变应万变，千变万变实不变，不变才能应万变。

医案 3：腔隙性脑梗死吸氧 2 剂药后能识人

2023 年 2 月 3 日，罗育新老师替亲属求诊：周老师，你好。我妻子的干爸，73 岁，患腔隙性脑梗死，人总是想睡觉，叫他能应答，送医院只给吸氧。如果用中药是元阳升降汤合适，还是补阳还五汤合适呢？

我嘱其服用元阳升降汤模板方。

2023 年 2 月 6 日，罗老师再一次发来信息：周老师，你上次开的药方因黄芪量大，药店不给捡药。现在我摸患者脉弦，舌苔厚腻而黄，前两天发热便秘，没胃口也就没吃东西。今天退热了，有点精神，也吃了点饭，能否用前药方？

患者的问题：前列腺增生，附睾炎。血糖较高，空腹血糖为 9.98mmol/L，红细胞、血红蛋白、红细胞压积偏低。双侧基底节区腔隙性脑梗死，脑白质变性，脑萎缩。主动脉瓣钙化并轻度关闭不全，左心室收缩功能正常，舒张功能降低。颈动脉及椎动脉硬化，颈动脉斑块形成。

【446 辨证】“73 岁”，阳气多虚。“腔隙性脑梗死”，多属阳气虚兼瘀血。“人总是想睡觉”，气虚。“舌苔厚腻而黄”，厚腻属阳气虚不化痰饮，黄为郁热。

【综合辨证】阳气亏虚，痰饮不化，兼有郁热。

【确定治则】大补阳气，化痰消饮，散郁清热。

【确定性味】甘温辛热，助苦淡涩，略佐寒凉。

【确定方药】元阳升降汤模板方（方略）。

【效果反馈】2023 年 2 月 8 日，罗老师反馈：中药每剂服 2 天，第 2 天有点腹泻，人比以前好，清醒能识人，还能断续服中药吗？

我：可以。

罗老师：腹泻什么时候能停下来呢？

我：停药后 2 天吧。

2023 年 2 月 10 日，罗老师再次反馈：患者又服用 2 剂元阳升降汤，康复很好，能认识人了。另外一位亲友是阻塞性肺气肿，我给他服用青龙虎啸汤效果也很好。

医案 4：慢性荨麻疹及伴随症 6 剂药大效

2022 年 8 月 9 日，一位中医爱好者替患者求诊。党某，女，40 岁左右。慢性荨麻疹和湿疹，从小容易过敏，一般春夏交替之时容易发作，吃点抗过敏药就好了。

2017 年 10 月，开始出现慢性荨麻疹和湿疹，发起不散，红肿、热、痒、痛，刚开始就是小红点，会在一天之内扩散到包围腿或手臂一圈，舌下青筋暗紫粗，吃了 10 来天血府逐瘀丸稍有好转。

每天下午 3—6 点身体潮热，消化不太好，每天下午 5—7 点腹胀严重，遇冷加重，夏季也天天如此。冷热都胀，着凉后出现胃酸痛。嗓子里总觉得有痰，但不咳嗽。从生孩子后就睡眠很差，有心律不齐的症状，偶尔会心慌，不怕冷，不怕风，怕热，但不喜欢空调、风扇的风，头顶被风吹了就会头痛，口干不欲饮，皮肤偏干，但不至于掉皮，舌有齿痕。

有时会有食物在咽喉下不去的感觉，同时反酸。柴胡桂枝加芪汤也喝了 3 剂，效果不明显。这个病看了快 3 年，吃过好多中药，都没有根治，十分苦恼。

【446 辨证】“40 岁左右”，多虚之体。“慢性荨麻疹和湿疹”，久病多

气虚。“从小容易过敏，一般春夏交替之时容易发作”，气虚抗过敏力下降。“红肿、热、痒、痛，刚开始就是小红点”，有热。“舌下青筋暗紫粗，吃了 10 来天血府逐瘀丸稍有好转”，有瘀血。“每天下午 3—6 点身体潮热”，阴虚、阳气虚浮之热、郁热皆可能导致，具体是哪种病因导致，需要结合全身病症来分析。“消化不太好，每天下午 5—7 点腹胀严重”，气虚。“遇冷加重”，腹肠中阳气虚。“腹胀夏季也天天如此”，气虚不耐热也不耐冷。“着凉后出现胃酸痛”，胃中阳气虚不运化水湿。“嗓子里总觉得有痰”，阳气虚不化痰。“从生孩子后就睡眠很差”，产后多虚导致。“有心律不齐的症状，偶尔会心慌”，阳气虚。“不怕冷”，体表阳气尚足。“不怕风，怕热，但不喜欢空调、风扇的风”，虽不怕风却不喜欢空调、风扇的风，也是气虚。

“头顶被风吹了就会头痛”，气虚。“口干不欲饮”，阳气虚不布阴液故口干，阳气虚不化水湿，故不欲饮。“皮肤偏干，但不至于掉皮”，阳气虚不布阴液到皮肤故偏干，不掉皮是还没到那么严重的程度。“舌有齿痕”，阳气虚。“食物在咽喉下不去的感觉”，气虚不运。“同时反酸”，阳气虚不化水饮。“柴胡桂枝加芪汤也喝了 3 剂，效果不明显”，方中补阳气的药不足。

“这个病看了快 3 年，吃过好多中药，都没有根治，十分苦恼”，虚实夹杂的疑难病。

【综合辨证】阳气亏虚，虚浮有热，水湿不化，郁而生热，略有阴虚。

【确定治则】大补阳气，收敛浮热，运化水湿，散郁清热，略为滋阴。

【确定方药】元阳升降汤模板方（方略）。

【效果反馈】6 剂药后，患者精神好多了，下午潮热、腹胀、口干也有好转，皮肤仍偏干，还起荨麻疹，但表面肿得没那么严重，红肿好点，痒也不剧烈了。于是，我增加了滋阴和下气宽胸的药，方药如下。

生地黄 40g，当归 15g，炒枳实 15g，厚朴 30g，生黄芪 180g，桂枝 50g，炒白芍 50g，制附子（有毒，须先煮 90 分钟）40g，生龙骨 50g，生牡蛎 50g，干姜 20g，炙甘草 30g，生地黄 30g，川芎 15g，黄芩 15g，柴胡 30g，姜半夏 25g，党参 30g，炒白术 30g，茯苓 30g，泽泻 36g，栀子 15g，淡豆豉 30g，怀牛膝 30g，葛根 60g，麻黄 15g，细辛 15g，白芷 15g，生姜丝 50～100g，大枣（去核）12 枚，赤小豆 100g，核桃仁 100g。每日 1 剂。方中药量非常大，第一顿先喝 1/10 的量，身体没有不适，再逐步加大药量。

【疑点解惑】问：此案能用元阳升降汤加祛风的药吗？因为荨麻疹不是固定的，会不停扩大，还特别红肿痒，应该是有风热。

答：不用，你这是阴虚之热，不是风热，不需加祛风的药。

问：体形偏胖，脸色也不白，也可以用元阳升降汤吧？

答：可以。

问：要不要加点地龙、苍耳子，或者加点地肤子、防风？

答：先不用，不能按病用药，要按中医的辨证用药。

问：红肿是怎么回事？

答：阴虚和郁热。

问：吃这个药有点腹泻，不过不要紧，没有腹泻就会矢气多。

答：属于药效所致，矢气多证明有气机郁滞，第二个方子增加了下气药。

患者反馈：之前吃了好多中药都没感觉，这个方子扶正祛邪思路很对，对该方特别有信心。唯一一个缺点就是药物多，剂量大，没有那么大的药锅，就买了个不锈钢大脸盆。

医案 5：老年人头晕头痛欲倒

2018 年，胡某母亲，女，67 岁，头晕十几天，一走路就想摔倒，头顶、前额疼痛，舌淡有齿痕，早起口苦，口干，心烦，胃灼热，胸闷，心慌，易受惊。左手心肝脉数浮，肾沉，整体脉濡缓无活力；右手肺沉弱，脾肾数。

【446 辨证】“67 岁”，年高体弱，切忌单用攻伐药。“头晕十几天，一走路就想摔倒”，阳不升清，浊阴不降，皆可为患。“头顶、前额疼痛”，外感、内伤、阳虚、气虚、血瘀、痰饮皆可为患。“舌淡有齿痕”，脾虚、气虚。“口苦，口干”，肝郁有热，少阳病。“心烦”，心有热。“胃灼热”，

胃有热。“胸闷，心慌”，心阳不足。“易受惊”，心神不宁。“左手心肝脉数浮”，心肝有热。“肾沉”，肾阳不足。“整体脉濡缓无活力”，气虚。“右手肺沉弱”，肺气虚。“（右手）脾肾数”，有郁热和浮热。

【综合辨证】阳气不足，虚而上浮，痰湿上逆，肝郁膈热。

【确定方药】元阳升降汤模板方（方略）。

【效果反馈】3 剂药后，其子告知，诸症大大缓解，又抓 3 剂药回去。

【医案总结】患者 67 岁年高多为元阳亏虚证，故用药需有附子。舌淡有齿痕多为气虚，用药需有生黄芪。早起口苦，口干，心烦，胃灼热，这些症状是肝郁膈热的表现，柴胡、黄芩、栀子、淡豆豉、生石膏是必不可少的。胸闷，心慌，易受惊，为心阳气不足，心神不安，当配伍附子、桂枝、炙甘草、龙骨、牡蛎。

综合病症信息，元阳升降汤正符合本病病机。

医案 6：脑出血后遗症恢复站立行走

藏某，男，54 岁，2020 年 7 月 28 日求治脑出血后遗症。因突发左侧肢体活动不灵 1.5 小时入院，伴头痛，小便失禁。患者去卫生间时间较长，家人听到呼唤，知他生病，用最快时间送到医院，诊断为脑出血。脑科医院入院初步诊断：右侧基底节区脑出血破入脑室；高血压病；吸入性肺炎；急性胃黏膜病变；脑外伤个人史；左侧股骨骨折术后；左侧下肢远端干性坏疽。

出院时诊断：右侧基底节区脑出血破入脑室；高血压病，脑出水，脑梗死，吸入性肺炎，急性胃黏膜病变。

出院时神志不清，嗜睡，言语部分切题，反应迟钝，瞳孔左：右 = 3mm：3mm，对光反应存在，颈软，双肺呼吸音粗，右侧肢体自主活动，左侧肢体肌力Ⅰ级，肌张力低。

医嘱：注意休息，加强营养，加强康复训练控制血压，口服硝苯地平缓释片 20mg，美托洛尔 25mg，每日 2 次，继续营养神经等治疗。不适随诊，定期门诊复查。

来我处就诊时，人虚胖，眼神缓慢，眼球突出，左上下肢体不能活动，左侧肢体肌力Ⅰ级，肌张力低，语言反应迟钝，没有小便自控能力，经常尿床，家人给他绑塑料袋，自汗，稍恶寒，喝水呛咳，浑身无力，腰部力量弱（不会坐），头皮满是褶皱，不能自主翻身。

方药选择：元阳升降汤模板方（方略），同时配合针灸。

二诊：一进门，家属跟我反馈，昨天调理1次后，患者眼睛感觉有精神了，患者自己也说眼睛舒服了。患者知道小便，再不尿床了。

我观察发现患者身体虚胖，嘱继续内服周老师的元阳升降汤模板方，配合针灸，效果非常显著，身体的肌肤紧致程度明显可见。

康复治疗第6天，患者体力有所恢复，音容体貌大有改善，决定使用1次放血疗法，在患者手指尖、四缝穴行放血疗法。

第二疗程结束，患者可以扶着东西，自行坐起，下地站立。康复治疗至第三疗程时，患者浑身如大面积烫伤，稍有发热，体温37.5℃，嘱患者多喝水。并请周老师为他开方如下。

生黄芪180g，茯苓100g，制附子（有毒，须先煮90分钟）50g，干姜30g，炙甘草30g。2剂，每日1剂，水煮服用，效果不佳。

患者发热，体温37.8～39.5℃，冷热交替，胸闷，烦躁，睡眠不佳，冻得哆嗦还要开空调，问其原因，患者说开空调喘气轻快，发出来的东西紫红焮热。周老师说是气虚夹有瘀热，调方如下。

生黄芪180g，制附子（有毒，须先煮90分钟）50g，干姜30g，茯苓60g，柴胡40g，黄芩15g，姜半夏30g，党参50g，生姜丝50g，大枣12枚，炙甘草30g，桂枝30g，炒白芍30g，吴茱萸10g，生石膏60g。2剂，每日1剂，水煮服用。

2剂药后，患者症状大减。守方继续服用6剂，患者皮肤全好，但沉睡不醒，其妻害怕，给我打电话，说叫不醒了，赶紧让他去医院检查。

医院大夫告诉他："在这么短的时间，恢复到这程度真是奇迹。"

下午患者告知已能自行站立一段时间，观察患者情况，已经具备走路康复训练条件，遂让他撤去扶手，尝试锻炼。果不其然，拄着拐棍围着床能转两圈，因我有事急着回家，让其上床针灸，继续服用元阳升降汤模板方（方略）。

患者现在已经很好，前两天夫妻二人还给我送上了最珍贵的礼物——锦旗。

（黄书芳）

医案 7：头面烘热汗出 1 剂见效

患者，女，53 岁。以头面烘热汗出 10 天为主诉，既往有高血压病史。舌质淡，不红，双脉沉弱。

【446 辨证】“53 岁”，气血阴阳易虚。“头面烘热汗出 10 天”，阴虚，阳气虚浮都会头面烘热，但阴虚是睡眠时严重，往往是五心烦热，不会烘热，故而是阳气虚浮，汗出阳气虚不固汗液。“高血压病史”，慢性病多是阳气虚。“舌质淡，不红”，阳气虚，排除阴虚。“双脉沉弱”，沉为阳虚，弱为气虚。

【综合辨证】阳气亏虚，虚浮于面。

【确定治则】补阳益气，收敛浮阳。

【确定方药】元阳升降汤模板方（方略）。

【效果反馈】服第 1 剂药后，症状明显减轻，又开 2 剂续服，症状消失。双脉较初诊稍有力，续开 7 剂，调理体质。更年期综合征只是西医病名，因病机、舌脉符合元阳升降汤证，故服后症状消失。

（王　燕）

医案 8：冠状动脉血管狭窄服中药效果佳

腾某，男，63 岁。在某医院诊断为冠状动脉血管狭窄，需要安装支架 2～3 个，患者考虑再三，拒绝手术，转而求诊中医。我想到周老师的元阳升降汤模板方，立即就开了 2 剂。

2 剂药后，患者由原来走两步就张着嘴巴喘气，变为走一段才感觉喘，十分开心。于是，按原方又开 10 剂，患者可以干一些小活。考虑患者的经济情况，用元阳升降汤原方加三七粉 75g，粉碎，每次一大勺水煎服，每日 3 次，一剂药可以服用半月，忌绿豆等一切寒凉食物。

至今患者已经服药 2 年多，精气神好多了，一直干着轻一点的工作，但拿锄挖地还不行。

（王　燕）

【446 辨证】“63 岁”，气血阴阳皆虚。“患者原来走两步就张着嘴巴喘气”，阳气虚。

【综合辨证】阳气大虚。

【确定治则】补阳益气。

【确定性味】甘温热。

【确定方药】元阳升降汤模板方。

医案 9：治疗脑梗死偏瘫出现的各种反应

张：以前，我治疗脑梗死、偏瘫效果不好，于是四处搜索，看到哪个方子治疗该病效果好，就进行尝试。

后来我发现了元阳升降汤，考察全方，仔细分析，觉得可以一试，效果应该很好。多次临床应用后，我发现元阳升降汤对脑梗死早期，效果特别好。

例如，头晕、头痛、舌麻、脸麻，包括四肢麻，没有出现偏瘫症状的效果是最快的。这种情况一般 2 剂痊愈，也就是 10 天左右。我开方都是研磨成药粉的，如果用汤药，效果会更好。我曾经用元阳升降汤治疗身体一半冷一半热，2 剂即痊愈。

我问：你用的是汤剂还是粉剂？

张答：粉剂，从来没用过汤剂。

我问：那粉剂每次吃多少？

张答：粉剂一般每次 10g。印象最深刻的患者是我爸，他在另外一个城市居住时，出现小便失禁。后到医院检查，诊断为老年痴呆，我直接将元阳升降汤原方打粉，让其服用，半个月左右，小便失禁现象消失。

元阳升降汤用于临床，出现最多的症状是矢气多，还有就是大便问题。大便问题多表现为两个极端，一是腹泻，每天 3～4 次，一般 3～4 天恢复正常每日 1 次，很少病程有超过 4 天；二是便秘，但出现较少。

服药后，还可能出现身体疼痛，一两剂后，气顺则该处疼痛痊愈，气下行，至堵塞处疼痛，这种情况最多见。6 天 1 剂药粉，时间最长的患者，服用不到 4 剂药，气顺；一般 1 剂多，疼痛就可消失。如果患者已经出现偏瘫，再服元阳升降汤时需配合针灸，针药同用，效果最快。

我还治过一位卧床偏瘫的 80 多岁患者，服用元阳升降汤，效果明显。服药前，大便 4～5 天一行，不能走路，长时间卧床。服药后，大便每天 1 次。他人搀扶或扶桌椅，可以在屋里转一圈，然后坐下。后续不知是药量较小，还是其他原因，疗效无法更进一步。

在没有出现偏瘫症状时，仅具有头晕、头痛、手麻现象，应用此方效果是最快的。

我答：如果已经偏瘫，可能要（元阳升降汤）去掉清热药，或者伤阳气药减量，附子、黄芪增加药量，效果会更好。同时，非常感谢张医生，你是目前我知道的，除我之外应用元阳升降汤模板方最多的医生。这些经验极大增强了他人使用元阳升降汤的信心，同时扩展了该方的临床应用。

重点提示：患者服用元阳升降汤后，会出现各种反应，甚至会出现截然相反的症状，这对我们来说很有价值。开方时，我们要提前告知患者可能出现的反应，患者服药过程中就不会慌乱和怀疑，也不会中断治疗。

（张洪强）

医案 10：左半身麻木 2 剂效

2021 年 10 月 3 日，中医爱好者吴老师替其父亲求诊。吴某，男，70 岁左右，早上起床后感觉左半身麻木，舌苔很黄很厚，口很淡，有点怕冷。

【446 辨证】“70 岁左右”，气血阴阳皆欲耗尽。“早上起床后感觉左半身麻木”，早上为阳气升发之时，阳气不足，不能滋养左半身，故而麻木。“舌苔很黄很厚”，有郁热。“口很淡，有点怕冷”，阳气大虚。

【综合辨证】阳气大虚，阴血耗尽，兼有郁热。

【确定治则】大补阳气，兼补阴血，散郁清热。

【确定性味】甘温辛热，略佐寒凉。

【确定方药】元阳升降汤模板方（方略）。

【效果反馈】2021 年 10 月 8 日，吴老师反馈，其父喝了 2 剂元阳升降汤后，半夜出现腹泻，便稀，微痛。今天没喝药，不再腹泻，便稀，但明显有气力了，已能出去散步。

我：元阳升降汤有推陈出新作用，属于正常药效。如果不想腹泻次数多，减量即可。

我又针对患者要求的治疗病症询问：早上起床后感觉左半身麻木症状有所减轻吗?

患者：已没感觉，但还有点头晕。

遂改周氏三味降压汤善后，具体用药为生黄芪 120g，葛根 40g，桂枝 30g。水煮服用，每日 1 剂，常吃保养。

医案 11：糖尿病患者治疗的坎坷经历

2023 年 5 月 17 日，何老师发来信息：周老师，我的一位粉丝于 2022 年 5 月 15 日开始服药，坚持了整整 1 年，发生了奇迹。2022 年前，我一直在直播卖课，认识了一群粉丝。其中有一位经常支持我，也较为熟悉的粉丝在直播间说血糖高，约 20mmol/L（正常人空腹血糖值在 3.9～6.1mmol/L）。我以为他开玩笑的，结果他说得头头是道。我不敢怠慢，心想肯定是真的，私下询问他具体情况并建议他先去医院检查一下。他住院 20 多天，每天使用 4 支胰岛素维持血糖，情况仍未好转，乏力，舌淡胖大，苔白，整个舌苔中间成花剥状。

粉丝要求诊治，我观其情况确实不佳，答应一试。患者情感经历坎坷，心情抑郁，经济困难，工作时间长，饮食不节制，体胖。我开方元阳升降汤，让他服药后，慢慢减少胰岛素剂量，最终停药。服药期间，每日监测血糖，数值由 20mmol/L 逐渐降为 9～10mmol/L，后未再下降。后期我工作繁忙，未再随访关注。患者坚持服药，期间也没有任何不适，且一直未再反馈。

2022 年 12 月，患者感染新型冠状病毒，仍未停药，亦未服用其他药物。新型冠状病毒病康复后，血糖值降为 4～5mmol/L。患者服药至

2023 年 5 月，按原计划到医院进行复查，各项指标基本正常。从 2022 年 5 月至 2023 年 5 月，患者坚持服药 1 年，血糖恢复正常，现在干活有劲，不觉疲乏。

【疑问解答】何问：我百思不得其解，患者坚持吃药血糖值没有下降，舌苔也没有变化，但感染新型冠状病毒痊愈后，血糖突然下降。恳请老师指点。

周老师答：肯定与坚持服药补阳气有关，且力气也增加了。身体阳气足后，外感可能激发了体内的阳气升腾，产生变化。如果不是坚持服药 1 年，也不会有变化。感染新型冠状病毒是外因，服用补阳气的元阳升降汤是内因。

药物发挥功效有一个量变到质变的过程，阳气累积到一定程度以后才能有所变化。

何问：发热，是不是也有助于血糖降低？

周老师答：对于发热是否有助于血糖降低，历代文献是没有记载的，且现代医学也没有记录。如果发热能降血糖，那糖尿病患者外感发病后，病情痊愈的应该不止一个，可目前没有发现其他治愈患者。

患者坚持服用元阳升降汤才是主因，发热只是一种外因，刺激人体补足的阳气调动起来，进而促使血糖值下降。

何问：对，应该是这样。服药后，患者体内阳气累积，发热之后，身体调动体内所有的阳气，外排病毒，促使整个身体经络重新进行梳理和调整，血糖值由此下降。中医太神奇了，不亲身经历，很难相信。

患者去年描述的症状是每天喝水很多，但不能止渴，食量较大，白天睡不醒，不想起来，晚上失眠，这是典型的糖尿病症状。现在身体健康，睡眠好。我没想到患者能坚持服药 1 年，无论患者是听话，还是有智慧，这都是他的福气。因为工作繁忙，我不能一直随访，但几次询问，患者都在坚持服药。今天向您报告这个好消息前，特意电话询问他最近的情况，他说换工作了，虽然比以前更累，现在每天工作 9 小时，但感觉适应了，还可以。现在每天睡得很早，坚持锻炼，已经减重 10~15kg。我嘱患者不要熬夜，坚持锻炼。

周老师答：你还要提醒患者，不要过度疲劳，小心血糖反弹。血糖反弹可不是闹着玩儿的，甚至比以前更严重。

何：好的。如果没有患者1年的坚持，怎么可能有奇迹出现。因此，只要治疗方向对，再严重的病都不可怕，更重要的是患者有抵抗病魔的心态。这件事情对我触动很大，想想我身边还有多少患者，换了无数个医生和方子，都没有效果，其原因有二。

第一，遇不到好的中医；第二，患者内心焦虑、恐惧、不信任。

在此，我作为周老师的学生，446中医的强烈拥护者、倡导者，建议大家都要自学中医。中医并不难，难的是思维。中医就是调中，让身体处于中和，不偏不倚，不虚不实（既没有虚证，也没有实证），只要守中，邪不可干。

学好中医是对自己负责，对自己的身体负责，共勉。

（三）元阳升降汤活用方医案精选

医案1：脑梗死后遗症中药疗效佳

2020年7月12日，患者是我父亲，男，80岁，入院检查示左侧大脑半球脑梗死、脑萎缩、冠心病、前列腺增生、高血压病、肺部感染、慢性肠炎。住院治疗2周，无明显好转现象，遂回家。8月4日，开始服用周老师的元阳升降汤加减，具体药量如下。

生黄芪240g，蒸附子40g（蒸附子第4剂药加到80g，第6剂药加到120g），生莪术90g，生石膏60g，桂枝50g，炒白芍50g，生龙骨50g，生牡蛎50g，干姜20g，炙甘草30g，生地黄30g，川芎15g，黄芩15g，柴胡30g，姜半夏25g，党参30g，炒白术30g，茯苓30g，泽泻36g，栀子15g，淡豆豉30g，怀牛膝30g，葛根60g，麻黄15g，细辛15g，白芷15g，赤芍30g。每日1剂，连服3剂。

因为药量太大，第1剂分成7天吃。患者吃到第3天，就可以坐起来；吃到第3剂药时，有力气在轮椅上坐两三个小时，右侧上肢可以抬起来，双手抱头；服用第5剂药时，双手支撑轮椅可以站起来。

我妈妈逢人便说是我给爸爸吃了3剂中药就站起来了。非常感恩周老师！要不是遇到周老师，我想我爸爸应该现在还躺在床上，可能还会出现各种并发症，弄得我们焦头烂额。

（张洪梅）

【446 辨证】“80 岁”，如此高龄，气血阴阳殆尽。“左侧大脑半球脑梗死、脑萎缩、冠心病、前列腺增生”，多是阳气虚兼有瘀血、气滞、痰饮。“高血压病”，老年、久病多是阳气虚。“肺部感染、慢性肠炎”，阳气虚不化水饮，兼有郁热皆可以导致。

【综合辨证】阳气大虚，阴血不足，气滞血瘀，痰饮不化。

【确定治则】大补阳气，略补阴血，理气散瘀，化痰消饮。

【确定性味】温热为主，略济寒凉，辛行气血，苦淡化痰饮。

【确定方药】元阳升降汤加减。

医案 2：双侧多发性脑梗死的治疗

陈某，女，77 岁。其女儿代诉，患者于 8 年前因烤煤火中毒，引发脑卒中，致左侧肢体偏瘫，2019 年 7 月曾不小心摔跤导致左侧股骨颈骨折，长期坐轮椅，大小便不能自理。患者既往多年糖尿病病史，长年需打胰岛素维持，尿频、尿急、大便次数多。3 天前，因天气寒冷及生活起居不规律，导致二次中风。COVID–19 大流行期间，家属强烈要求用中医治疗。我于 2020 年 2 月 10 日下午，应邀前去出诊。

刻诊：中等身材，精神乏力，面无表情，口唇苍白，眼角流泪，头无力歪向左侧，口角流涎偏向右侧，语言吞吐，声音低微，喉中痰鸣。舌淡苔薄滑，脉弦数略滑。我要求家属抽时间再带患者检查脑部。

【综合辨证】元阳不足，气血亏虚，肝阳上亢，痰阻郁肺，胸阳不展，气机失调，脑失濡养。

【确定治则】大补元阳，补气养血，化痰开窍，平肝潜阳，疏通气机。

应患者家属之邀先针灸，急则治其标，决定先为其针刺治疗中枢性面瘫及口角流涎。取穴四神聪、百会（补法）、水沟、印堂（泻法）、神门、内关（平补平泻法）、阳光（泻法）、涌泉（补法）。留针 20 分钟，其中用捻转补泻法行针 4 次。针毕，我应用名医周忠海老师的元阳升降汤加减，处方如下。

生黄芪 200g，桂枝 40g，炒白芍 40g，制附子（有毒，须先煮 90 分钟）40g，生龙骨 40g，生牡蛎 40g，干姜 20g，炙甘草 20g，生地黄 30g，川芎 15g，黄芩 15g，柴胡 30g，法半夏 25g，党参 30g，炒白术 30g，茯苓 30g，泽泻 36g，栀子 15g，淡豆豉 30g，怀牛膝 25g，葛根 60g，麻黄 15g，细辛 15g，白芷 15g，生姜丝 15g，大枣（切开）12 枚，赤小豆 90g，杜仲 30g，桑叶 10g，陈皮 30g，麦冬 30g，当归 20g，山萸肉 15g。1 剂，水煎服，共煎 5 袋，每袋 400g，重剂分服，每隔半小时服 100g，每天至少服 1200g。

第 2 天下午，我又为其针灸，家属诉，针刺后，当天夜里基本不流口水，只是嘴角还有些歪。我问药喝了多少，答喝了 2 袋。我让其少量多次，按要求喝不可停，夜里醒来也要喝。第 2 次针灸时，又在前方基础上，加双侧丰隆、承浆用泻法，并告知针刺后要多喝白开水。

【效果反馈】针刺当晚流涎减少，第 2 天上午已不流涎，言语吞吐渐好。家属要求继续针刺治疗。

患者于 2020 年 2 月 12 日行脑部磁共振检查，显示为脑干右叶急性梗死，双侧多发性脑梗死。

第 3 天复诊时，家属告知，出现了奇迹，自从把这剂汤药喝完加针灸辅助治疗后，患者现在口角不流涎，也不歪了，只是近两天下午偶尔有点头晕，晚上大便量少次数多。

我遂进行第三次针灸处方（同前），并调整第二次汤药处方，如下。

生黄芪 200g，桂枝 50g，炒白芍 50g，制附子（有毒，须先煮 90 分钟）40g，生龙骨 45g，生牡蛎 45g，干姜 20g，炙甘草 25g，生地黄 40g，川芎 30g，黄芩 20g，柴胡 30g，法半夏 30g，党参 30g，炒白术 40g，茯苓 35g，泽泻 40g，栀子 20g，淡豆豉 40g，怀牛膝 25g，葛根 80g，麻黄 15g，细辛 15g，白芷 20g，生姜丝 50g，大枣（切开）12 枚，赤小豆 180g，杜仲 40g，桑叶 10g，陈皮 30g，麦冬 30g，当归 20g，山萸肉 15g，淮山药 100g。1 剂，分 2 罐煎 2 次混合后再浓煎成 6 袋，每袋 400g，共喝 2 天。重剂轻服，少量多次饮用，每次 100g。

第 5 天，患者女儿反馈，其母已能吃少许饭，头不歪了。我回：按二诊处方，再续 2 剂，以巩固疗效。1 周后随访，患者已恢复到年前状态，说话、吃、喝、拉均正常。

（李　刚）

医案 3：重症脑病用元阳升降汤 15 天恢复行走

中医同行发来两个视频，第一个视频显示一位老人由一个中年人搀扶着，双手无力下垂，双腿无力欲倒的样子，走路抬不起腿，拖沓而行。第二个视频显示这位老人不用人搀扶，可以背着手单独行走，腿比之前有力。

中医同行：你好，周老师。这是一位老年患者用了元阳升降汤加减治疗 15 天的效果，患者家属很满意，元阳升降思想，确实比较全面。我现在用于脑梗死、脑出血后遗症、脑外伤后遗症等，效果不错。我想问用大量黄芪，有牙龈痛的情况出现，应该怎么处理呢？

我：可以加知母，也可以加生地黄，空腹服用，还可以加生石膏、酒制大黄。

中医同行：嗯嗯，我想用用看，理论到临床还是需要验证的，谢谢周老师。您有经验愿意全盘托出，启迪后学，佩服！具体药方如下。

生黄芪 90g，桂枝 20g，白芍 20g，制附子（有毒，须先煮 90 分钟）25g，三棱 25g，龙骨 25g，牡蛎 25g，干姜 10g，炙甘草 15g，莪术 25g，生地黄 15g，川芎 10g，当归 10g，黄芩 10g，柴胡 10g，丹参 20g，姜半夏 15g，党参 15g，白术 15g，茯苓 10g，泽泻 10g，栀子 10g，淡豆豉 15g，怀牛膝 15g，葛根 40g，麻黄 5g，细辛 10g，白芷 10g，桃仁 10g，红花 6g，焦三仙（焦麦芽、焦山楂、焦神曲）10g。水煮服用，每日 1 剂。

医案 4：梅尼埃病一碗见效

2022 年 4 月 8 日，朱如春老师反馈：吴某，女，56 岁。因她母亲去世大悲后，眼睛干涩，心烦意乱，上个月头晕、目眩 2 次，西医诊断为梅尼埃病，我让其吃 3 剂元阳升降汤加减。

生石膏120g，生黄芪180g，桂枝50g，炒白芍50g，制附子（有毒，须先煮90分钟）40g，生龙骨50g，生牡蛎50g，干姜20g，炙甘草30g，生地黄30g，川芎15g，黄芩15g，柴胡30g，姜半夏25g，党参30g，炒白术30g，茯苓30g，泽泻36g，栀子15g，淡豆豉30g，怀牛膝30g，葛根60g，麻黄15g，细辛15g，白芷15g，生姜丝50g，大枣（去核）12枚，赤小豆100g，核桃仁100g。水煮服用。

【效果反馈】一碗见效。

【知识补充】梅尼埃病是西医诊断，是一种造成眩晕的疾病，主要表现有眩晕，即为天旋地转，患者甚至在床上都没法睁眼，无法起床，严重影响生活质量。耳鸣、听力下降，耳朵的堵闷感是梅尼埃病的几个突出症状。另外，部分患者伴随有耳部的胀满感，或者头部发胀的感觉，半侧头部不适症状。如果症状反复发作，呈周期性发作，每次持续时间大概是2小时，2小时后，患者可以表现如常人，那就是梅尼埃病。

医案5：八旬老翁严重头晕卧床不起3剂能起床了

2018年王某求诊：男，83岁，山西阳泉人。严重头晕，感觉全身振动，恶心呕吐，一生气就加重，胃胀，一喝水就想吐，当时请我看病时，人半躺在床上，无法下地行走，舌偏暗紫，右脉细，左脉数。

【446辨证】“83岁”，年高体衰，元阳不足，生黄芪、附子、党参不可少，用药切忌单用攻伐药。“严重头晕”，阳气不升，浊饮不化，皆可以出现此种病症。“感觉全身振动”，阳气不升于头，水饮泛溢，类似于《伤寒论》中的真武汤证。

“恶心呕吐”，胃气不降。“一生气就加重”，肝郁气滞，当有柴胡、香附。“胃胀”，脾胃不运化。“一喝水就想吐”，胃有水饮，姜半夏、生姜不可少。“当时请我看病时，人半躺在床上，无法下地行走”，病情严重，用药需谨慎。“舌偏暗紫”，有血瘀证。“右脉细”，肺气虚。“左脉数”，肝郁有热。

【综合辨证】元气大虚，元阳不足，痰饮上逆，兼有肝气郁结。

【确定治则】大补元气，回阳救逆，化痰降逆，疏肝理气。

【确定方药】元阳升降汤加减。

蒸附子 30g，姜半夏 25g，干姜 25g，炙甘草 20g，炒白术 25g，泽泻 36g，桂枝 25g，茯苓 25g，莪术 75g，生黄芪 180g，生龙骨 50g，生牡蛎 50g，枳实 30g，厚朴 15g，柴胡 30g，党参 30g，川芎 10g，香附 10g，炒白芍 15g，生石膏 80g，生姜丝 100g，大枣（去核）12 枚。水煮服用，连服 3 剂。

【效果反馈】3 剂药后，其儿媳妇微信告知：现在头不晕了，也能起来走路了。效果挺好的。

【知识补充】明代张景岳在《黄帝内经》“上虚则眩”的理论基础上，认为眩晕的病因病机“虚者居其八九，而兼火兼痰者，不过十中一二耳”。凡治上虚者，犹当以兼补阳气为最，故而首选具有大补元气、升清降浊、化痰化瘀之效的元阳升降汤。

医案 6：元阳升降汤一方救两人

2017 年上半年结识周老师，并第一次看到元阳升降汤的临床应用。

2017 年 8 月，我岳父心脏不舒服，身体乏力，突然摔倒，2017 年摔倒过好几次，摔倒时头脑昏沉，没有意识。正常人下蹲，如果气血不足，起来时就会头晕。我为其进行脉诊，脉结代，中间有停顿，推测心脏有问题，大脑肯定堵塞。

岳父 72 岁，糖尿病病史差不多有 15 年，我媳妇及家人非常担心，问我怎么办？我不是医生，只是中医爱好者，最近看周老师公众号的分享，马上想到周老师的元阳升降汤，于是将药方打印出来，仔细阅读了好几遍。

当时，岳父舌苔白厚腻，我就加了 50g 生南星与 50g 生半夏，用以化痰祛湿。我拿药后准备煎煮时，岳父、岳母看到药量很是惊讶，担心药量这么大，会把身体吃坏。岳父及岳母不识字，我将打印的元阳升降汤药方给媳妇看，媳妇看了资料，没有说同意，也没有说不同意。

我第一次熬药用的是生附子，熬了 6 个多小时（注意：生附子剧毒要熬 6 个多小时）。熬完药后，我先尝了半碗，之后亲自看着岳父把一大碗的药喝了，并在岳父吃药 1 个多小时后，没有发现任何不适，才离开。

第一次没有问题，那下次就多喝点。我也很是担心，那几天一直打电话询问是否出现不适的情况。每次问都是没有。第一次喝药喝了 5 天，后来的药平均 3～4 天喝完。在喝第 4 剂药期间，岳父脉象有力，中间也没有停顿了，令人非常惊讶。最重要的是岳父喝药期间，赶上浇玉米地，从早上 5 点多到晚上 8 点多一直在干活，自觉身体有力，不觉疲累。

岳父共喝 7 剂药，每次都加生附子，到最后附子用量达 100g。我媳妇和家人都很高兴，我说这是偷学了周忠海老师的元阳升降汤。

2017 年 11 月下旬，我用同样的办法，调理岳母的心脏问题。岳母患风湿性关节炎病史 30 多年，风湿性心脏病十几年，现手指变形，遇冷加重。因着凉受风，突觉前胸及心脏堵得慌，呼吸困难。

我赶紧开药，用元阳升降汤合治疗胸痹的枳实薤白桂枝汤，再加生南星、生半夏各 50g。2 剂药后，症状大大缓解。5 剂药后，心里舒服多了。

非常感恩周老师的元阳升降汤，以及他本人分享的医案，对我这样的爱好者有非常大的帮助。真是感恩周忠海老师，间接拯救了两位老人。

（张　凯）

医案 7：10 多年精神分裂 1 剂见效

2016 年 10 月，我遇到今生治疗的第 1 例精神分裂患者，没想到 1 剂见效，不敢私藏其验，特公之于众，以便同行借鉴。

程某，女，43 岁，整天胡言乱语 10 多年。患者还说自己是皇帝的继承人，睡眠不好，整天胡思乱想，舌淡苔白有齿痕，肺脉数，肾脉沉，面暗黄。月经几个月未来，精神分裂现象更加严重，出现幻觉，总是感觉有另外一个人存在，服用过多种中、西药物，效果不明显，多昏昏沉沉想睡觉，醒后幻觉仍存在。

【446 辨证】“43 岁”，身体开始虚的年龄段。“整天胡言乱语”，痰迷心窍、瘀血心脑、急性病实火证、亡阳证都会导致，因是久病，排除后两种可能。“10 多年”，久病多阳气虚。“睡眠不好”，阳气虚、阴血虚、痰饮、瘀血、气滞皆会导致，也可以合病。“整天胡思乱想”，阳气虚浮则心神不宁。“舌淡苔白有齿痕”，阳气虚。“肺脉数”，此数当为阳气虚浮。“肾脉沉”，阳虚。“面暗黄”，血虚。“月经几个月未来，精神分裂现象更加严重”，阳气虚不布阴血。“出现幻觉”，阳气虚，心神浮。“服用过多种中、西药物，效果不明显，多昏昏沉沉想睡觉，醒后幻觉仍存在”，只是简单抑制，不能治疗根本。

【综合辨证】阳气不足，不养心脑，痰饮瘀血，上扰心神。

【确定治则】大补阳气，养心安脑，重镇安神，化痰行瘀。

【确定方药】元阳升降汤加减。蒸附子 30g，生黄芪 120g，干姜 30g，炙甘草 20g，桂枝 50g，炒白芍 30g，生龙骨 50g，生牡蛎 50g，姜半夏 25g，栀子 30g，淡豆豉 30g，柴胡 20g，枳实 20g，香附 15g，川芎 10g，麻黄 10g，细辛 10g，炒白术 20g，茯苓 20g，赤芍 30g，当归 20g，莪术 30g，酒大黄（用白酒浸透）20g，生姜丝 50g，大枣（去核）12 枚。水煮服用，每日 1 剂。实际上，我是让患者分 3 天喝完的。

【效果反馈】患者喝完 1 剂药后，发信息告知，幻觉消失。第 2 剂药去大黄，增加补气益阳药。随后，又断断续续的服用半年中药，才没有再复发。

正是：精神分裂十几年，西药服后昏沉睡，中药遍服跳大神，千法易得一效难。

【知识补充】精神分裂症的临床症状复杂多样，可涉及感知觉、思维、情感、意志行为及认知功能等方面，个体之间症状差异很大，即使同一患者在不同阶段或病期也可能表现出不同症状。

感知觉障碍：精神分裂症可出现多种感知觉障碍，最突出的感知觉障碍是幻觉，包括幻听、幻视、幻嗅、幻味及幻触等，幻听最为常见。

思维障碍：思维障碍是精神分裂症的核心症状，主要包括思维形式障碍和思维内容障碍。思维形式障碍是以思维联想过程障碍为主要表现，包括思维联想活动过程（量、速度及形式）、思维联想连贯性及逻辑性等方面的障碍。妄想是最常见、最重要的思维内容障碍。最常出现的妄想有被害妄想、关系妄想、影响妄想、嫉妒妄想、夸大妄想、非血统妄想等。据估计，高达80%的精神分裂症患者存在被害妄想，被害妄想可以表现为不同程度的不安全感，如被监视、被排斥、担心被投药或被谋杀，在妄想影响下患者会做出防御或攻击性行为。此外，被动体验在部分患者身上也较为突出，对患者的思维、情感及行为产生影响。

情感障碍：情感淡漠及情感反应不协调是精神分裂症患者最常见的情感症状，此外，不协调性兴奋、易激惹、抑郁及焦虑等情感症状也较常见。

意志和行为障碍：多数患者的意志减退甚至缺乏，表现为活动减少、离群独处，行为被动，缺乏应有的积极性和主动性，对工作和学习兴趣减退，不关心前途，对将来没有明确打算，某些患者可能有一些计划和打算，但很少执行。

认知功能障碍：在精神分裂症患者中认知缺陷的发生率高，约85%的患者出现认知功能障碍，如信息处理和注意、工作记忆、短时记忆和学习、执行功能等认知缺陷。认知缺陷症状与其他精神病性症状之间存在一定相关性，如思维形式障碍明显的患者认知缺陷症状更明显，阴性症状明显的患者认知缺陷症状更明显，认知缺陷可能与某些阳性症状的产生有关。认知缺陷可能发生于精神病性症状明朗化之前（如前驱期），或者随着精神病性症状的出现而急剧下降，或者随着病程延长而逐步衰退，初步认为慢性精神分裂症患者比首发精神分裂症患者的认知缺陷更明显。

精神分裂症临床分型多为6种。①偏执型。精神分裂症中最常见的一种类型，以幻觉、妄想为主要临床表现。②青春型。在青少年时期发病，以显著的思维、情感及行为障碍为主要表现，典型的表现是思维散漫、破裂，情感、行为反应幼稚，可能伴有片段的幻觉、妄想；部分患者可以表现为本能活动亢进，如食欲、性欲增强。该型患者首发年龄低，起病急，社会功能受损明显，一般预后不佳。③紧张型。以紧张综合征为主要表现，患者可以表现为紧张性木僵、蜡样屈曲、刻板言行，以及不协调性精神运动性兴奋、冲动行为。一般该型患者起病较急，部分患者缓解迅速。④单纯型。该型主要在青春期发病，主要表现为阴性症状，如孤僻退缩、情感平淡或淡漠。该型治疗效果欠佳，患者社会功能衰退明显，预后差。⑤未分化型。该型具有上述某种类型的部分特点，或是具有上述各型的一些特点，但是难以归入上述任何一型。⑥残留型。该型是精神分裂症急性期之后的阶段，主要表现为性格的改变或社会功能的衰退。

医案 8：颈椎肌肉僵硬右侧胳膊无力 7 剂十愈七八

患者，男，63 岁，网诊。主诉颈椎肌肉僵硬右侧胳膊无力，有心脏病病史，舌淡少红，苔薄白，无其他症状。给予药方 7 剂，已经十愈七八！感恩周老师的元阳升降理论，让我在疑难杂症之中不迷失方向。

黄芪 120g，知母 30g，九节菖蒲 30g，葛根 90g，桂枝 45g，白芍 45g，甘草 30g，生姜 45g，大枣（去核）12 枚，川芎 30g。水煮服用，每日 1 剂。

（祝俊波）

医案 9：舒张压高心慌多种病症的治疗

2018 年苏某求诊，女，37 岁。开始是肠胃不好，吃冷的就腹泻，病史 10 多年，大便稀。

从去年开始又增加头痛，睡眠不好，血压高，舒张压 90～100mmHg，收缩压 140mmHg，血压高时就头皮发麻，有时太阳穴也痛，吃降压药效果不明显，心动过速，心慌，胸闷气短，长吸气才觉得舒服。

头痛遇冷严重，夏天舒服，食欲不好，早晨头晕昏沉，愿意吃辣的食物，下巴长痘，口干，胁肋胀痛，月经量少，左脉沉，右脉沉濡，舌淡苔白水湿重。

【446 辨证】“肠胃不好，吃冷的就腹泻，病史 10 多年，大便稀”，久病多虚，脾胃虚，大肠虚寒。“头痛”，久病之头痛，多为阳气不充养。

“睡眠不好”，阳气虚浮则心神不宁。“血压高，舒张压 90～100mmHg，收缩压 140mmHg”，气虚。“头皮发麻，有时太阳穴也痛”，皆是人体元阳不足，不能上充于头引起的伴随症。“心动过速，心慌”，心阳气不足。“胸闷气短，长吸气才舒服”，气虚不运，肾虚不纳气。“头痛遇冷严重”，头部阳气不足则耐寒能力差。“夏天舒服”，天地阳气旺盛时相助，故而一时减轻。“食欲不好”，脾胃气虚。

“早晨头晕昏沉”，阳气不升于头则晕沉。“愿意吃辣的食物”，胃寒、个人喜好不算病。“下巴长痘，口干，胁肋胀痛，月经量少”，有郁热。“左脉沉，右脉沉濡”，沉为阳不足，濡为气不足或水饮不化。“舌淡苔白水湿重”，水饮不化的舌苔，同时排除实热证和燥热证。

【综合辨证】元阳不足，肺肾两虚，痰饮不化，兼有郁热。

【确定方药】元阳升降汤加减。蒸附子 40g，生黄芪 180g，葛根 50g，麻黄 15g，细辛 15g，生龙骨 30g，生牡蛎 30g，党参 30g，炒白术 20g，干姜 40g，炙甘草 15g，黄芩 15g，姜半夏 25g，黄连 6g，枳实 15g，川芎 15g，白芷 15g，香附 15g，陈皮 10g，生姜丝 150g，大枣(去核)12 枚，绿茶一小撮。每日 1 剂，3 剂。

用四逆汤、半夏泻心汤、附子理中丸合方，取葛根汤之义，酌加理气化痰品，重加生黄芪大补元气。

【效果反馈】3 剂药服完，患者症状全部好转，感觉效果非常好，但不想吃汤药，嫌喝汤药苦，且熬制太麻烦，主动要求吃膏方，于是配制了心脑血管膏和健脾养胃膏。

正是：万病千症在病因，病症是标因是本，繁花何曾迷人眼，透过病症寻病因。

【知识补充】中老年患者的慢性高血压从中医学角度来说，多为虚证。当人体阳气不足，不能充养全身上升于头部时，血压只有加大压力，才能完全充养全身的需求功能。正常人静止时，心率是不会加快的，当人开始剧烈运动时，心脏为了供养全身功能的运行，不得不加快摄血，体力越虚的人，心率越快，体力好的人，心率慢。慢性高血压也是同样道理，血压数值只是一种表象，全身阳气不足，不能供养全身才是根本。

只要阳气充足，能够维持全身功能的正常运转，血压自然不会高。

【医案总结】本患者虽病症多，病史长，但病因简单，主要原因是人体阳气不足。古语："一虚百病生。"

以大补元气的生黄芪和大补元阳的附子为基础，以葛根引经于项背而疏通经络，配麻黄、细辛、川芎、白芷辛温而宣通经络，生龙骨、生牡蛎重镇而降浊下逆，党参、炒白术、干姜、炙甘草四药为四君子汤，补气而扶中气，黄芩、黄连少用而清郁热，姜半夏化痰降浊，枳实下气消积，香附理气疏肝，陈皮燥湿化痰，生姜丝温胃化饮，大枣补脾胃而生血，绿茶清郁热。

诸药合用，达到大补元阳升清气于头，化痰消饮于胸胃，则人体元阳充足，恢复清升浊降，阴阳平衡，诸症自消矣。

医案 10：治疗头昏气短，兼治痔疮

患者家属反馈：我婆婆前几个月，头昏乏力，气短，腿软，面部皮肤干枯疼痛，口鼻干燥，喝了您开的汤药好多了，连痔疮都好了。她老人家很高兴，以前一发病就打针，也没这么稳定。非常感谢老师！

我：你婆婆？开的什么方子，发给我看看！

患者家属：好，稍等。

我一看，原来是元阳升降汤加减。生黄芪 100g，制附子（有毒，须先煮 90 分钟）30g，柴胡 30g，黄芩 15g，姜半夏 20g，党参 20g，麻黄 15g，桂枝 30g，炒白芍 30g，川芎 15g，香附 10g，栀子 15g，淡豆豉 20g，生石膏 60g，生姜丝 50～100g，大枣（去核）12 枚，赤小豆 100g。每日 1 剂。

患者家属：是这个方子。

我：好的。吃了几剂？

患者家属：前前后后有 12 剂。先喝了 6 剂，感觉人精神变差，停药 1 周，又喝了 6 剂感觉就好了。

我：好的。对同行很有价值，我整理出来给大家参考。

患者家属：老师，这个膏方可以长期服吗？

我：膏方可以长期服用。

【疑点解惑】问：为什么患者先喝了6剂，感觉精神变差，停药1周，又喝了6剂感觉就好了呢？

答：本方具有补阳益气，活血化瘀，清热导滞作用。方中活血化瘀、清热导滞的中药损伤阳气，故而人感觉精神变差。服用6剂药后，血活瘀散，热消滞开，加上方中有补阳气的药和停药休息，身体适应后再服药，患者感觉就好了。

这与张洪强医生给患者用元阳升降汤后，前三四天会出现腹泻，个别会便秘，吃完药后疼痛的原理是一样的，此种现象是药效发挥作用的去病反应。

医案11：出院患者2剂中药大效

唐彬媛老师发来信息：周老师的元阳升降汤显神威！治好了出院的多病、重症的高血糖、高血压（收缩压为160mmHg）、肾炎、前列腺炎患者。

生黄芪360g，桑寄生30g，莪术100g，桂枝50g，炒白芍50g，制附子（有毒，须先煮90分钟）40g，生龙骨50g，生牡蛎50g，干姜20g，炙甘草30g，生地黄30g，川芎15g，黄芩15g，柴胡30g，姜半夏25g，党参30g，炒白术30g，茯苓30g，泽泻36g，栀子15g，淡豆豉30g，怀牛膝30g，葛根60g，麻黄15g，细辛15g，白芷15g，生姜丝50～100g，大枣（去核）12枚，赤小豆100g，核桃仁100g。水煮服用，每剂分5天服用。方中药量非常大，第一顿先喝1/10的量，身体没有不适，再逐步加大药量。

【效果反馈】效果真的很好！患者第1剂药喝了5天，喝了第2剂后第2天来给我看舌象，并反馈身边人都说他脸色好多了，自己也感觉各方面的不适症状有所好转。

服药前，口非常干，每天喝3壶水仍未缓解，眼睛流泪；黄白厚苔，中间有裂纹。服药后，口中生津，现已不干，2剂尽，眼睛流泪止住，黄白苔褪，裂纹消失。

（四）验方医案提要总结与应用思路拓展

1. 模板方医案提要

医案 1：患者是中年人，西医诊断为腔隙性脑梗死，根据头痛和呕吐应用了元阳升降汤模板方，结果取得了 13 剂药就痊愈的效果。

医案 2：患者 48 岁，头晕，恶心，呕吐，人很瘦，便秘，月经推迟，舌苔不是舌红苔黄的实热证，判断为元阳不足，痰饮不化，胃气不降，用药当天不晕，1 剂病症消除。

医案 3：患者 73 岁，为腔隙性脑梗死，总想睡觉，舌苔厚腻而黄，诊断为阳气亏虚，痰饮不化，兼有郁热，用药后人比以前好，清醒识人。

医案 4：患者 40 岁左右，慢性荨麻疹和湿疹，发起不散，红肿、热、痒、痛，刚开始就是小红点，会在一天之内扩散到包围腿或手臂一圈，舌下青筋暗紫粗，每天下午 3—6 点身体潮热，消化不太好，诸症颇多，诊断为阳气亏虚，虚浮有热，水湿不化，郁而生热，略有阴虚，6 剂药后，精神、下午潮热、口干、荨麻疹、腹胀皆好转。

医案 5：患者 67 岁，头晕十几天，一走路就想摔倒，头顶、前额疼痛，舌淡有齿痕，早起口苦，口干，心烦，胃灼热，胸闷，心慌，易受惊，左手心肝脉数浮，肾沉，整体脉濡缓无活力，右手肺沉弱，脾肾数。诊断为阳气不足，虚而上浮，痰湿上逆，肝郁膈热，3 剂药后诸症缓解。

医案 6：患者 54 岁，脑出血后遗症，突发左侧肢体活动不灵，伴头痛，小便失禁，用针灸配合内服汤药，拄着拐棍围着床能转两圈。

医案 7：患者 53 岁，头面烘热汗出 10 天，有高血压病史。舌质淡，不红，双脉沉弱。属于阳气亏虚，虚浮于面，服第 1 剂症状明显减轻，又开 2 剂续服，症状消失。

医案 8：患者 63 岁，走两步就气喘，属阳气大虚，用 2 剂原方后，变为走一段路才喘，患者很开心，又按原方续服 10 剂，可以干一些小活了。

医案 9：张洪强医生将原方打粉，只要是中老年人心脑血管病统统给其服用，效果也不错，有小剂量轻服，照方服用少加减的风格特点。

医案 10：患者 70 岁左右，早上起床后感觉左半身麻木，舌苔很黄很厚，口很淡，有点怕冷，属于阳气大虚，阴血耗尽，兼有郁热，用药2剂后，明显有气力，能出去散步了。

医案11：患者血糖20mmol/L，住院治疗，每天使用4支胰岛素维持血糖，情况仍未好转，乏力，舌淡胖大，苔白，整个舌苔中间成花剥状。心情抑郁，经济困难，工作时间长，饮食不节制，体胖。后改服元阳升降汤，慢慢减少胰岛素剂量，血糖数值由20mmol/L逐渐降为9～10mmol/L，后未再下降。坚持服药1年，后遇外感发热，血糖值降为4～5mmol/L。

2. 活用方医案提要

医案1：患者80岁，左侧大脑半球脑梗死、脑萎缩、冠心病、前列腺增生、高血压病、肺部感染、慢性肠炎，住院治疗2周无好转，吃了元阳升降汤加减后就站起来了。

医案2：患者77岁，长期坐轮椅，大小便不能自理，尿频、尿急，大便次数多，中等身材，精神乏力，面无表情，口唇苍白，眼角流泪，头无力歪向左侧，口角流涎偏向右侧，语言吞吐，声音低微，喉中痰鸣。舌淡苔薄滑。用药十几天后，恢复如初，说话、吃、喝、拉均正常。

医案3：中医同行将此方应用于脑梗死、脑出血后遗症患者，服药15天达到由搀扶到独立行走的惊人效果。

医案4：患者56岁，因她母亲去世大悲后、眼睛干涩、心烦意乱、上个月头晕、目眩2次，西医诊断为梅尼埃病，用药一碗后见效。

医案5：患者83岁，严重头晕，感觉全身振动，恶心呕吐，一生气就加重，胃胀，一喝水就想吐，人半躺在床上，无法下地行走，舌偏暗紫，用3剂药后，头不晕，也能起来走路了。

医案6：患者72岁，心脏不舒服，身上也没有力气，摔倒过好几次。摔倒时头脑昏沉，没有意识，脉结代，喝第4剂药时，脉象有力，喝药期间，从早上5点多到晚上8点多一直干活，自觉身体有力，不觉疲累。患者老伴心脏不好，风湿性心脏病病史十几年，手指变形，着凉受风，突觉前胸及心脏堵得慌，呼吸困难，用2剂药后，症状大大缓解，5剂药后，心里舒服多了。

医案7：患者43岁，整天胡言乱语10多年，出现幻觉，总是感觉有另外一个人存在，用药半年后，痊愈。

医案 8：患者 63 岁，颈椎肌肉僵硬右侧胳膊无力，有心脏病病史，舌淡少红，苔薄白，给药 7 剂，已经十愈七八！

医案 9：患者 37 岁，肠胃不好，吃冷的就腹泻，病史 10 多年，大便稀，头痛，睡眠不好，血压高，头皮发麻，有时太阳穴也痛，心跳快，心慌，还觉得胸中的气降不下来，长吸气才觉得舒服，头痛遇冷严重，夏天舒服，食欲不好，早晨头晕昏沉，口干，胁肋胀痛，月经量少，左脉沉，右脉沉濡，舌淡苔白水湿重。3 剂药服完，病症全部好转。

医案 10：患者老年人，头昏乏力、气短、腿软、面部皮肤干枯、疼痛、口鼻干燥，喝了元阳升降汤加减后，好多了，连痔疮都好了。

医案 11：患者患有严重的高血糖、高血压、肾炎、前列腺炎，服药前，口非常干，每天喝 3 壶水仍未缓解，眼睛流泪；黄白厚苔，中间有裂纹。服药后，口中生津，现已不干，2 剂尽，眼睛流泪止住，黄白苔褪，裂纹消失。

3. 思路拓展

元阳升降汤不仅治疗脑供血不足、脑缺血、老年痴呆、脑梗死，心律失常、心肌梗死、动脉硬化、冠心病、心绞痛、先天性心脏病，中风之气虚血瘀证，只要患者证以阳气大虚为主，兼有气滞血瘀、痰饮不化，皆可以服用。针对糖尿病、老年痴呆、更年期综合征、肠胃病、心脑血管病的提前预防和中风后的保养，也可以服用。

只要患者舌不红，苔不黄，体形体力偏弱，年过四五十岁，皆可以当作预防心脑血管病药物服用。如果担心量大，可以先从小剂量开始服用，感觉良好，就可以逐步加大药量，放心服用。

十二、栀附赤豆散

（一）验方简介

外用方栀附赤豆散是跌打扭伤瘀肿的速效方，一切跌打损伤导致的瘀肿皆可以使用。即使是出现骨折的患者，先接好骨，也可外敷栀附赤豆散，同样有消肿止痛的效果。

【方剂组成】栀子 100g，制附子 100g，赤小豆 250g。

【用法用量】捣碎，24 小时内用醋调，24 小时后用白酒调，外敷即可。注：即使方中缺附子也同样有效。

栀附赤豆散的药味组成简单，活血化瘀的效果十分突出。

（二）验方医案精选

医案 1：三味药免去关节置换

2018 年，我在青岛公司开年会时，一位年轻女士走到我面前，不断地向我表示感谢，说我治好了她妈妈的腿，并避免了做手术。我一时想不起来，不知如何回应。这位女士见我茫然的表情，赶紧让其爸爸过来。我一看其爸爸，忽然想起其妻膝关节扭伤后十分肿大，医院检查后，认为需行人工关节置换术。当时，其爸爸通过朋友找到我，请我为患者医治。

我开栀附赤豆散原方外敷，患者当时还不相信，非要做手术。我说：“你先外敷 3 天，无效再手术也不耽误。”患者外敷 3 天，肿消了一半，又外敷 1 周，恢复正常。其女儿对我表示十分感谢，还专门请我拍照留念。

医案 2：脚肿甚高 3 天完好如初

2017 年，宋某在建筑工地做事，不慎被硬物砸伤脚背，疼痛异常，整个脚肿起甚高。我让其用“栀附赤豆散”原方外敷，并嘱其到医院进行 X 线检查，确定是否发生骨折。敷药 3 天后，脚背已完好如初。宋某也没有到医院进行 X 线检查。

医案 3：埋线后肿痛第二天全消

2022 年 2 月 13 日，我指导的一位同行发来反馈信息。

患者，女，62 岁。手指麻木，听别人介绍来我处埋线调理，埋线后下床手腕外关穴起包红肿，当时患者信任也就回家了，第二天早上起来手腕直接不敢动，手指尖也肿了。

我当时想到了周老师书中有栀附赤豆散，可以外敷消肿，赶忙让家人按照比例抓了药外敷。

第 2 天早上，患者打电话告知已经消肿，手指也可以动了。谢谢周老师辛勤地分享秘方，免除一场医疗事故。

医案 4：脚踝扭伤肿如萝卜，1 剂中药肿消痛止

2023 年 3 月 15 日，一同行微信咨询：一高中生脚踝扭伤不能走路，该如何治疗？我告知针灸对侧小节穴即可。针完小节穴以后，当下脚踝疼痛缓解很多。

但到了晚上，患者又给我打电话说，现在整个脚踝区域都肿胀得非常厉害，问我该如何处理？

我随即将周忠海老师的栀附赤豆汤原方发给他：制附子 100g，生栀子 100g，赤小豆 250g。捣碎，急性期用醋调和后外敷患处即可。

今天上午，同行反馈：太神奇啦！今天高中生的脚踝已消肿。

（刘宗强）

医案 5：两味外敷的药患者改成内服竟然取得惊人效果

一位患者发来惊喜的信息：老师，告诉你一个好消息。之前询问你，确定开给我的外敷药可以内服后，我将栀子 150g，赤小豆 500g，打粉服用，每日 2 次。服用 1 周后，头晕、头痛好了，颈椎不痛了，脚心也舒服了。这几天特别轻松，但愿永远这样。老师我吃了好多药都没把我全身的病治好。你也给我开了好几剂药，每剂药都很贵，也没彻底治愈。没想到就这两味外敷药（栀子、赤小豆）把我的头晕、头痛治好了。不管怎样，反正这几天很轻松，打算继续服用。谢谢老师的辛苦付出，感恩遇见。

（三）验方医案提要总结与应用思路拓展

1. 医案提要

医案 1：患者是膝关节扭伤后，此方外敷 3 天，肿就消了一半，又外敷1周，恢复正常。

医案2：患者不慎被硬物砸伤脚背，疼痛异常，且整个脚肿起甚高。敷药3天后，脚背已经完好如初。

医案3：患者是埋线调理后下床手腕外关穴起包红肿，第2天早上起来手腕直接不敢动，手指尖也肿了，赶忙让家人按照比例抓了药外敷，晨起肿消，手指也可以动了，免除了一场医疗事故。

医案4：患者脚踝扭伤不能走路，针对侧小节穴，当时脚踝疼痛就缓解很多，但到晚上，患者整个脚踝区域肿胀严重，用药外敷后，第2天上午脚踝已经消肿。

医案5：患者原是内火导致的脚心滚烫、头晕、头痛，把外敷的栀子、赤小豆改成内服，竟然消除了病痛。真是单方一味，气死名医，两味小药，胜过千方。

2. 医案总结

栀附赤豆散不仅适合扭伤、砸伤，一切跌打损伤引起的血瘀、筋伤、骨伤，只要没有骨折，皆可以外敷而取效。即使骨折，配合外敷，也可以缓解疼痛。内火头痛、头晕、胃热、胃灼热、小便不利、热涩，也可内服取效。唯独胃寒、阳气大虚者不可以单用和重用，切记！

3. 思路拓展

肿瘤疾病，应用栀附赤豆散是否有效？能否如消外伤一样效果显著？若有效，且见效快，本方的开发潜力及应用价值更大。本方外用安全，大家可以大胆地进行临床验证。

第 3 章　无方之方：胃病“三因五证”用药法

至武无悍，至文无懦，至医无方，至学无字，至言无语，至道无相。

学习方药的四种境界（宏观着眼看清楚，微观着手好学习）。

1. 没方没药的境界

辨证茫然，方义不清，药性不解，心脑混沌，没方没药，

胡乱堆砌，毫无方药，疗效枉然，欲学方药，不知方法。

2. 没方有药的境界

辨证不准，方义不清，药性似解，心脑略明，没方有药，

药味叠加，毫无方义，疗效似有，初学方药，略知药性。

3. 有方有药的境界

辨证准确，方义清晰，药性理解，心脑明亮，有方有药，

增减循规，毫无越矩，疗效显然，勤学得法，明知方药。

4. 无方无药的境界（至医无方）

辨证通透，方义融汇，药性贯通，心脑空明，无方无药，

遣方用药，信手即有，拈来即是，无执方药，无不方药。

俗传：“十人九胃病。”我国胃病患者占总人口的平均比例达 42%，其中萎缩性胃炎患者占 12.42%。我在临床治疗了大量胃病患者，既包括单纯性胃病，也有与肝胆疾病并存，甚至与癌症并存者。

在临床中，我总结出胃病的简洁用药法：“三因五证”用药法，即针对“病因、症因、体因”和“气虚证、阳虚证、阴虚有热证、气滞血瘀证、痰饮水湿证”，容易掌握和应用。不必刻意用方，不必局限用药，只要抓住“三因五证”，就可以针对用药。现特公布出来。

一、胃病“三因五证”用药法

1. 阳虚证

全身阳虚或胃阳虚，怕吃冷物，舌淡苔白。

要用性味是“温、热、辛”的中药：制附子、桂枝、干姜、花椒、生姜、吴茱萸、麻黄等。

2. 气虚证

全身气虚或胃气虚，饭量减少，吃点食物就胃胀。

要用性味是“甘、温”的中药：生黄芪、党参、炒白术、炙甘草、茯苓、麦芽糖、大枣等。

3. 阴虚有热证

胃阴虚或肝郁有热，胃热或胸膈热，口苦，胃灼热。

要用性味是“寒、凉、苦、辛”的中药：炒白芍（滋阴补血缓急止痛）、柴胡、黄芩、栀子、淡豆豉、生石膏、黄连、葛根（升清解热、疏通颈项经络）等。

4. 气滞血瘀证

肝气犯胃，一生气就胃或肋骨两侧胀痛，难受或肝胃痛，口唇青紫。

要用性味是“辛”的中药：柴胡、香附、川芎、延胡索、紫苏叶、赤芍、莪术等。

5. 痰饮水湿证

胸闷、胃堵、呕吐浓痰、清水、舌苔白厚或水滑。

要用性味是“温、苦、辛”的中药：姜半夏（化痰第一药）、茯苓、炒白术、炒炽实、陈皮、厚朴等。

读者掌握以上的病证对应，就可以组方用药了，用量根据病情轻重而加减，十分简单。明白药性后，你也可以不局限于上述中药，对号添加其他中药。

现举一些以上药为主加减变化的临床医案，以便读者融会贯通后可以举一反三，灵活应用。

二、胃病医案精选

医案 1：胃辣乎乎，食管不适

患者，男，中年人，最近胃和食管不适，感觉胃辣乎乎的，食管不适。

【446 辨证】辣为热，热郁。

【确定方药】用栀子豆豉汤加炙甘草补气、缓急止痛；再加生姜丝温阳助运化水饮。栀子 15g，淡豆豉 30g，炙甘草 30g，生姜丝 30g。水煮服用，每日 1 剂。

【效果反馈】患者反馈：服药后症状减轻，这几天胃没辣乎乎的感觉了，嗓子也没有不舒服的感觉，就是有那么一点痰。

我：痰多加姜半夏 20g，陈皮 15g。

医案 2：口苦右下腹胀睡眠不好 2 剂效

2020 年 11 月 14 日，一女患者求诊，口苦干，肝部感觉有点闷，食欲不强。右下腹有时胀，有时无不适感。胃吃冷物不难受，偶尔吃多了有点胀，生气时有点胀，睡眠不是很好。饭量还好，大便偶尔干，小便正常。

【446 辨证】“口苦干”，有热或阴虚有热，用白芍；阴液不足（白芍），或阳气虚不布阴液（桂枝、生姜、炙甘草、大枣）。“肝部感觉有点闷”，阳气虚不充养（桂枝、生姜）、水饮堵塞（桂枝、生姜）、肝气郁结（桂枝味辛，也有疏肝理气的作用）皆可以导致。“食欲不强”，脾胃阳气虚（桂枝、生姜、炙甘草、大枣）。“右下腹有时胀，有时无不适感”，阳气虚不运化则胀（桂枝、生姜、炙甘草）。“胃吃冷物不难受”，阳气虚不严重。“偶尔吃多了有点胀”，脾胃阳气虚（桂枝、生姜、炙甘草、大枣）。“生气时有点胀”，肝气郁结（桂枝味辛，也有疏肝理气的作用）。“睡眠不是很好”，阳气虚（桂枝、生姜、炙甘草）、阴血虚（白芍、大枣）皆可导致。“饭量还好”，没有影响到饭量。“大便偶尔干”，阴虚（白芍）。“小便正常”，未影响到小便。

【综合辨证】阳气亏虚，运化不足，阴虚有热，肝气郁结。

【确定治则】补阳益气，行运助化，滋阴清热，疏肝理气。

【确定性味】甘温为主，寒凉为臣，辛散为助。

【确定方药】桂枝加芍药汤。桂枝 9g，白芍 18g，炙甘草 9g，生姜 9g，大枣 12 枚。每日 1 剂。

【效果反馈】2020 年 11 月 17 日，患者吃了 2 剂药后反馈：早起口不苦了，右下腹偶尔胀，睡眠比以前好很多。

医案 3：口苦腹胀伴结石的治疗

2020 年 11 月 14 日，一中年女性求诊，症见少食生冷，腹部偶尔吃多了有点胀，生气时有点胀，口苦，饭量还好，大便偶尔干，小便正常。

【446 辨证】“中年”，身体开始虚了。“少食生冷”，不代表吃冷的难受，故无辨证价值。“腹部偶尔吃多了有点胀”，脾胃阳气虚不运化则胀。“生气时有点胀”，肝气郁结、气滞。“口苦”，阴虚有热或郁热。“饭量还好”，未影响到饭量。“大便偶尔干”，阴略虚。“小便正常”，未影响到小便。

【综合辨证】脾胃阳气亏虚，运化不足，阴虚有热，肝气郁结。

【确定治则】健脾胃补阳气，行运助化，滋阴清热，疏肝理气。

【确定性味】甘温为主，寒凉为臣，辛散为助。

【确定方药】桂枝加芍药汤。桂枝 9g，白芍 18g，炙甘草 9g，生姜 9g，大枣 12 枚。每日 1 剂，服 2 剂。

【效果反馈】患者反馈：2 剂药后，今早起口不苦了，右下腹偶尔胀，比以前轻多了。

我：接着服用就可以。

患者：胆囊有小结石，要不要加药或调整用药？

我：加鸡内金 20g。

11 剂药后反馈：现在口不苦，腹部不胀了，偶尔痛也消失了。

【知识补充】鸡内金味甘，性平。健脾消食，涩精止遗，消淋化石。

医案 4：癌症术后口淡无味 3 剂效

2022 年 8 月 5 日，吴育勤老师替其父亲求诊。吴某，男，老年人。

这段时间一直感觉口淡，吃东西没味道，其他都正常。手背的伤口做了活检，诊断为鳞状细胞癌，上个月做了手术。舌淡湿润略胖，苔白上面微黄。

【446 辨证】“老年人”，高年多为虚实夹杂之证。“一直感觉口淡，吃东西没味道”，脾胃阳气和阴液不足。“上个月做了手术”，术后易伤气血阴阳。“舌淡湿润略胖”，阳气虚不化水饮。“苔白上面微黄”，苔白不是以实火为主，微黄为阴虚之浮热，或阳气虚不运化之郁热。

【综合辨证】脾胃虚弱，阳气亏虚，阴血不足。

【确定治则】健脾养胃，温阳益气，滋阴补血。

【确定性味】甘温补阳益气，甘凉滋阴补血。

【确定方药】小建中汤原方。桂枝 15g，白芍 30g，炙甘草 10g，大枣（擘开）12 枚，生姜丝 15g。水煮服用，每日 1 剂。药汁过滤后加入麦芽糖 90g 温化。

【效果反馈】2022 年 8 月 11 日，吴育勤老师在学员群里发来感谢：家父 85 岁，最近总感觉口淡，吃任何东西都没味道，也没胃口。周老师让我给家父服用小建中汤。3 剂药后，症状明显改善。感恩周老师指点！

【知识补充】小建中汤应用归纳如下。

组成：桂枝 15g，炙甘草 10g，大枣（擘开）12 枚，白芍 30g，生姜 15g，麦芽糖 60g。

用法用量：上前药五味，以水 700ml，煮取 300ml，去滓，加入麦芽糖，放在火上温化，分 2 次温服。

药解：方中重用麦芽糖补脾胃益气，滋阴血为君；桂枝、生姜补阳散寒；白芍滋阴；甘草补气；大枣养血益气。诸药合用，共奏滋阴补血，温阳补气，健脾养胃，平补阴阳，缓急止痛之功。

主治：虚损劳伤，阳气不足，阴血不养导致的腹中时痛，喜温喜按，按之则痛减，舌淡苔白，或心中悸动，虚烦不宁，面色无华，或四肢酸痛，手足烦热，咽干口燥。现用于胃及十二指肠球部溃疡、神经衰弱、慢性肝炎等见有上述症状者。

此方既为健脾养胃，缓急止痛之剂，又为滋阴补阳，养肝补血之方。治疗一切慢性病、慢性溃疡，阴虚为主兼有阳气虚引起的虚火证。如虚火牙痛，素体气阴两虚，虚火上炎，致牙齿浮动、牙齿隐痛，牙龈红肿不甚；慢性咽炎，如咽干、口燥、口干、咽痛、咳嗽。

夜间出汗且活动后出汗情况加重，神色疲乏、气短、懒得说话，面色淡白，尿少、便秘或不便秘但排便不畅；舌淡、瘦薄，苔少有裂纹，脉细软无力等。持续或反复出现精神差、易疲倦、出汗多、四肢无力、胸闷气短；头晕目眩、耳鸣、面色苍白、心慌；胁肋发胀、胸腹隐隐作痛；伴胃胀、疼痛，胃中嘈杂、食欲不振等；慢性、持续或进展性病症体征。

禁忌：纯实证的痰饮水湿引起的呕吐或中满者不宜使用，内火证，六外感都不可以单独使用或重用小建中汤。

医案5：牙痛溃疡可用小建中汤速效

2022年12月，患者，男，40多岁。近半个月牙痛，红肿不剧，就是疼痛。患者平时早上大便很通畅，患了牙痛后，每日虽然按时排便，但排便时感觉不通畅。

我让其先后服用柴胡桂枝汤加芪苓膏、麻杏石甘汤各2剂，学员何海燕老师帮其原始点按摩，刘小平老师用量子中医进行调理，牙痛十去其八，但仍有二成迟迟不去。牙痛之处还开始感觉有微肿，酸痛，口液增多。

我看其舌苔吓了一大跳，舌右侧边缘有一条溃疡面，舌面上少了一块舌苔，少舌苔的地方颜色鲜红，虽然舌头不疼痛，但与溃疡面一样，泛红少苔。患者整个舌体的舌苔不少，且上面还有一层薄薄的黄色，舌根后面苔厚。

我才知道，患者原来是阳气虚上浮而成浮热，阳气虚不运化水湿，阴虚有热不充养所致。我赶紧让其服用小建中汤。

桂枝15g，炒白芍30g，炙甘草15g，生姜丝15g，大枣（去核）12枚，麦芽糖（汤药去渣后兑入）60g。水煮服用，每日1剂。

【效果反馈】舌头溃疡基本痊愈，牙痛基本消失，排便也通畅了，且睡眠质量也有所提升。小建中汤真是奇哉！妙哉！

【疑点解惑】学员：老师，小建中汤不是很甜吗？为什么患者吃了后，牙齿不但不痛反而还减轻了？

我：这个问题很好！你很善于思考。实火证，虫牙吃甜的是会加重的，阳气虚而上浮，阴虚有热的牙痛，吃了滋阴润燥为主兼以补阳益气的小建中汤，不但不会牙痛，反而会消除虚火，自然牙痛减轻。

医案 6：糜烂萎缩性胃炎 3 剂效

2022 年 10 月 3 日，王某求诊：女，中年人，4 月体检时发现糜烂性胃炎，没有治疗。9 月 22 日复查发展为萎缩性胃炎。

王：平时除了不觉得饥饱，无其他不适，偶尔感觉胃胀胀的，不痛也不反酸。我把胃镜结果发给你。

武汉某医院诊断：慢性萎缩性胃炎。主要病变描述：黏膜内可见炎性细胞浸润伴肠上皮化生。病理诊断：（胃窦）黏膜组织呈轻度慢性炎症伴中度肠上皮化生。舌胖大老苔白厚。

【446 辨证】“糜烂性胃炎”，久病多是阳气虚不布阴血，失养而糜烂。“萎缩性胃炎”，气血阴阳不足则萎缩。

“不觉得饥饱”，胃中阳气虚不运化。“胃胀胀的”，阳气虚不运化。“不痛”，还没病到疼痛的程度。“也不反酸”，没有水饮。“慢性萎缩性胃炎”，久病多虚，阳气阴血不足不养则萎缩。“舌胖大老苔白厚”，胖大为阳气虚，老为阴血虚，苔白厚为没有实火证和痰不化。

【综合辨证】脾胃虚弱，阳气亏虚，阴血不足。

【确定治则】健脾养胃，温阳益气，滋阴补血。

【确定方药】小建中汤。桂枝 10g，炒白芍 20g，炙甘草 12g，生姜丝 15g，去核大枣 12 枚。水煮服用，每日 1 剂。同时冲服麦芽糖 90g。

【效果反馈】2022 年 10 月 9 日，患者高兴地反馈：周老师，你好！3 剂药后，之前的不觉饥饱现在有所改善，胃也没有胀胀的感觉了。

医案7：大便如羊屎，竟不用治实火证的承气汤

2021年8月31日，一位中医同行发来反馈信息：女，68岁。吃饭少，喜欢喝温水，腹部感觉胀气，有时睡觉身体抽搐几下，腿部抽筋，每个月发作几次，身体怕冷，后背冷得严重，头痛（额头痛）头晕，入睡困难且常年多梦，夜尿每晚1次，白天犯困，精神疲惫，容易烦躁、怒、悲伤、叹气、胡思乱想，不口苦，大便好几天1次，羊屎状，小便发黄。心慌、心悸、胸闷、气短、身体发沉。腰痛，脚后跟痛，曾出车祸导致腿骨折。

【446辨证】"68岁"，气血阴阳皆虚。"吃饭少"，脾胃阳气虚不运化，阴液少不滋润，则食少。"喜欢喝温水"，胃中阳气虚。"腹部感觉胀气"，腹中阳气虚不运化或有痰饮。"有时睡觉身体抽搐几下，腿部抽筋"，阳气虚不布阴血则痉挛、抽搐、抽筋。"每个月发作几次"，久病多气虚。"身体怕冷，后背冷得严重"，阳气虚。"头痛（额头痛）头晕"，阳气阴血虚皆可以导致。"入睡困难且常年多梦"，阳气阴血虚皆可以导致，也可以两种病因都有。"白天犯困，精神疲惫"，阳气虚不养脑神。"容易烦躁、怒、悲伤、叹气、胡思乱想，不口苦"，肝气郁结但未化热故口不苦。"大便好几天1次"，阳气虚不运化或阴液不足。"羊屎状"，阴液不足。"小便发黄"，阴虚有热。"心慌、心悸、胸闷、气短"，阳气不足，不能充养心胸。"身体发沉"，气虚。"腰痛，脚后跟痛"，阳气虚不布阴血或有瘀血。"曾出车祸导致腿骨折"，骨折后影响阳气阴血的运行充养。

【综合辨证】阳气亏虚，阴血不足，兼有痰饮。

【确定治则】温阳益气，滋阴补血，化痰消胀。

【确定方药】小建中汤加姜半夏。麦芽糖（冲服）80g，桂枝20g，炒白芍40g，生姜40g，大枣（去核）12个，姜半夏30g，炙甘草20g。水煮服用，每日1剂。

【效果反馈】3剂药后反馈：现在只剩腿部抽筋，有时候胃胀，吃饭不多，头痛有一些，白天犯困，感觉身体没力气，夜尿每晚1次，心慌胸闷气短。大便已不是羊屎状，而是稀便。吃了老师开的小建中汤，改善60%。我本认为大便呈羊屎状需用承气汤清热泻火、下气通便，没想

到老师用小建中汤加姜半夏治疗，太厉害了。

医案 8：溃疡性结肠炎用小建中汤加附子理中丸取效

2021 年 5 月 18 日，阿某求诊：男，中年人，溃疡性结肠炎 2 年，经常腹痛。大便一般每日 1～2 次，还算正常。肚脐右上侧轻微疼痛。最近，午睡后肚脐周围疼痛加重，腹泻后痛减。舌苔照片显示舌胖嫩而有水湿。

【446 辨证】“溃疡性结肠炎 2 年”，久病多虚证。“经常腹痛”，阳气虚不温养、阴血虚不滋养，都会导致疼痛，当然也可以同时存在。“大便一般每日 1～2 次，还算正常”，次数算是正常。“肚脐右上侧轻微疼痛”，虚痛则轻。“午睡后肚脐周围疼痛加重”，午后阳气偏弱，加上睡眠时阳气回收体内，不能温养，故疼痛加重。“腹泻后痛减”，阳气不化水饮则大便稀，泻后水饮排出故舒服。“舌胖嫩而有水湿”，阳气虚为主，不化水饮。

【综合辨证】阳气虚重，阴血亏轻。

【确定治则】补阳气为主，兼滋阴补血。

【确定性味】温热甘辛为主，甘凉为次。

【确定方药】小建中汤，2 剂。

【效果反馈】吃了 2 天小建中汤，每日 1 剂，感觉没效果。

自我反思是由于补阳气的药不足，故加附子理中丸：桂枝 9g，炙甘草 6g，炒白芍 18g，生姜丝 9g，大枣 6 枚。水煮服用，每日 1 剂。附子理中丸（一般药店都有售），每次 1 丸。

2021 年 5 月 27 日，患者再次反馈：腹痛大幅度减轻，但午饭、午睡后仍不太舒服。

【知识补充】附子理中丸：附子（制）100g，党参 200g，白术（炒）150g，干姜 100g，甘草 100g。

煎煮方法：以上五味，粉碎成细粉，过筛，混匀。每 100g 粉末用蜜 35～50g，加适量的水泛丸，干燥，制成水蜜丸；或加蜜 100～120g 制成大蜜丸，即得。

功能温阳补气，祛寒除湿。用于脾胃阳气虚导致的内寒，脘腹冷痛，呕吐泄泻，手足不温。

医案9：重用黄芪治疗肠痉挛

2020年10月8日，一位青岛患者求诊。

江某，女，中年人，肠痉挛，疼痛难忍。从昨天早上开始腹泻，疼痛严重，痛时自觉肠在腹中绞结，吃了止泻药后，腹泻停止，但仍有腹泻感，阵阵疼痛。

【446辨证】“从昨天早上开始腹泻”，多为外受寒湿，内食寒凉，伤了阳气，阳气不固摄而腹泻。“疼痛严重，痛时自觉肠在腹中绞结”，腹泻不但伤了阳气，也伤了阴血，阴血不养肚肠经筋而痉挛。“吃了止泻药后，腹泻停止，但仍有腹泻感，阵阵疼痛”，阳气还虚。

【综合辨证】外寒侵袭，损伤阳气，阴液流失。

【确定治则】散寒温阳，补气滋阴。

【确定性味】甘温热辛为主，甘凉滋阴补血为辅。

【确定方药】重用生黄芪补气生阳加附子理中丸与桂枝汤合方。生黄芪120g，桂枝30g，炒白芍30g，炙甘草30g，生姜丝50g，去核大枣20枚。水煮服用，每日1剂。另外用附子理中丸研碎水煮化兑入汤药中服用。

【效果反馈】2022年5月21日，该患者又替其婆婆求诊，我翻看记录，才想起来，询问之前肠痉挛的药效。

患者回复：你真是神医，开的方子太厉害了，服药后就好了。

医案10：胃溃疡3剂药免住院

2020年12月23日，金开慧老师替其丈夫求诊。

何某，男，中年人。胃部时时隐痛，吃饭稍多一些，或吃凉的东西，胃部就隐痛不适。用热水袋捂肚子未能缓解，喜按揉。晚上迷迷糊糊睡到深夜一两点，痛到睡不着。自己刺激舌根部吐出三口酸水，带几粒饭和菜叶子，然后缓解入睡。大便每日1次，呈圆柱形或稀便，色棕黑。

小便每日 7～9 次，依喝水多少次数不定，深夜一两点起夜 1 次。

今天到医院做胃镜医生说胃溃疡严重，要求住院活检，患者不愿。

【446 辨证】“胃部时时隐痛”，隐痛为气血不足。“吃饭稍多一些，或吃凉的东西，胃部就隐痛不适”，胃中气虚则不能食多，胃中阳虚则不能食凉物。“用热水袋捂肚子未缓解”，阳虚寒重，非热水袋外治能愈。“喜按揉”，气血两虚喜按喜揉。“晚上迷迷糊糊睡到深夜一两点，痛到睡不着”，阳虚，晚上阴气重，故加剧。“自己刺激舌根部吐出三口酸水”，阳气虚不化水饮。“带几粒饭和菜叶子”，阳气虚不运行消化。“大便每日 1 次，呈圆柱形或稀便，色棕黑”，稀为阳气虚，有水饮；色棕黑为内有出血。“医生说胃溃疡严重”，长期慢性溃疡多为阳气虚不推动阴血滋养而溃疡糜烂。

【综合辨证】阳气亏虚，水饮不化，阴血不足。

【确定治则】补阳益气，温化水饮，滋阴补血。

【确定性味】甘温辛热，辛苦化痰燥浊，甘凉滋阴养血。

【确定方药】小建中汤加党参与左金丸加半夏合方。

吴茱萸 15g，黄连 10g，党参 30g，姜半夏 25g，桂枝 20g，炒白芍 40g，炙甘草 20g，生姜丝 30g，去核大枣 12 枚。水煮服用，每日 1 剂。去药渣后，兑入麦芽糖 100g。

饮食上要注意少食寒冷油腻。

【效果反馈】3 剂药后反馈：今天解了 3 次大便，前 2 次便稀，后 1 次便干，这两天胃都没有痛。晚上起了 1 次夜，睡觉到天亮，吃的是自己煮的稀饭和烙饼。

医案 11：胃胀疼痛胸闷 3 剂效

张某，女，58 岁。胃胀，有疼痛感，没有食欲，胸闷、沉重，感觉压了一块石头。在医院检查为胃糜烂，医生开了好多药，回家吃后病痛加重。3 月 12 日晚上打电话给我，问我要方法。我叫她把医生开的药先停了，等天亮再说。当时就去找书找方案。

【446 辨证】“58 岁”，四虚之体。“胃胀”，阳气虚不运化则胀。“有疼

痛感”，阳气虚或阴血虚皆会疼痛。“没有食欲”，气虚则脾胃功能下降。“胸闷、沉重，感觉压了一块石头”，阳气虚不运化则闷、沉重，感觉像石头。“胃糜烂”，阳气阴血虚不营养则易糜烂。

【综合辨证】脾胃虚弱，阳气亏虚，阴血不足。

【确定治则】健脾养胃，温阳益气，滋阴补血。

【确定性味】甘温为主，甘凉为辅。

【确定方药】生黄芪 60g，炒白芍 I5g，炙甘草 15g，茯苓 15g，麦芽糖 1 瓶，党参 20g，去核大枣 20 枚，山楂 20g，陈皮适量，生姜适量。

抓 3 剂回家，每日 1 剂，药泡 40 分钟后再煎 40 分钟，药渣泡脚。吃 1 个月小米粥，每天早上起床坚持喝水。

【方义解析】生黄芪补气升阳，党参补气，炙甘草补气缓急止痛，茯苓补气利水饮，大枣补血益气健脾胃，白芍滋阴补血，麦芽糖滋阴补气，山楂消积化食，生姜温胃散寒，陈皮理气化痰。

【效果反馈】3 剂药后，患者告知：效果好，病痛减轻。

（杜子方）

医案 12：心窝有鸡蛋大的硬包 3 剂见效

2020 年 2 月 18 日下午，一患者家属求诊。

高某，男，中年人。这些天胃痛严重，心窝有鸡蛋大的硬包，热敷后不那么硬了。6 点起床不汗出，起来晚点则全身汗出，手背能看出水珠，腿也汗出。这两年吃饭时脸上就呼呼地汗出，身上也汗出。肚子咕噜咕噜地叫，自觉同总吹空调凉气有关系。舌淡苔白而略灰暗。

【446 辨证】“这些天胃痛严重”，四虚四实六外感皆可以导致胃痛，具体何因需要根据其他症状进一步判断。“心窝处有鸡蛋大的硬包”，寒结、气滞、痰饮，皆可以导致。“热敷后不那么硬了”，阳气虚、寒证无疑。“6 点起床不汗出，起来晚点则全身汗出，手背能看出水珠，腿也汗出，这两年吃饭时脸上就呼呼地汗出，身上也汗出”，阳气虚不固摄汗液。“肚子咕噜咕噜地叫”，阳气虚不运化则肠鸣。“自觉同总吹空调凉气有关系”，有外寒入里之嫌疑。“舌淡苔白而略灰暗”，舌淡苔白为阳气虚，

不布阴血到舌则灰暗。

【综合辨证】内里阳气亏虚，痰饮不化，外有风寒入里。

【确定治则】补阳益气，化痰消饮，祛风散寒。

【确定方药】以甘温热补阳益气的药为主，辛开化痰苦降燥湿的药为辅，辛温祛风散寒的药为使。

党参 30g，花椒 10g，干姜 20g，姜半夏 20g，桂枝 20g，炒白芍 20g，炙甘草 15g，生姜丝 30g，大枣（去核）12 枚。水煮服用，每日 1 剂，分 2～3 次服用。

【效果反馈】3 剂药后，胃痛减轻。

【医案总结】不要迷信权威，不要迷信应验组方，不要迷信我的方子是最好的，只要你们的组方符合“补阳益气、化痰消饮、祛风散寒”思路，应该都会见效的。

医案 13：多种胃病 3 剂见效

2012 年 3 月 1 日，江某求诊：男，胃痛不适，吃凉物胃痛，这两天吃着药也不见效。

病理诊断：胃黏膜慢性炎症，有活动，间质淋巴细胞浸润，肠化（++），Hp（-）。十二指肠降段黏膜慢性炎，无活动。

胃镜下诊断：食管下段黏膜下隆起性病变（平滑肌瘤，待进一步确诊），慢性萎缩性胃炎（待病理），胃底黄斑瘤，十二指肠炎（待病理）。

【446 辨证】“胃痛不适”，四虚、四实、六外感都会导致疼痛，无外感史，故排除六外感。“吃凉物胃痛”，阳气虚寒。西医检查对中医辨证意义不大，唯一可以参考的是慢性病，多为虚证。

【综合辨证】阳气不足，虚寒内生。

【确定治则】温阳益气，补虚散寒。

【确定方药】以甘温热补阳益气的药为主，辛温祛风散寒的药为辅。

党参 30g，花椒 10g，干姜 20g，姜半夏 20g，桂枝 20g，炒白芍 20g，炙甘草 15g，生姜丝 30g，大枣（去核）12 枚。水煮服用，每日 1 剂，分 2～3 次服用。

医嘱：半空腹服用，饭前1小时或饭后2小时都可以，暂停其他药物3天。

【效果反馈】3剂药后，胃仅剩一点痛了。

医案14：反酸胃灼热3剂消

2020年5月20日，患者求诊：男，50多岁，饭吃多了反酸胃灼热，尤其是吃甜食和面食类。胃脘痞满，按之不痛，总想自己用手按。痰特别多，每天早饭后就开始出现痰。上午闲下来就犯困，一过中午就头昏脑涨，但只有闲下来才能感觉到。颈椎僵紧不适，后背僵紧，怕冷怕风，也许是缺少活动。牙龈出血1年余。因为打算要孩子，去年检查精子活力低。小便黄，大便每天2～3次。蹲下排大便的时候发现小便滴白黄黏稠物，舌淡苔白。辗转多名医生诊疗，效果均不明显。

【446辨证】“50多岁”，体虚的年龄段。“饭吃多了反酸胃灼热”，气虚不运化。“尤其是吃甜食和面食类”，有痰饮水湿则食甘甜加重。“胃脘痞满”，气虚不运或痰饮水湿。“按之不痛”，排除实证。“总想自己用手按”，阳气、阴血不足的虚证则喜按。“痰特别多”，痰饮不化。“每天早饭后就开始出现痰”，阳气虚不化痰饮。“上午闲下来就犯困”，阳气虚不上升于头则犯困。“一过中午就头昏脑涨”，阳气虚。“颈椎僵紧不适，后背僵紧”，阳气虚不运血或有寒凝血瘀。“怕冷怕风”，阳气虚或风寒之邪在表。“牙龈出血1年余”，气虚不固摄血液。“因为打算要孩子，去年检查精子活力低”，虚证。“小便黄”，有郁火或湿热。“大便每天2～3次”，气虚则次数多。“小便滴白黄黏稠物”，白为痰湿，黄为热，故为湿热。“舌淡苔白”，阳气虚，排除实火证和阴虚证。

【综合辨证】阳气虚不升清，痰饮水湿不运，兼有阴血不固。

【确定治则】温阳益气升清，化痰消饮助运，滋阴补血止血。

【确定方药】半夏泻心汤合葛根汤加附子。黑附片（有毒，须先煮90分钟）30g，葛根60g，麻黄15g，桂枝30g，白芍30g，炙甘草30g，大枣12枚，生姜丝45g，姜半夏30g，黄芩25g，黄连10g，干姜45g，党参45g。水煮服用，每日1剂。

【效果反馈】3剂药后，头昏、脑涨不明显，牙龈出血减少，只有刷牙时才会出现。

医案15：反胃口干多种病症的治疗

2022年10月19日，艾某求诊：女，40多岁。这两年越来越瘦，想长胖点，长期经前综合征、烦躁，有时腹胀、反胃，口干，头脑发懵。月经量大，月经周期为23天，月经结束时腿软无力，伴头晕，推测是贫血原因，休息后症状减轻。

长期脾胃虚弱，多吃点就消化不良。晚上睡不好，月经快来前开始心悸，一阵一阵的。耳鸣，头晕，肩颈腰痛，常伴恶心、消化不良，月经前加重，手指发胀、麻、痛。

吃核桃、黄芪、当归等温性食物就腹胀，热胀便秘，肛门灼热，也影响睡眠和消化，且患多发胆囊息肉，肌瘤。

【446辨证】“40多岁”，气血阴阴偏虚。“这两年越来越瘦，想长胖点”，阴虚则瘦。“长期经前综合征”，多虚多郁。“烦躁”，郁热。“腹胀”，阳气虚不运化，或气滞。“反胃”，气虚不降，或水饮不化。“口干”，阴虚。“头脑发懵”，气虚。“月经量大”，阳气虚不固摄。“月经结束时腿软无力，伴头晕”，气虚。“休息后症状减轻”，气虚怕劳。“长期脾胃虚弱，多吃点就消化不良”，脾胃中阳气和阴血偏弱。“晚上睡不好”，气虚、阴虚皆可以导致。“月经快来前开始心悸，一阵一阵的”，阳气虚不养心。“耳鸣”，气虚不养耳窍。“头晕”，气血不充养头则晕。“肩颈腰痛”，气血不养，或瘀血，或寒凝则痛。“常伴恶心、消化不良”，阳气虚不运化。“月经前加重”，气虚。“手指发胀、麻、痛”，阳气阴血不足，不充养。

“吃核桃、黄芪、当归等温性食物就腹胀，热胀便秘，肛门灼热，也影响睡眠和消化”，局部有实火和郁热。“多发胆囊息肉，肌瘤”，阳气虚不运化，或痰湿不化，或瘀血。

【综合辨证】气虚为主，脾胃不运，兼有阴虚水饮，气滞血瘀。

【确定治则】大补元气，健脾养胃，略滋阴化饮，理气化瘀。

【确定方药】重用生黄芪补气；厚朴生姜半夏甘草人参汤下气宽胸，

温化水饮；血府逐瘀汤补血活血，合方加减。

生黄芪 120g，厚朴 30g，姜半夏 15g，党参 20g，桂枝 15g，炒白芍 15g，炙甘草 20g，生姜 25g，大枣 12 枚，桃仁 12g，红花 6g，当归 6g，生地黄 6g（月经量大时换成熟地黄），桔梗 6g，牛膝 6g，赤芍 3g，枳壳 3g，柴胡 10g，川芎 5g。水煮服用，每日 1 剂。

【效果反馈】2020 年 11 月 23 日，患者反馈前期出差 1 个月无法煎煮汤药，最近将药打碎，拿来泡水喝，但服药量很小。自觉身体症状好转，只是月经量减少，这个月甚至延后未来，现在不敢继续服用了。

2020 年 12 月 3 日，患者再次反馈：老师，我现在有很多改善，越来越健康了。

医案 16：十几年左肋下堵胀发紧，3 剂好一半

2020 年 4 月 22 日，中医爱好者吴某求诊：男，左肋下，即不容穴和承满穴的位置，蹉着身子时，感觉堵、胀、发紧、不痛，站着或者直立没有感觉，按着没有肿块硬结，不胀，且自觉舒适。

小柴胡汤、大柴胡汤、各种泻心汤、一贯煎及治疗胃寒、肝胃不和的药都吃过，但是效果都不明显。只要坐着、蹉着，就难受、烦躁。左肋下偶尔抽筋，与腿部抽筋一样，感觉肌肉拧在一起。

【446 辨证】“左肋下，即不容穴和承满穴的位置，蹉着身子时，感觉堵、胀、发紧、不痛”，气滞，蹉着身子则气壅塞而加剧，不痛则未达到血瘀的程度。“站着或者直立没有感觉”，直立因身体舒展，气利运行，故没有感觉。久病多气虚，但患者没有别的气虚伴随症，故气虚不严重。“按着没有肿块硬结”，排除血瘀、痰湿。“不胀，且自觉舒适”，喜按有气虚的成分。

小柴胡汤治表里之间有热、肝胆郁热、痰饮不化之证，无效证明不是此证。大柴胡汤治疗肠胃热结气滞，无效证明不是此证。各种泻心汤治疗痰湿和实火混合的病症，无效证明也非此证。一贯煎滋养肝肾阴虚，兼有气滞，无效证明不是阴虚为主的病症。“胃寒的药”无效，证明不是胃寒。“肝胃不和的药”证明不是肝胃脏腑之间的问题。“左肋下偶尔

抽筋，与腿部抽筋一样，感觉肌肉拧在一起”，阴血不足不养筋则痉挛而抽筋。

【综合辨证】气滞经络，兼有阴血不足，气虚。

【确定治则】理气导滞，滋阴补血益气。

【确定性味】辛味为主，兼以甘凉滋阴补血，甘温或甘平而补气。

【确定方药】四逆散。柴胡辛凉而散气，枳实辛温而降气，白芍滋阴补血缓急止痛，炙甘草补气缓急止痛。

柴胡20g，炒枳实20g，炒白芍30g，炙甘草30g。水煮服用，每日1剂。

【效果反馈】4月26日下午，吴某反馈：3剂药吃完，效果明显，症状有所好转，左肋下发紧减轻一半了。这也是我吃这么久的药，第一次见到明显效果，别人给我开了很多药，都效果不明显。您这一分钟给我开出的方子，就治好了一半，太感谢您了。

正是：肋下堵胀又发紧，偶尔抽筋肌肉拧，遍服诸药寻名医，十几年来无一效，理气疏肝四逆散，天下医生谁未学，临床原来见真知。

医案17：顽固胃痛反酸的治疗

2020年11月24日，一位母亲为其女儿求诊。蒋某，女，11岁。胃病住院1周，现出院服药1周，仍然胃痛，反酸，胃灼热感，胃部不适。昨晚一直难受，基本没怎么睡，饭量大，隔1小时就饿了，吃很多，不然就反酸难受。大便解不出来，3～4天未排大便。这周每天给她半杯果汁（苹果、牛油果、香蕉）。

不痛精神还好，感觉心胃一痛，马上就没精神，一不舒服，就心里难受发慌。大便硬结如石，胃胀，平时胃不怕吃冷物。

患病时间太久，情绪很差，天天吃药还是痛。2个月前膝关节痛，就医检查是髋关节滑膜炎，少量积水，中药贴敷治疗见效甚缓，后输液治疗基本痊愈，不痛了，能正常走路，不能爬楼梯。但久坐学习，下肢冰凉，昨天降温，胫腓骨中段痛，烤火后好转。

这学期基本在生病、请假中度过。连续4天每晚10点左右开始胃部不适，难受，昨晚最甚，一晚上痛醒多次，醒后更痛。疼痛主要在上腹中间，牵引至心窝。

【446 辨证】“11 岁”，气血阴阳不旺，不可单用、重用攻伐药。“胃病住院 1 周，现出院服药 1 周”，病重，易消耗正气。“仍然胃痛”，阳气虚不温养则痛。“反酸”，阳气虚不化水饮。“胃灼热感”，胃有实火或郁火。“昨晚一直难受”，晚上天地阴冷气重易人体伤阳气。“饭量大，隔 1 小时就饿了，吃很多”，胃有郁热则胃亢奋而易饿多食。“不然就反酸难受”，阳气虚不运化水饮。“大便解不出来，3～4 天未排大便”，阳气虚、阴虚、实火、郁热皆可以导致。

“不痛精神还好，感觉心胃一痛，马上就没精神”，痛则耗气伤神。“一不舒服，就心里难受发慌”，气虚。“大便硬结如石”，阴虚有火。“胃胀”，阳气虚、气滞皆可以导致。“平时胃不怕吃冷物”，还未伤胃。

“患病时间太久，情绪很差”，久病耗气，疾病影响情绪。“2 个月前膝关节痛，就医检查是髋关节滑膜炎，少量积水”，阳气虚不化水饮。“久坐学习，下肢冰凉”，阳气虚。“昨天降温，胫腓骨中段痛，烤火后好转”，阳气虚则畏寒。

“连续 4 天每晚 10 点左右开始胃部不适，难受，昨晚最甚，一晚上痛醒多次，醒后更痛。疼痛主要在上腹中间，牵引至心窝”，夜晚加剧阳气虚。

【综合辨证】阳气大虚，胃寒不运，血寒不温养肢体，兼阴虚有热。

【确定治则】大补阳气，温胃助运，补血散寒温肢体，滋阴清热。

【确定性味】甘温辛热为主，略以寒凉滋阴清热。

【确定方药】当归四逆汤加吴茱萸生姜汤、小半夏茯苓汤、枳实栀子豉汤、附子理中丸合方，再加厚朴、生牡蛎。

茯苓 30g，当归 20g，桂枝 30g，炒白芍 19g，细辛 5g，通草 16g，吴茱萸 12g，生姜丝 50g，姜半夏 20g，去核大枣 12 枚，炙甘草 30g，干姜 20g，栀子 15g，淡豆豉 30g，枳实 15g，厚朴 12g，生牡蛎 20g。水煮服用，每日 1 剂，3 剂。同时把中成药附子理中丸（按说明书 2 倍的量）研碎水煮化，兑入汤药中服用，每天分 3 次服用，晚上严重时加服 1 次。

辛辣油腻寒凉食物要少食。

先用冷水泡30多分钟，大火煮开，改成小火，再煮30～40分钟，倒出药汁；再加开水，再大火煮开，改成小火，煮30～40分钟，倒出药汁，合并。

【效果反馈】当天下午，患者反馈：今天吃了3次药，明显好转，精神好很多。大便1次，仍质硬，很想吃东西，每小时吃1次。第2天，患者再次反馈：昨晚10点开始不适，双倍服药后，当晚仅醒了1次。虽有不适，但服药后很快又睡了，效果明显。谢谢。

根据患者反馈，我又增加补气的生黄芪，如下。

生黄芪120g，炒白术30g，生白术30g，茯苓30g，当归20g，桂枝30g，炒白芍19g，细辛5g，通草16g，吴茱萸12g，生姜丝50g，姜半夏20g，去核大枣12枚，炙甘草30g，干姜20g，栀子15g，淡豆豉30g，枳实15g，厚朴12g，生牡蛎20g。水煮服用，每日1剂。同时把中成药附子理中丸（按说明书2倍的量）研碎水煮化，兑入汤药中服用，每天分3次服用，晚上严重时加服1次。

服药2天后反馈：昨天排1次大便，干结、石头状，每小时想吃东西，不吃就饥饿和反酸。晚上10点仍难受，吃药后睡觉，当晚安睡。但今早7点起床很难受，感觉酸水反流到食管，吃了面条，有所缓解，但胃一直难受。

再服2剂药后反馈：一天比一天好，每晚能安睡，晚上10点过后要难受些，昨晚除难受外，左侧下腹胀痛（家长感觉是降结肠大便堵塞），昨天也是用开塞露帮助解便，大便量不多。生病2个月，每天吃很多，体重已增长了8kg。

于是加大补气的生黄芪用量，并增加了补阳散寒的制附子，止酸的乌贼骨、生龙骨，行气活血的川芎、白芷，清热泻火的生大黄，清热化痰的小陷胸汤，又开方如下。

生黄芪180g，制附子（有毒，须先煮90分钟）50g，瓜蒌实60g，黄连10g，炒白术50g，生白术30g，茯苓60g，土茯苓60g，桂枝30g，炒白芍30g，生白芍30g，细辛15g，通草16g，吴茱萸12g，生姜丝150g，去核大枣 12 枚，姜半夏 30g，干姜 50g，生石膏 60g，栀子 15g，淡豆豉 30g，党参 50g，生牡蛎 50g，乌贼骨 50g，生龙骨 50g，川芎 15g，白芷 15g，炒枳实 15g，厚朴 35g，生大黄 30g。水煮服用，每日 1 剂。

又服 1 剂药后反馈：昨天吃了新方子。排便 2 次，都是干结的。白天一直正常，没有反酸难受，晚上还是有点反酸，状态比较好。太能吃，肚子胀。

8 剂药后反馈：胃肠病症基本痊愈。

嘱：针对大便干结，小剂量保养善后，隔三岔五的服用。

医案 18：吃辣椒导致呃逆不断的治疗过程

2021 年 1 月 6 日中午，我吃了一口很辣的辣椒，当时吃的也有点着急，一口下去，就感觉噎在食管里又辣又热，不断呃逆，下午偶尔也会呃逆，因为不痛不痒，故而没有在意。

谁知到了晚上躺在床上，呃逆不断，影响睡眠。学员王建中老师帮我按摩曲池穴，呃逆才止住。第二天，上午上课时又开始呃逆不断，再按摩无效。

煮了桂枝加桂汤服用，但效果不大。上课时桌子上正好有生山楂，我想山楂味酸可以收敛，于是抱着试试的心态吃了十几个，吃的时候呃逆停止。

下午 3 点多又开始呃逆不止，加之上午吃山楂，导致牙齿有点酸，于是不敢再吃山楂了。

这时，王建中老师和韦老师又很热心的帮我按摩穴位，同时又服用了林老师煮好的四逆散，到 6 点时，基本不呃逆了。

可是非常郁闷的是，到吃晚饭的时候又开始呃逆了。打扫卫生或活动时，还能轻一点，可一坐下来，就开始剧烈呃逆，止不住。

我开始思考：我是吃了很辣的辣椒才开始呃逆，辣椒是热性的，这分明是热郁在食管或胃。清热才是最重要的，便选了味不苦，能清热泻火的生石膏煮来喝。

生石膏煮好后，我端起碗时，还在不停地呃逆，才喝下去一口就不再呃逆了。

更神奇的是，生石膏分明是无味寒凉的，可喝前五六口药时，竟然感觉食管、胃里很辣。当然这个辣不是生石膏本身的辣，而是感觉到辣椒在食管、胃里的辣。喝完五六口药之后，这种辣的感觉就没有了，同时感觉食管和胃里很舒展。

晚上躺在床上睡觉，到次日早上，都没再出现呃逆。看样子，这回是彻底治好了！

正是：千方易得，一效难求。药对证，一口汤，不对证，用船装！

【知识补充】桂枝加桂汤是治疗阳气不足，虚寒引起的呃逆；四逆散是治疗气滞引起的呃逆。而吃辣椒导致的呃逆，是因为辣椒的热辣郁结引起的筋脉痉挛。治疗重点在清除热辣，只要热辣一清，呃逆自然就好了。生石膏一味“单刀直入，切中要害”，故而一口即效。

当然，生石膏是寒凉药，热一清就需停服，特别是脾虚胃寒者更不可久服和过量服用。

医案 19：心窝堵 3 剂效

2020 年 12 月 28 日，一位学员替患者求诊：女，42 岁，晨起吐口水，有点像泥巴色，有时臭，腹部发胀。吃冷物感觉冷，自觉心窝处堵，不适。

脸上长痘，不吃辣椒都会烂口唇，很容易上火（平时很想吃辣椒），肠胃处平时按下去有点僵硬。整个人都没精神无力，天天想睡觉。晚上睡觉睡不踏实，容易醒。平时怕冷，手脚冰冷。中午吃一碗米饭的话，晚上就可以不用吃了。

【446 辨证】“42 岁”，气血阴阳偏虚。“晨起吐口水，有点像泥巴色，有时臭”，湿热郁积则臭。“腹部发胀”，气虚不运化或气滞。“吃冷物感觉冷”，阳虚。“自觉心窝处堵，不适”，气虚不消化。“脸上长痘”，痘红者为热，挤破有白粉样为痰饮。“不吃辣椒都会烂口唇，很容易上火”，夹杂实火郁热。“平时很想吃辣椒”，胃阳虚则爱食辛热辣椒来补充。“肠胃处平时按下去有点僵硬”，阳气虚不运化则寒凝。“整个人都没精神无力，天

天都想睡觉”，气虚。“晚上睡觉睡不踏实，容易醒”，阳气虚浮则心神不宁。“平时怕冷，手脚冰冷”，阳虚。“中午吃一碗米饭的话，晚上就可以不用吃了”，脾胃气虚。

【综合辨证】脾胃阳气亏虚，夹杂痰湿实火。

【确定治则】补脾胃温阳益气，化痰燥湿清热。

【确定性味】温热甘辛为主，苦寒为辅。

【确定方药】附子理中丸加半夏泻心汤，附子理中丸量要大。

制附子（有毒，须先煮 90 分钟）30g，党参 30g，炒白术 15g，干姜 20g，甘草 20g，半夏 9g，黄芩 6g，黄连 3g，大枣（去核）6 枚。水煮服用，每日 1 剂。

【效果反馈】服药 3 剂后，胸口不再堵闷。但还是怕冷，嘴皮干，一直便秘，有时要吃药才能排便，现在 3 天没大便了，月经后腰痛，小腹冷，冷到骨头的感觉。三四年前开始到现在两只手稍微劳动，提点菜久了都很酸痛。

我：上次的药继续服用，另用生大黄研粉空腹服用，每天 2～3 次，每次 5～15g。

2021 年 1 月 8 日，学员反馈：心下堵已解决。想整体调理，想吃不敢多吃，晚饭还是不敢吃米饭。

我：用 3 剂小建中汤试试。桂枝 15g，甘草 10g，大枣 12 枚，芍药 30g，生姜 15g，饴糖 50g。

医案 20：中成药也可解决严重便秘

2023 年 3 月 1 日，丁某求诊：女，中年。多年来大便不通畅，自春节以来大便明显变细，量很少，饮食正常，无腹痛腹胀，两三天不便仍无便意。大便不是很干，用很大力气也便不出来，时常用开塞露或吃中药，停药就犯。舌中有纵裂，舌边满布齿痕，补气健脾利湿的药用了很多，但齿痕没有减轻。有时颈肩后背酸痛。饮食正常，入睡困难，多噩梦。脉双寸无力，双尺脉弦略滑。舌淡略紫苔白。

我：补中益气丸按说明书的 2 倍量煮化空腹服用。

【效果反馈】2023 年 3 月 26 日，丁某反馈：吃补中益气丸快 1 个月了，总体感觉有好转，大便基本每天 1 次，量还是比较少且细。双寸脉比以前有力，身体感觉不那么累了。

【知识补充】补中益气丸组成：炙黄芪 200g，党参 60g，炙甘草 100g，白术（炒）60g，当归 60g，升麻 60g，柴胡 60g，陈皮 60g。

煎煮方法：上八味，粉碎成细粉，过筛，混匀。另取生姜 20g，大枣 40g，加水煎煮 2 次，滤过。取上述细粉，用煎液泛丸，干燥，制成水丸；或将生姜和大枣的煎液浓缩，每 100g 粉末加炼蜜 100～120g 及生姜和大枣的浓缩煎液，制成小蜜丸。

功能主治：补中益气，升阳举陷。用于脾胃虚弱，中气下陷引起的体倦乏力、食少腹胀、久泻、脱肛、子宫脱垂。

用法用量：口服，水丸每次 6g，小蜜丸每次 9g，每日 2～3 次。

医案 21：附子理中丸加补中益气丸的妙用

2021 年 1 月 10 日，狄某求诊：男，42 岁，脉搏每分钟 70 次，身高 180cm，体重 65kg，脑力工作者。幼时体质比较弱。从小脾气急躁，容易生气。30 岁好吃酒肉，外加熬夜等原因，患有脂肪肝；夏天爬山，出大汗时喝冰镇啤酒，伤了脾胃，从此不敢吃凉的东西。后来看了很多中医，身体一直没调理好，慢慢自学中医。

近几年，身体不发热，非常怕冷，乏力，多梦，不喜喝水，喝了水就尿频，穿的比别人多，白痰很多。经常呃逆，腹胀，大便稀，消化不好，饭量小，喜欢吃辣椒和鲜姜。有时夜里 10 点出现潮热，汗出则解。潮热属半表半里证，服用小柴胡颗粒即愈，但是过几天又会再次出现。

本来饭量还可以，只是吃的清淡点就好。但 10 天前，一中医辨其证为心肾不交、心血不足、肾虚，开药大体如下：熟地黄 60g，肉桂 9g，加四君子、鸡内金、焦山楂及石头类的潜阳药。患者只喝了 2 次，就出现不想吃饭，一吃就撑得慌，没有饥饿感，腹胀，便秘，小便少。咨询那位医生，医生答：没事，再加几片生姜继续喝。明明三九天正是进补时，可是患者也没敢再喝。

患者也不能断定，一定是这个汤药的缘故。目前患者不工作，家庭各方面比较顺遂，心情比较平静。近1个月，患者在努力写《道德经》（帛书版）的注解，肯定会有思虑过度的情况，可能是思伤脾导致不爱吃饭？现由于体力不好，看电脑和思考如何写文章的工作也胜任不了，只能暂时中止写作。

有的中医说是肾阳虚，有的说是厥阴证，患者也不知道怎么办，请我帮忙看看。

【446辨证】“42岁”，气血阴阳不旺的年龄。“脉搏每分钟70次”，人体在平静状态下正常的脉搏范围是每分钟60～100次，通常在每分钟60～80次，长期每分钟超过80次对身体不利，故算是正常范围。

“幼时体质比较弱”，先本偏虚。“患有脂肪肝”，久病多气虚。“喝冰镇啤酒，伤了脾胃，从此以后不敢吃凉的东西”，伤了胃中阳气。“非常怕冷”，阳虚。“乏力”，气虚。“喝水就尿频”，阳气虚固摄阴液不力。“穿的比别人多”，阳虚。“白痰很多”，阳气虚不化痰。“经常呃逆”，气虚不降。“腹胀”，气虚不运。“大便稀”，阳气虚不运化水湿，或者阳气虚不固摄阴液。“消化不好，饭量小”，气虚。“喜欢吃辣椒和鲜姜”，胃中阳虚有寒。“夜里10点，出现潮热，汗出则解”，气虚上浮之热。“潮热属半表半里证，服用小柴胡颗粒即愈，但是过几天又会出现”，说明不对证。

“熟地黄60g”，黏腻有碍脾胃运化。“肉桂9g，加四君子、鸡内金、焦山楂及石头类的潜阳药”，潜阳药多寒凉伤阳气。“患者只喝了2次，就出现不想吃饭，一吃就撑得慌，没有饥饿感”，气虚不消化。“腹胀”，气虚不运。“便秘”，气虚推动排便能力下降。“小便少”，气虚排尿能力下降。“现由于体力不好，看电脑和思考如何写文章也胜任不了，患者只能暂时中止写作”，气虚。“有的中医说是肾阳虚”，准确来说是整体及脾胃阳虚和气虚。“有的说是厥阴证”，辨证错误。

【综合辨证】脾胃虚弱，全身阳气亏虚。

【确定治则】健脾养胃，大补阳气。

【确定性味】甘温辛热。

【确定方药】因患者恐惧吃汤药，故让其服用附子理中丸加补中益气丸。

【效果反馈】患者反馈：您上次给我开的药挺管用的。

医案 22：胃灼热胃痛 3 天效

2021 年 1 月 6 日，刘某求诊：女，青年，总是胃灼热，胃痛，胆汁一直流到胃里（也就是反酸）。从 2012 年开始出现胃部不适。吃冷物还行，胃没有特别难受。舌体胖大色暗红，舌苔白湿润。

【446 辨证】“青年”，不易患虚证。“总是胃灼热，胃痛”，有实火郁热。“胆汁一直流到胃里（也就是反酸）”，水饮不化。“从 2012 年开始出现胃部不适”，久病多气虚。“吃冷物还行，胃没有特别难受”，阳虚还不严重。“舌体胖大色暗红”，胖大为阳虚，色暗为阳虚有寒。“舌苔白湿润”，阳气虚不化水饮。

【综合辨证】胃阳气虚，实火郁热，水饮不化。

【确定治则】补阳益气，清热散郁，温化水饮。

【确定性味】甘温辛热，寒凉辛散。

【确定方药】中成药附子理中丸加逍遥丸，各吃 1 盒。

【效果反馈】2021 年 1 月 9 日，患者反馈：吃药后症状好转，胃不怎么痛了，也没有胃灼热了，就是有时想呃逆。

【知识补充】逍遥丸（水丸）组成：柴胡 100g，当归 100g，白芍 100g，白术（炒）100g，茯苓 100g，炙甘草 80g，薄荷 20g。

煎煮方法：上七味，粉碎成细粉，过筛，混匀。另取生姜 100g，分次加水煎煮，滤过。取上述粉末，用煎液泛丸，干燥，即得。

功能主治：肝脾郁热，健脾补血，调经。用于胸胁胀痛郁热，口苦，头晕目眩，食欲减退，月经不调。

医案 23：附子理中丸少干姜治疗急性吐泻 1 剂愈

张静老师发来信息：感恩周老师！我儿子，16 岁，高二年级学生。2021 年 12 月 22 日早上 5 点多钟，打电话给我，夜里腹泻六七次，浑身无力，无法上学。

当时嘱咐他起床熬点黄芪水喝（家里只有黄芪、人参），上午不去学校，在家卧床休息。中午10点多再次打电话给我，说又拉又吐，两三次，黄芪水也没有喝下去。

我赶紧问周老师怎么办？周老师详细地问了孩子症状：不发热，不冷，头痛，浑身无力，嗓子痛，电话中听到有咳嗽声，开了附子理中丸。

因怕孩子病情影响下午上课，故配蒸附子30g，炙甘草30g，炒白术30g，人参5g，熬不到半小时。中午一点半喝下去，去1次厕所，下午5点钟出微汗，喝了甘草生姜膏后，又出些汗，晚上9点又喝附子理中汤和甘草生姜膏1次，1勺量，基本痊愈。感恩周老师的细心指导，再次见证中药之神奇！

当时太心急，就忘了拿干姜，正好家里有甘草生姜膏，不过该方中没有干姜。

医案24：腹胀消化不良二十几年的治疗

2021年5月9日，一位久病的张姓患者在微信上求诊：49岁，腹胀消化不良20多年，治疗无效，且越来越严重。今年3月，视力下降明显。请您指点迷津，视物模糊，应该吃什么中药？

我：补中益气丸。

患者：谢谢您！前年吃过几个月补中益气丸，但效果不明显。

【446辨证】“49岁”，偏向于四虚之证。“腹胀”，气虚不运或气滞皆可以导致，也可以二者并存。“消化不良20多年”，久病易气虚，气虚则消化不良。“视力下降明显”，气虚不养目。

【综合辨证】脾胃气虚为主，兼有气滞。

【确定治则】大补脾胃之气，兼以下气消胀。

【确定性味】甘温为主，苦下气消胀，辛理气为辅。

【确定方药】补中益气丸加大剂量，配合厚朴生姜半夏甘草人参汤，再加生黄芪120g。

生黄芪120g，人参15g，白术10g，炙甘草6g，当归10g，陈皮6g，升麻 6g，柴胡 12g，生姜 5 片，大枣 6 枚，厚朴 12g，半夏 10g，佛手 9g。水煮服用，每日 1 剂。

【效果反馈】2022 年 3 月 17 日，患者反馈：上次您给我说的这个方子，我吃了十几天，效果可以。现在睡眠相当不好，入睡困难，睡不踏实，容易紧张。您说这个方子可以再加什么药呢？

我：加小建中汤，先吃 3 剂看看。

医案 25：恶心头痛 1 剂效

2022 年 4 月 24 日，一位商丘的学佛师兄发来求诊信息：我昨天可能生冷食物吃太多了，吃了 1 个西红柿、10 颗草莓，又喝了杯凉牛奶，吃了几个生豌豆。到七八点有一点头痛、恶心，然后浑身很紧。我以为发热，一量体温正常。今天还是有点头痛，恶心，胃中也不适，感觉腹中寒凉。

我知道是阳虚，但不知道这次有没有外感呢？中午睡觉时没盖被，有点小感冒，是不是也会引起这种状况？舌淡胖大有齿痕，苔白湿润。

【446 辨证】“生冷食物吃太多了，吃了 1 个西红柿、10 颗草莓，又喝了杯凉牛奶，吃了几个生豌豆”，饮食寒凉损伤脾胃阳气。“头痛恶心”，阳气不上充于头，则头痛；胃中阳气不运化，则恶心。“浑身很紧”，阳气一虚，外寒易侵袭。“腹中寒凉”，阳气虚。“中午睡觉时没盖被，有点小感冒”，阳虚易受外寒。“舌淡胖大有齿痕，苔白湿润”，阳气虚不化水饮。

【综合辨证】内阳气虚，外寒邪袭。

【确定治则】补阳益气，宣散外寒。

【确定性味】温热甘辛。

【确定方药】附子理中丸（针对阳虚）、葛根汤（针对外寒）、小半夏汤（针对恶心）合方。

党参 15g，炒白术 15g，干姜 15g，炙甘草 15g，蒸附子 15g（有毒，须先煮 90 分钟），桂枝 10g，葛根 20g，炒白芍 10g，麻黄 10g，姜半夏 15g，生姜 20g，去核大枣 12 枚。水煮服用，每日 1 剂。喝完药后，盖薄被（夏天薄被，冬天厚被）静卧2小时，效果更佳。

【效果反馈】2022年4月25日，患者反馈：我跟您说，喝了1剂就好多了。感恩！

医案26：胃灼热喉咙特别难受3剂效

2022年8月31日，田某求诊：女，70多岁，经常胃灼热，甚至喉咙也感到热，特别难受。3个月前靠吃奥美拉唑缓解，现已停药。不能弯腰低头，不能侧卧，不能吃酸甜辣凉，肚子不舒服，不痛不胀，就是胃灼热，舌淡嫩略红而水滑苔少。

【446辨证】“70多岁”，气血阴阳皆虚。“经常胃灼热，甚至喉咙也感到热，特别难受”，有实火郁热。“不能吃酸甜辣凉”，脾胃气虚则不耐诸味。“舌淡嫩略红而水滑苔少”，淡嫩为阳虚，略红为实火，水滑为水饮，苔少为阴液少。

【综合辨证】阳气亏虚，水饮不化，实火郁热。

【确定治则】补阳益气，化水消饮，清热泻火。

【确定性味】甘温辛热，寒凉苦淡。

【确定方药】半夏泻心汤、栀子豆豉汤合方，再加茯苓、炒白术。

半夏19g，黄芩16g，干姜16g，人参16g，炙甘草16g，黄连6g，栀子15g，淡豆豉30g，大枣12枚，茯苓30g，炒白术20g。水煮服用，每日1剂。

【效果反馈】2022年9月7日，患者高兴地发来反馈：3剂药吃完后，胃灼热已好多了，侧卧时偶有感觉，现在胃里有点不舒服。早起有点口干、口苦，腿有点酸，舌头有点涩，大便正常，小便次数多，舌淡白而水滑少苔见多而白。

我调整处方：生黄芪120g，桂枝20g，炒白芍20g，天花粉30g，柴胡40g，半夏19g，黄芩16g，干姜16g，人参16g，炙甘草16g，黄连6g，栀子15g，淡豆豉30g，大枣12枚，茯苓30g，炒白术20g。水煮服用，每日1剂。

医案 27：呕吐腹满后背冷 1 剂愈

2022 年 10 月 28 日，黄某求诊：女，30 多岁，舌质暗略紫而润，舌苔前部薄白而少，舌后部苔白厚上略黄。患病好几天了，呕吐，腹满不下，没有食欲，后背难受，背冷的时候开始呕吐。

【446 辨证】“舌质暗略紫而润”，暗为阳气虚，略紫为瘀血和暗合在一起，即阳气虚不温养血导致的瘀血。“舌苔前部薄白而少”，正常。“舌后部苔白厚上略黄”，苔白厚为痰饮，略黄为有热，合在一起就是痰饮不化引起的郁热。“患病好几天了”，忽然而得当以痰饮、气滞、外寒为主。“呕吐”，阳气虚不运化，痰饮壅塞，气逆不降皆可以导致。“腹满不下”，阳气虚不化痰饮，气逆不降。“没有食欲”，阳气虚或痰饮，或气滞。“后背难受、背冷的时候开始呕吐”，外有寒邪，内胃阳气虚。

【综合辨证】内有气滞，痰饮不化，兼阳气虚，外有寒邪。

【确定治则】下气除胀，化痰消饮，兼温阳气，宣散外寒。

【确定性味】温热辛苦甘。

【确定方药】厚朴生姜半夏甘草人参汤、葛根汤合方。

炙厚朴 30g，炙甘草 10g，姜半夏 30g，党参 10g，葛根 40g，麻黄 10g，桂枝 20g，生姜 40g，炒白芍 10g，大枣（去核）12 枚。水煮服用，每日 1 剂。

【效果反馈】2022 年 10 月 29 日，患者母亲反馈：喝 1 剂药就好了，今天中午开始吃饭了。

医案 28：胃酸反胃吐白沫黄痰 3 剂效

2022 年 11 月 9 日，郭某求诊：男，14 岁，这段时间胃酸，吃了就反胃，吐白沫黄痰，满脸痘，舌体胖大而润滑，苔白但上面浮黄。

【446 辨证】“这段时间胃酸”，忽然多为实证，胃酸为痰饮。“吃了就反胃”，阳气虚不运化，痰饮不消则上反。“吐白沫”，为水饮。“黄痰”，黄为热，痰为痰湿。“满脸痘”，红者为火，挤破白浆为痰湿，合病为湿热。“舌体胖大”，阳气虚。“润滑”，水湿。“苔白”，不是以实火为主。“上面浮黄”，略有火。

【综合辨证】痰饮水湿，阳气略虚，兼有湿热。

【确定治则】化痰消饮，略补阳气，清热燥湿。

【确定性味】苦辛温热寒凉。

【确定方药】半夏泻心汤。半夏9g，黄芩6g，干姜6g，人参6g，黄连3g，炙甘草6g，大枣12枚。水煮服用，每日1剂。

【效果反馈】2022年11月12日，患者家属反馈胃酸和反胃症状好转，咳痰变稀。家属想让患者继续服药。

医案29：十二指肠溃疡复发3剂除

2022年12月11日，何某求诊：女，60岁。4年前确诊为十二指肠溃疡，西医治疗无效后转服中药，约3个月治愈。近1个月，由于情绪紧张、工作劳累、饮食失调而复发，目前主要症状是每天凌晨1—3点上腹部（肝胆经部位）规律性疼痛（疼痛时无法睡眠），嗳气严重但不反酸，白天基本症状消失，可正常工作。

患者素来阳气双虚，体质虚寒，之前偶尔出现手脚麻痹体虚时，服用元阳升降汤（辨证加减）取效，此次旧病复发服黄芪建中汤类加减但效不显。舌胖大湿润而红，苔白上有浮黄。口不苦，饮食二便正常。

【446辨证】“60岁”，四虚之体。“4年前确诊为十二指肠溃疡，西医治疗无效后转服中药，约3个月治愈”，有虚病史。“情绪紧张”，有气滞的成分。“工作劳累、饮食失调而复发”，气虚。“目前主要症状是每天凌晨1—3点上腹部（肝胆经部位）规律性疼痛（疼痛时无法睡眠）”，晚上天地阴气盛，阳气虚故晚加剧，即吴茱萸汤证。“嗳气严重但不反酸”，阳气虚不运，逆而上冲为嗳气。“白天基本症状消失可正常工作”，白天天地阳气盛，故病症消失。

“患者素来阳气双虚，体质虚寒”，证实有阳气虚。“此次旧病复发服黄芪建中汤类加减但效不显”，黄芪建中汤以滋阴补血补气为主，温阳散寒力弱，证明此病不是以气阴两虚为主，当夹杂实证。“舌胖大湿润而红，苔白上有浮黄”，胖大湿润为阳气虚不化水饮，红为有火，苔白不是以实火为主，黄为有火，合在一起为阳气虚不化水饮兼有实火。“口不苦”，实火不盛。

【综合辨证】阳气亏虚，痰饮不化，肝气郁结。

【确定治则】温阳补气，化痰消饮，疏肝理气。

【确定性味】甘温辛热，苦辛略凉。

【确定方药】吴茱萸汤加茯苓、四逆散合方。

柴胡、炒白芍、炒枳实、炙甘草各30g，吴茱萸12g，茯苓120g，人参12g，生姜30g，大枣（去核）12枚。水煮服用，每日1剂。

【效果反馈】2022年12月15日，患者反馈：服完第2剂药后，症状已去90%，服完第3剂后症状均已消失。您的仁心仁术实在令人敬佩！

第 4 章　防危杜险

一、安全使用附子是老周中医入门的必修课

如果一个人“懂得附子的炮制去毒，真正知道附子的应用范围”，那这个人基本上就能拿下 80% 适合中医治疗的疾病。说句夸张点儿的话：哪怕仅仅会用一味附子，你就从中医的门外跨到门里了。

之所以会这样说，是因为据我近 30 年的临床观察和查阅相关资料，特别是对临床效果好的医家和医案进行统计分析后，发现人类所患疾病的比例是有固定规律的。治疗时使用附子的比例在 80% 以上，以附子为君药的配方，更是达 60% 以上。

我在山东省菏泽市的永安医院工作时，统计药材用量时发现，附子的用量、次数、每张方子的占比率，是有一个固定规律和比例的，即使变动，上下浮动也不大。

这与医学中“熊猫血”（Rh 阴性血型）的出现概率原理是一样的。“熊猫血”出现概率在 0.2%～0.3%。无论如何波动，这个数值基本上不会变化太大，不可能波动成 5 倍、10 倍。

附子是一味临床应用率极高的好药，其重要性不言而喻，大家必须要学会应用。如果不会应用，很多疾病是治不好的！无论辨证再精确，配方再精妙，如果该用附子的病，不会用，反而用别的药代替，治病效果就不能达到最佳。特别是“亡阳证、阴盛格阳证”，要想“起死回生”离开附子真是很难实现。

应用附子时，必须把控好炮制方法，在确保不中毒的前提下，才可以大胆使用。

我的第一本专著《临证传奇肆：中医求实》中有“蒸附子粉的炮制方法”，此方安全方便，适合临床对附子有大批量需求时应用。我的中医

著作中凡是标注蒸附子的，皆是按此方法炮制的。

现特将此方法再公布一遍，同时对研究出此方法的孙其新老师表示深深的感谢！本书医案用蒸附子少，是因为我目前不在医院工作了，自己没有办法炮制，只好让患者先煮90分钟。可惜，先煮的附子远不如“蒸附子粉”方便、省时、省力、安全，甚至药效也会降低。

附：蒸附子粉的炮制方法

本书中蒸附子粉的炮制方法采用孙其新老师的方法。

（一）中药附子的蒸制流程

1.“蒸附子粉”炮制原料的种类选择

无硫黑顺片又称顺片、黑片，黑顺片是“蒸附子粉”的首选原料，其余品种或毒性过大，或成分流失过多，皆列为次选。

无硫黑顺片原始的炮制流程：鲜附子洗净后，用含胆矾的水泡5天后捞出，放到锅里煮，第一锅用最初泡过附子的胆矾水溶液1000ml，兑清水250ml，煮约50分钟捞起，放到清水中泡一夜，不经剥皮，纵切成4～5mm厚片，再用清水浸泡3天，每天换水1次，捞出烘炕干、晒干即成。成品片大、厚薄均匀、边皮黑褐色、片面黄褐色、表面油润、有光泽。

“蒸附子粉”的炮制原料就是要用合格的“无硫黑顺片”。

2. 黑顺片的浸泡技术

将1kg无硫黑顺片放在22型压力锅里，放冷水500ml拌匀，盖上锅盖焖150分钟。每隔15分钟，翻动一次或颠簸一下；焖30分钟后，用筷子蘸一滴浸液点在舌尖上，会感到微苦涩；焖60分钟（即第二个30分钟），尝后舌尖有微麻辣感；焖90分钟后，会有明显麻辣感；焖120分钟后，会有刺舌感，此时黑顺片已基本焖透，只是大个、片厚的还有硬心；焖150分钟后，尝后会有针扎感，此时黑顺片已经没有硬心了，即全部泡软，就可进行热压处理。

3. 黑顺片热压操作技术

用22型压力锅，放冷水1000ml在锅底（或24型压力锅，放冷水

1200ml），然后放入箅子在水的上面，水要低于箅子，铺上已焖好的黑顺片，盖上锅盖，加热至排气管冒蒸气时，扣上限压阀。

当蒸气稳定由限压阀处排出时，应立即调小火力，保持限压阀间歇排气和发生轻微响声。90分钟后关火，稍停片刻，打开锅盖，凉透后取出烘干或者晒干。这样处理的制附子，入煎剂就可以免于久煎。注意：如果限压阀不是“间歇排气”，而是“持续排气”，说明火急了，容易烧干锅。

4. 蒸制后的附子保存

将蒸制90分钟的黑顺片，用刀切成细丝后晒干，或晒干后打成玉米粒大小，入药即可以不用久煎，并可以长期保存。

经过以上炮制的“蒸附子粉”，我在临床中最大用量达到180g，也不会中毒，且药效不会减少，我用最低药量10～30g，也同样会有效果。

“蒸附子粉”很好地解决了附子的药力最大效保留与去除毒性之间存在的矛盾。

（二）要点提示

1. 为什么1kg附子要加水500ml，多放水不是焖得更快吗？

制附子，如同熟地瓜干，是个“慢性子”。它与水多少没关系，如用湿手巾包裹，也可以在同样时间内把它焖透。问题是水放多了，附子焖透后就会有剩余的浸液，其浸液越多，则有效成分流失的就越多。而1kg黑顺片，放500ml水，正好被全吸收，说明附子有效成分没有流失，这是炮制的关键。

2. 为什么要焖150分钟？

热压处理的要求，必须把制附子焖软、没有硬心。而个大、片厚的黑顺片，焖90分钟还有硬心，所以要焖150分钟。

“蒸附子粉”的炮制方法实在是太好了，孙其新老师功不可没，且毫无保留地贡献出来，这种大仁大爱，实乃我们中医界的楷模！

二、蒸附子粉的疗效

2022年8月5日，成都学员林自萍老师分享了一则起死回生的医案。

我看后非常激动和开心，真是“救人一命，胜造七级浮屠”。具体分享内容如下。

周老师，早上好！我来分享一下我用蒸附子粉治好了叔爷的病的过程。

叔爷林某，78 岁（个头高大），2022 年 7 月 17 日命悬一线！

2021 年 7 月 31 日，叔爷生病因儿子、媳妇在浙江上班无暇顾及，遂住进女儿家。女儿 8 月 1 日辞去工作照顾父亲。叔爷在这一年里住了好几次医院，打针、输液、吃药，甚至针灸都无效，且身体还出现了多种疾病！叔爷说：“再严重的病情也不愿意去医院了。”

2022 年 7 月 16 日晚 6 点多，堂妹打电话叫了所有的哥弟姊妹们，说她爸怕是不行了，都说胡话了。

我去时，他们都在四楼下楼梯的平处，见状我让人先将叔爷背进屋子。我观察舌苔后，用银针扎了他身上几个穴位，但他怕痛不让再扎了！我问他：“心里好些吗？”叔爷坐藤椅不稳，总是往下缩，只能躺床上，在床上也是手抓脚蹬的，说不出哪里不舒服。病情既然如此，只好把叔爷弄回老家，大家帮他洗了热水澡，放在床上。当时已晚上 9 点多，叔爷一动不动地躺到第二天早晨，不省人事。

晚辈们怕叔爷死在床上，又将叔爷抬到客厅的凉板床上，怎么叫他都不应，喉咙已在吼痰。经过整夜折腾后，晚辈们只等他落气，烧纸钱，放鞭炮，准备后事。

我抱着“死马当活马医”的心理，想：学了那么多四逆汤的医案，何不用下法。

叔爷昨晚已经喂不进药了，我又微信问了王建中老师（另外一位优秀的“446”培训师）：“今天灌人参四逆汤有用没？”人参四逆汤的药量为蒸附子 15g，炙甘草 10g，干姜（炮）20g，人参 5g。

王老师肯定的回答有用，还说可艾灸。我急切地带上煎好的人参四逆汤过去，到时已上午 9 点多，我让叔爷女婿捏着他下巴，把嘴张开了点，灌了两小勺药进去。当时，守在旁边的晚辈还说不要喂，怕呛到，认为没有用的（幸亏没听晚辈的）。

当灌过2次药后，叔爷慢慢睁开了眼睛，灌3次后，叔爷能摆手了。又过了会儿手推裤腰往下，虽然有女婿帮他，但还是尿在被套与裤子上了。我就边哄叔爷，边喂他吃药，喂过4次后不久，他居然自己坐起来了！

叔爷起来到处看后说："眼睛看不到了。"我又将第一天的四逆散（理气）加五苓散（温化水饮）粉剂调开水喂给他。

到上午十一点半时，邓村主任来了。我问叔爷："那是谁？"他居然能叫出邓村主任的绰号。他脚往凉板床外移，我就扶他在堂屋门口里，并坐藤椅上。叔爷到处东张西望，显得越来越清醒了。

近2小时的变化，叔爷的女儿、女婿与晚辈们，还有邻居们都看在眼里，觉得很是稀奇。从来没见过这种情况，虽然不太相信，但又是亲自看到的。

叔爷只剩下最后一口气，还能活过来，且头脑特别清醒，问："那棺材是谁的？"

我回答叔爷："您昨晚病得很严重，买来给您冲喜的"。他还点头微笑，坐藤椅上不像昨天坐不稳了，也不往下缩了，喂了点盐开水后，又吃了一大口烫饭。

又过了1小时左右，他扶着拐杖在每间屋子里瞧瞧，看见了摆好的门板与鞭炮、纸钱、香烛。过会又说自己要小便，径直往厕所去。女婿扶他回客厅后，他就一直说要回女婿家去住，没带他去女婿家，他就开始发脾气，后来慢慢也能吃能睡，大小便也正常了。

注：本医案中的蒸附子就是用高压锅提前蒸90分钟，而不是用的生附子。

如果不按上述方法炮制附子，那就一定要先煮90分钟，时间不可短，否则容易中毒。

三、制附子中毒案例：没煮够90分钟

2023年1月31日，一位叫莫大意（化名）的患者前几天一直腹泻，出虚汗，很严重，靠艾灸维持，有点作用。昨天正常艾灸，减轻药量，

结果晚上到后半夜才睡着。早上起来发现舌苔、舌尖是红的。我为其处以回阳汤，患者服用后发来反馈信息。

患者：我喝了回阳汤，第二天极其难受，虚软，后来只喝一点点，现在还是气血水平极低，只想缩成一团。回阳汤，到我这却成了一个截取阳气的方子。不知道为什么？把这个情况反映给老师，只是希望老师多一点了解。这几天虚得严重，整个人都脱了形。

我：会不会是附子中毒？熬制方法不对？补阳气的附子，不会截取阳气，只会上火，附子中毒才会导致阳气虚。你还有腹泻和出虚汗的情况吗？

患者：有腹泻和出虚汗的情况，但减轻了。

我：回阳汤是对证的，八成是附子中毒了。你附子煮了多久？

患者：我煮的也许是有点问题。煮上 20 多分钟后水才开，冷水下锅加上水开后一共可能 90 分钟，我就加别的药了。我感觉这个煮的方法有可能是有问题的（应该从水开后算时间，也就是少了 20 分钟）。”

我：应该是水开后煮 90 分钟，所以你感觉麻就有点像附子中毒，少煮了二三十分钟。

患者：可能是附子少煮了二三十分钟，我是从煮上一直到再加其他药材，总共 90 分钟。没注意是水开后煮 90 分钟。

我：对，这二三十分钟是最关键的，煮不够时间，附子毒就没有分解掉。哪怕少煮 5 分钟，附子的毒性都可能分解不掉，但少个两三分钟问题不大。

四、制附子使用注意事项

1. 制附子单独先泡 30 分钟，大火煮开，改成小火，始终保持水微开翻滚的状态再煮 90 分钟，坚决不能少 1 分钟，且必须从水开后算时间，中间不能停火。

2. 别的药先用冷水泡 30 多分钟，大火煮开，倒入煮过 90 分钟的制附子（包括煮附子的水一起倒入）。煮开，改成小火，再煮 30～40 分钟，倒出药汁；加开水，大火煮开，改成小火，再煮 30～40 分钟，倒出药汁，两次药汁合并。

3. 第一顿先喝 1/10，身体适应后再逐步加量。

4. 如果出现腹泻或不适就减量，或者停药。

五、附子中毒引起心悸的治疗

2022 年 3 月 12 日，一位成都学员，发来语音：制附子没有用高压锅蒸，用普通锅蒸了 90 分钟，服用后，出现心悸、心慌，胸腹跳动不已，并影响了睡眠。

我一看是附子中毒，于是开方如下。

生黄芪 120g，防风 15g，黑小豆 30g，肉桂 30g，炙甘草 30g，栀子 15g，淡豆豉 30g。水煮服用，每日 1 剂，冲服麦芽糖 100g。

学员吃了 1 剂药后，反馈：老师，早上好。昨晚不到 11 点服药，一觉睡到四点半左右，是最近 1 个月以来睡得最好的觉了。5 点左右喝了第二碗，胸中跳动感虽仍存在，但已没有之前的心慌感了。真的是杯覆病瘥。

学员吃了 2 剂药后，反馈：谢谢周老师关心。昨天白天整个人的状态轻松舒服，晚上睡觉还是能偶尔感觉到胸腹或背部有阵跳动，睡得不是很沉，但比前段时间好太多了。睡眠不沉估计与我肝胆气郁有关。2 剂药已经吃完了，我是继续吃原方还是稍调一下，增加点健脾舒肝的药？

我：接着服用 3 剂。

在此提醒大家，制附子必须用高压锅蒸 90 分钟，而不是用普通锅蒸，水煮附子不可以低于 90 分钟，且附子的种类一定要用无硫黑顺片。如果是生附子起码要蒸煮 4～10 小时，量越大蒸煮的时间要越长。切记！切记！

其实大家只要严格按“蒸附子粉”炮制和先服 1/10 的药量，没有不适，再逐渐加量的服用方法，使用是绝对安全的。

附子在临床中是必须掌握的一味药，如果没有掌握附子的应用，很多疾病，你根本就治疗不好的。我曾对学员说过：“如果你只学一味药，那么一定要学会附子的应用，因为附子不仅仅是治病的，还是救命的，不会用是不行的！”

六、关于生附子使用的详细阐述

目前附子的使用在中医界有两种错误的极端：一类是大多数正规院校学习毕业者，为人谨慎的医师们，对制附子的炮制方法和煎煮时间未掌握到位，或者是曾使用附子中毒，“一朝被蛇咬，十年怕井绳”，对附子的使用是望而却步的，这就导致很多疾病的治疗效果不理想。

另一类是极少数的中医自学者和爱好者，又为人胆大，多是未经历，或没见过附子中毒，会出现热衷于以使用生附子为荣耀，这是极其危险的。用没用过生附子，以及附子用量大不大，并不代表治病的见效率和治愈率，不能跑题哟。

我见过一例附子中毒事故。那时我在青冈县某医院工作，一位中医师经常给患者开附子。忽然有一天，他的一位患者出现了附子中毒，赶紧从镇医院送往县医院住院治疗。整整三天三夜，患者处于意识障碍，你问他话，他意识迟钝，答非所问，味觉丧失，又是手脚不由自主乱动的烦躁亢奋状态，最终虽侥幸脱离生命危险，但那种场景十分恐怖，至今难忘！

这位中医师以前给患者开过附子30g都没有中毒，这次附子仅15g为何中毒呢？原来以前药房进货是毒性小的黑附子，此次药房进货是毒性大的黄附片，二者统称为附子。我们之所以教大家使用附子时，都要拿无硫黑顺片让大家认识，是因为开处方时只写“附子”两字，而抓药的人到哪一家药房去抓药，药房中的附子是哪一种，是无法保证的。一旦出事故了，你都不知道问题出在哪里。当医生不认识自己使用的药，犹如将军不了解自己带的兵一样可怕。

患者服用经过炮制的黄附片15g就可以导致中毒，那么生附子的毒性将会更大，更可怕。据研究：口服纯乌头碱0.2mg即可中毒，3～5mg可致死，病死率可达15.1%，一枚15g重量的生附子，即可毒死一头牛，毒死两三个人更不在话下。据云南省疾控中心发布：2015—2019年，云南省累计发生33起因自行烹调食用乌头类药材导致的突发公共卫生事件，中毒174人，死亡42人，死亡率为24.14%。

有人说：“《伤寒论》就是使用的生附子呀。”

《伤寒论》四逆汤类方使用生附子是针对危重病的“亡阳证、阴盛格阳证”，如果用附子治疗“阳虚证、风寒湿证”时，就要用炮附子。如《伤寒论》治疗“风湿相搏，身体疼烦，不能自转侧”的桂枝附子汤；“汗出过多，致心下悸、头眩、身瞤动，振振欲擗地”的真武汤，统统是用炮附子。

即使是“亡阳证、阴盛格阳证”，能不用生附子就尽量不要用。如林自萍老师用蒸附子15g，同样将亡阳证患者救治过来了；疫情期间救治了大量阳气虚脱患者的“回阳救命汤”，也是应用制附子，还先煮了90分钟，同样效果不差。特别是杜亚鸿老师用于治疗100多人阳气大虚的新型冠状病毒病患者，没有一例是使用生附子的。

如果到这里，还是有人非想使用生附子，那么一定要注意以下三点（生附子用量不超过30g，先煮了120分钟，可以不受此限）。

第一，患者是“不用必死”证，即若不用生附子，患者是必死的，才可以使用，如果“不用不死”，则坚决不可使用，没有必要去冒风险，更没必要让患者陪你冒险。

第二，真要使用生附子时，一定要事先获得患者直系亲属的同意才可以，否则救不过来，会很麻烦。

第三，记住，使用生附子只有两个结果：救活，或必死，没有中间路可选，开方要有这个心理准备。

千万不要用小概率的侥幸心理去赌！这就像让自己三五岁的孩子背会自己的电话号码、家庭住址，防止走丢，防止被拐骗；教会女孩子夜间出行的安全保护。因为孩子走丢、被拐骗、夜跑女性被害的概率是很低的，但一旦碰上就是“灭顶之灾”，我们承受不起！

使用生附子也是这样的，假如你使用10次生附子，其中9次没有中毒，这是大概率，1次中毒，这是小概率，但这唯一一次的小概率，对患者来说可能就是“生命的代价”！

因此，生附子的使用一定要慎之又慎，仅适合“不用必死”证，而一般的“阳虚证、风寒湿证”就没有必要使用。

这也是学员谭艳薇老师和王建中老师用生附子成功救治一名危重亡阳患者后，我也没有大力提倡的主要原因。这是小概率事件，不适合推广应用在大概率的一般疾病患者身上。非我有意偏心，掩藏，而是要考虑别人效仿跟风后出现的风险。

附：无独有偶，黄附子中毒

某执业医师看了上面文章后，感慨：这事情和我的经历相似呢。为了防止大家重蹈覆辙，浅谈一下我的亲身经历。

我以前用黑附子，后来药商送来黄附子。药房人未仔细区分（不懂附子的炮制方法不同，毒性大小不同），也没有告知我。我的一个老患者，我以前给她用黑附子 30g，吃了效果很好。她又来求诊，我给的黑附子 15g，药房抓了黄附子后就中毒了。

她中午喝完，就出现脸麻、手抖，然后给我打电话，说她在医院门口。我没有让她进医院，怕医院里的人不会处理，以前我的一个老师讲附子中毒用双黄连口服液，且必须是一次性喝 1 盒，睡那不能动，越动肌肉越痉挛。但是患者不敢喝那么大量，只喝了 5 支双黄连口服液，然后又熬了绿豆水喝，躺到 5 点多才全部缓解。

患者以前是最信任我的，但是后来再未找我看诊。

七、杜亚鸿老师谈附子

救命一万不为奇，失命一条愧一生。

分享一个有关附子的真实案例。此事大概发生在 20 世纪 70 年代，我幼时成长的村庄。有两位老医生，是师徒二人，行医近 50 多年，在县里口碑是很好的。但后来仅因为一件事就改变大家对他们的看法。

据我父亲讲，那时我们村上有位不到 60 岁的长辈，体质还算壮，不过却在六月天得了“寒老二”（伤寒病）。患者病初期，是由老徒弟看病用药，方中用了生附子，患者虽没事，但病情反复。后期，患者家人要求换成老医师看病。用药时同样用了生附子，却出现截然不同的结果，患者服药后出现心麻、烦、慌、意乱、狂躁，吃棉被，无法调控，最终死于慌乱狂躁之下。

当时此事在我们村前村后，隔河两县甚是轰动。老医师因此事有了阴影，事隔不到 3 年过世，至此，他的后人都不再信中医。另外，老徒弟也受到极大精神挫折，很长时间不问诊。

那时，我父亲是村上老徒弟的捡药人，据那位老徒弟讲，患者是用生附子中毒而死（家人在炮制附子时未按医师要求）。

后来，我哥学中医后，父亲常会耳提面命附子炮制使用之事，故而我哥用药时，遇见附子非常谨慎。到现在我开始学中医，一遇患者，母亲亦常在我耳边讲："想好哦！有些药用不得，千万不要用！"其实我也明白母亲用意。

幸亏我缘好，遇见名师周忠海先生，老师将附片的种类、用法、用量，甚至解毒方法都讲解得清清楚楚，明明白白，不至于后学者用附子而惧。当然，我也常常敲警后学人：附子是补阳的至尊，用好了可救命，用坏了可置人于死地！

而今我家孩子也喜欢中医，也好用生附子，我也开始学着父亲，常在孩子耳边提醒：安全为首！安全为首！安全为首！

【知识补充】中医学讲"风、寒、暑、湿、燥、火"六外感，寒排第二，故外感寒邪，也被有的地方老百姓，称为"寒老二"。

后记　壮美中医

思往史，
时光如箭，转眼逝，多少帝王将相，徒留笑谈！
杏林春暖，古今救人无数！
壮哉华夏中医！
为苍生，
百世除疾苦，
舍尔其谁？

望天地，
白驹过隙，稍瞬无，纵然富贵荣华，与世何益？
理法方药，人类治病瑰宝！
美哉炎黄针药！
为人类，
千秋传大业，
非你莫属！

正是：
人间如相非如相，
万古风流在济人！

周忠海（释海宏）

中国科学技术出版社医学分社中医书目

ISBN	书　名	作、译者	出版日期	定价（元）
名家名作				
978-7-5046-7359-6	朱良春精方治验实录	朱建平	2017.1	35.00
978-7-5046-8287-1	柴松岩妇科思辨经验录：精华典藏版	滕秀香	2019.5	68.00
978-7-5046-8136-2	印会河脏腑辨证带教录	徐远	2019.1	35.00
978-7-5046-8137-9	印会河理法方药带教录	徐远	2019.1	35.00
978-7-5046-7209-4	王光宇精准脉诊带教录	王光宇	2016.12	29.50
978-7-5046-8064-8	王光宇诊治癌症带教录	王光宇	2018.8	35.00
978-7-5046-8508-7	胡思荣精选病案辨析录	胡思荣	2020.1	35.00
978-7-5046-7507-1	胡思荣中医临床带教录	左明晏，许从莲	2017.5	29.50
978-7-5046-7569-9	李济仁痹证通论	李济仁，仝小林	2018.1	29.50
978-7-5046-7969-7	陈国权八法验案：经方临证要旨	陈国权	2018.5	35.00
978-7-5046-8303-8	陈国权经方临证要旨：妇科五官科男科辨治经验	陈国权	2019.8	38.00
978-7-5046-8168-3	张秀勤全息经络刮痧美容（典藏版）	张秀勤，王振山	2018.10	98.00
978-7-5046-7651-1	吴中朝师承随诊录	王兵，张宁	2018.2	29.50
978-7-5046-8818-7	马派中医传薪	马有度	2020.1	58.00
978-7-5046-8156-0	马派中医传承	马有度	2018.10	48.00
978-7-5046-9267-2	承淡安针灸师承录（典藏版）	承淡安	2022.1	38.00
978-7-5046-9266-5	承淡安子午流注针法（典藏版）	承淡安	2022.1	38.00

出版社
官方微信二维码